LEÇONS CLINIQUES

SUR

LA MENSTRUATION

ET SES TROUBLES

DU MÊME AUTEUR

Leçons cliniques sur les maladies des femmes. 2ᵉ *édition.* 1 vol. in-8. Paris, 1879.

Clinique médicale de la Pitié. 1 vol. in-8. Paris, 1877.

Nouveau Dictionnaire de médecine et de chirurgie pratiques. Paris, 1867, tome VII, art. CHAUFFAGE; 1868, tome IX, art. CONSANGUINITÉ et CONTAGION; 1870, tome XII, art. ÉCLAIRAGE; 1882, tome XXXIII, art. SPÉCULUM.

Notions d'hygiène à l'usage des instituteurs primaires. Paris, 1868.

Notes et observations de médecine légale et d'hygiène. Paris, 1875.

De l'avortement, au point de vue médico-légal. Paris, 1878.

Le cuivre et les conserves de légumes. Paris, 1882.

Des déviations utérines et de leur traitement. Leçons faites par Valleix à la Pitié. (*Union médicale.* 1852.)

Du phlegmon péri-utérin. 1855.

Des hématocèles péri-utérines, causes, siège, traitement, 1855.

Études sur les maladies des femmes en couches. Qu'est-ce que la fièvre puerpérale ? 1857.

Des hématocèles péri-utérines spontanées. 1860.

The cyclopedia of practical surgery de Costello. London, 1864. Article UTÉRUS.

Des applications topiques de teinture d'iode sur le col de l'utérus. 1865.

Maladies des femmes. Considérations historiques. (*Union médicale,* 1870.)

Traitement du cancer de l'utérus. Avantages de l'amputation du col par l'anse galvanique. 1884.

Leçons cliniques sur les maladies des ovaires. 1 vol. in-8 (*sous presse,* qui paraîtra en 1885).

9235-83 — Corbeil. typ. et stér. Crété.

PATHOLOGIE DES OVAIR

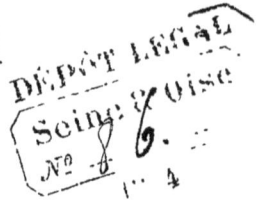

LEÇONS CLINIQUES

SUR

LA MENSTRUATION

ET SES TROUBLES

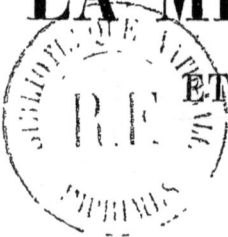

PAR

T. GALLARD

MÉDECIN DE L'HOTEL-DIEU DE PARIS

Recueillies par le Dr ANDRÉ PETIT

CHEF DE CLINIQUE MÉDICALE DE LA FACULTÉ DE MÉDECINE

Avec 37 figures intercalées dans le texte.

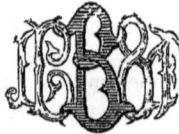

PARIS

LIBRAIRIE J.-B. BAILLIÈRE et FILS

19, rue Hautefeuille, pres du boulevard Saint-Germain

MDCCCLXXXV

PRÉFACE

Ce livre était depuis longtemps annoncé ; et, quoiqu'il comprenne seulement une partie du sujet que
j'ai entrepris de traiter, sa publication aurait pu être
encore beaucoup retardée, sans le concours du jeune
collaborateur qui a bien voulu m'aider à compulser
et à mettre en ordre de nombreux matériaux depuis
longtemps recueillis, pour le classement desquels
le temps m'aurait absolument manqué. C'est en les
analysant et en les complétant par de nouvelles recherches, qu'il m'a mis à même de pouvoir les utiliser et en tirer parti pour cette publication. Je tiens
à l'en remercier publiquement. Nul n'était, du reste,
mieux préparé que lui à me rendre ce service ;
car, attaché pendant plusieurs années à ma pratique
hospitalière, il m'avait souvent entendu exposer mes

idées et il se trouvait ainsi, mieux que personne, a
même de les reproduire fidèlement.

Cependant, je ne lui ai pas laissé le soin exclusif
de le faire; car, tenant à ce que mon ouvrage con-
servât un caractère absolument personnel, j'ai pris,
de mon côté, la plus large part à sa rédaction. C'est
ainsi que, pas une ligne n'a été imprimée sans avoir
passé plusieurs fois sous mes yeux, en manuscrit
ou en épreuves, et que tous les passages importants,
ceux dans lesquels il s'agissait de me prononcer sur
une question de doctrine, ou d'interpréter des faits
discutés, ont été écrits en entier de ma main.

On est donc sûr d'y trouver l'expression exacte et
fidèlement reproduite d'opinions qui me sont tout
à fait personnelles. Je serais heureux de les voir
partager par M. le docteur André Petit, dont j'apprécie le sens droit et l'esprit de saine critique; mais je
tiens à ne pas lui imposer la responsabilité de tout
ce qu'il a écrit avec moi et à mes côtés, ni à le rendre solidaire d'opinions qu'il n'est pas tenu de partager, par cela seul qu'il m'a scrupuleusement aidé à
les exposer.

Ce qui domine dans l'ouvrage dont je commence
aujourd'hui la publication, c'est l'idée de la préémi-

nence de l'ovaire sur l'ensemble du système génital de la femme. Cette prééminence, incontestée aujourd'hui, en ce qui concerne la physiologie, existe au même degré en pathologie. C'est pour cela qu'ayant à traiter de la PATHOLOGIE DES OVAIRES, je n'ai pas cru pouvoir me dispenser de faire précéder ce que j'avais à en dire d'une étude approfondie de la *menstruation* et des *troubles* de cette grande fonction, dont les manifestations ont donné lieu à des interprétations souvent si bizarres.

Cette étude était ardue et difficile, plus qu'on ne le peut imaginer, non seulement à cause des obscurités même dont le sujet abonde, mais surtout, et plus encore, à cause des nombreuses erreurs dont il importait avant tout de le déblayer.

Pour arriver à ce résultat, des notions exactes d'anatomie nous étaient indispensables. En commençant par l'exposé de ces notions d'anatomie, je me suis attaché à n'admettre que celles qui reposent sur les bases scientifiques les plus solides et les mieux établies.

Partant de ces données anatomiques, je me suis trouvé tout naturellement conduit à parler de la physiologie des organes dont je venais de décrire la structure, en établissant la corrélation intime qui existe entre les phénomènes dont l'ovaire est le siège et l'acte même de la menstruation, qu'il est ainsi permis de relier de la façon la plus directe et la plus étroite à celui de la fécondation et de la parturition.

Comme conséquence de ces données préliminaires essentielles, les divers troubles de la menstruation qu'il me restait à décrire (*aménorrhée, métrorrhagie, dysménorrhée, etc.*), devaient descendre du rang de maladies essentielles ou primitives, qu'ils avaient occupé jusque-là, à celui de simples symptômes ou de plus modestes épiphénomènes. C'est ce rang secondaire que j'ai dû leur attribuer, tout en faisant de chacun d'eux une description aussi complète et aussi détaillée que ces importantes questions le méritent.

Le présent ouvrage sera complété par la description des *maladies propres à l'ovaire*. J'espère que la publication en sera plus rapide que ne l'a été celle de ce volume.

T. GALLARD.

Paris, octobre 1884.

MENSTRUATION

ET

MALADIES DES OVAIRES

PREMIÈRE LEÇON

ANATOMIE DE L'OVAIRE

Considérations générales sur le rôle de l'ovaire dans l'organisme de la femme. — Date récente des connaissances acquises
relativement à son influence pathogénique. — Sa situation. —
Son ligament. — La trompe de Fallope ou oviducte. — Nombre
et configuration des ovaires. — Aspect à l'œil nu. — Forme.
— Dimensions. — Poids. — Structure. — Les trois couches. —
Vaisseaux et nerfs. — La couche ovigène. — Épithélium de sa
surface péritonéale. — Formation des ovules. — Tubes de Pflüger. — Leur segmentation. — Épithélium germinatif. — Ovisacs. — Époque de formation des ovules. — Leur nombre. —
Leur siège dans la couche ovigène, leur développement.

MESSIEURS,

Il n'est pas possible de s'occuper de la physiologie
et de la pathologie de la femme sans avoir constamment présent à l'esprit ce mot si profond et si vrai
de van Helmont : « *Propter solum uterum mulier
est id quod est.* » Non pas qu'il faille l'envisager

dans son sens littéral ; mais parce que, dans son acception la plus large et en l'appliquant à l'ensemble du
système génital interne, il résume — indépendamment
de tout ce que l'antiquité avait, depuis les temps hip-
pocratiques, appris, par la tradition, au xviiᵉ siècle —
tout ce que ce siècle plus éclairé et les suivants ont
pu permettre de recueillir de notions véritablement
scientifiques sur l'organisation de la femme. Et si
aujourd'hui, plus instruits que nos devanciers, nous
pouvons pénétrer plus avant dans l'étude de cette
organisation, nous sommes cependant toujours obligés de reconnaître que le mot de van Helmont est encore
et restera éternellement vrai, à la seule condition de
rapporter à l'ovaire ce qu'il dit de l'utérus.

Les faits qui nous permettent d'attribuer maintenant à l'ovaire l'influence prépondérante qui lui appartient n'étaient pas connus avant la fin du xviiᵉ
siècle. Ils nous ont été révélés d'abord par les travaux de Jean de Horne, Regnier de Graaf, Swammerdam, Kerckring, complétés deux cents ans plus tard
par ceux de Power, Girdwood, Négrier, Pouchet, Bischoff, etc. (1) : les premiers confirmant cette conception du génie de Harwey : « *Omne animal ex ovo* »,
et démontrant la présence de l'œuf humain dans l'organe qu'on avait jusque-là si improprement appelé
le *testicule de la femme;* les derniers suivant cet
œuf dans son évolution, nous faisant assister à sa
ponte et établissant, comme l'avait prévu Béclard,
la corrélation intime qui existe entre cette ponte pé-

_____

(1) Voir l'étude historique qui sert d'introduction à mes *Leçons
cliniques sur les maladies des femmes,* 2ᵉ édition, p. 38 et suiv.

riodique et spontanée et le fait même de la conception (1).

Ces notions, récemment acquises, d'anatomie et
de physiologie, sont destinées à éclairer d'un jour
tout nouveau la pathologie des organes auxquels elles
se rapportent et nous assistons à la transformation
qui doit en être la conséquence. Je suis convaincu,
pour ma part, que la clinique n'a pas encore dit son
dernier mot à ce sujet, et qu'il lui reste beaucoup à
faire pour mettre à profit tous les renseignements
qu'elle peut tirer de la physiologie bien comprise
et judicieusement interprétée.

Ceux qui ont suivi mes leçons ou qui ont pris connaissance de mes écrits savent combien je me suis
toujours efforcé de chercher à éclairer, l'une par l'autre, la physiologie et la pathologie, dans l'étude de
ces délicates et difficiles questions, et vous trouverez
dans les *Bulletins de la Société anatomique*, de 1854
à 1860, la trace des premiers essais que j'ai entrepris dans cette direction, lorsque j'ai commencé mes
recherches sur la pathogénie des hématocèles péri-
utérines. Je n'ai donc plus à faire de profession de
foi à cet égard, et ce n'est pas au moment où j'entre-
prends de continuer à l'Hôtel-Dieu l'enseignement que
j'ai inauguré, il y a dix-sept ans, à la Pitié, que je pourrais songer à rien changer aux principes que j'ai suivis jusqu'à ce jour. J'y suis d'autant moins enclin
que, au lieu de m'éloigner de ces études spéciales,
qui ont été la prédilection de toute ma vie, je me

(1) Béclard, Communication orale citée par Négrier (*Recueil de
faits pour servir à l'histoire des ovaires et des affections hystériques
de la femme. Angers, 1858, p. 11*).

suis résolu, en entrant dans cet hôpital — où doit se terminer ma carrière médicale — à les poursuivre avec d'autant plus d'attention et de soin que je m'en suis peut-être trop souvent laissé distraire par d'autres travaux, intéressants sans doute, mais qui ont eu le tort de me prendre parfois plus de temps que je n'aurais dû leur en consacrer.

Je suis donc résolu à mettre ces autres travaux sur le second plan, pour pouvoir mener à bonne fin ceux que j'ai entrepris, *sur les maladies des femmes* et qui péricliteraient faute du temps nécessaire pour les terminer. — Dans le nombre, il en est qui ne se rapportent pas à l'ovaire, mais ce sont ces derniers, je dois bien vous en faire l'aveu, qui ont pour moi le plus d'intérêt et de charme, parce que c'est là le terrain le plus inexploré, celui par conséquent sur lequel on a le plus de chances de faire d'importantes découvertes, aussi bien au point de vue physiologique qu'au point de vue pathologique. Car, si loin que nous soyons allés pour expliquer le mécanisme de la génération, il nous reste encore bien des inconnues à dégager, si nous voulons nous rendre exactement compte de la façon dont s'accomplit l'acte si mystérieux et si important de la fécondation, qui assure le renouvellement et la perpétuité de l'espèce.

Il n'est pas douteux que si la physiologie éclaire presque toujours la pathologie, la réciproque est souvent vraie, et que, dans le cas particulier dont nous nous occupons, les déviations morbides du travail physiologique peuvent permettre dans nombre de cas de reconnaître dans quelles conditions et de quelle manière ce travail doit s'accomplir à l'état normal. Or, comme c'est principalement dans l'ovaire que s'opère ce travail, c'est là surtout que nous devons aller l'étudier. C'est pourquoi les maladies de l'ovaire, si négligées autrefois, alors que l'attention des pathologistes était presque exclusivement concentrée sur l'utérus, sont maintenant l'objet de recherches approfondies de la part du plus grand nombre des auteurs contemporains.

Au premier rang des pathologistes qui sont entrés le plus résolument, et, il faut bien le dire, le plus fructueusement dans cette voie, il convient de citer un auteur anglais, le docteur Tilt, de Londres (1), que nous pouvons bien un peu revendiquer pour l'École de Paris, où il a pris son diplôme de docteur, ainsi, du reste, que son compatriote et son émule, Bennet, qui a été un des premiers à importer en Angleterre le goût des études gynécologiques.

Les premiers travaux de Tilt sur la pathologie ovarienne datent de 1848 et de 1850; ils n'ont donc été précédés que par ceux de Négrier et de Chereau, et il les a suivis depuis avec une persévérance qui lui a permis de les compléter d'année en année, si bien qu'en prenant, en 1874, la présidence de la *Société d'obstétrique de Londres*, cet auteur a pu revendiquer légitimement la part qui lui revient dans les progrès que cette partie de la science a réalisés pendant un quart de siècle.

(1) Tilt, *Sur les progrès de la pathologie pendant les vingt-cinq dernières années.* Traduit de l'anglais par Danlos (*Annales de gynécologie*, t. I et II, 1874).

Ces progrès, il les a résumés dans les propositions suivantes :

« I. — La fréquence reconnue des lésions inflammatoires de l'ovaire et des tissus adjacents a une importance pratique beaucoup plus grande qu'on ne le croit généralement.

« II. — De toutes les lésions inflammatoires de l'ovaire, celles qui entraînent la destruction complète de l'organe sont très rares, tandis que les plus nombreuses, et partant les plus importantes, se rattachent à une maladie que l'on peut appeler ovarite subaiguë ou chronique.

« III. — Règle générale, les maladies pelviennes, chez la femme, dérivent d'un trouble de l'ovulation.

« IV. — L'ovulation morbide est la cause la plus fréquente d'ovarite.

« V. — La pelvi-péritonite dépend habituellement de l'ovarite.

« VI. — Du sang tombe fréquemment de l'ovaire ou de l'oviducte dans la cavité pelvienne.

« VII. — Une ovarite subaiguë cause et entretient souvent la métrite.

« VIII. — L'ovarite subaiguë entraîne souvent des troubles variés et importants de la menstruation.

« IX. — Certaines tumeurs chroniques de l'ovaire peuvent être considérées comme des déviations de la structure normale des vésicules de de Graaf. »

Nous aurons par la suite de nombreuses occasions de dire ce qu'il convient de penser de chacune de ces neuf propositions, dont plusieurs sont de véritables aphorismes résumant de la façon la plus nette et la plus précise des vérités scientifiques incontesta-

bles et incontestées. Elles confirment ce que je vous
disais, il y a un instant, que l'influence exercée par
l'ovaire sur l'ensemble du système génital de la
femme est tout aussi importante au point de vue pathologique qu'au point de vue physiologique. C'est
ce que vous ne devrez jamais oublier, en vous pénétrant bien de cette vérité pour ainsi dire fondamentale,
que si l'ensemble de l'organisation de la femme est
essentiellement dominé par son système génital, ce
dernier est dominé lui-même par l'ovaire, organe
absolument prépondérant, qui tient tous les autres
sous sa dépendance et dont la parfaite intégrité est indispensable pour assurer le bon fonctionnement de
tout le système.

C'est bien là véritablement le centre d'où émer-
gent et vers lequel aboutissent toutes les sensations
et dont les plus légères modifications retentissent
profondément sur tout le reste de l'organisme. Or,
ces modifications sont fréquentes et manifestes;
elles se reproduisent périodiquement tous les mois
par suite du travail physiologique de l'ovulation qui,
au moment de la ponte spontanée, ébranle tellement
la santé de la femme que, si elle n'est pas encore une
blessée, comme le disait Michelet, elle peut bien
être considérée comme une *malade*, ou tout au moins
comme une *valétudinaire*. Cet état qui dure 5 ou 6
jours sur 30 (au moins un sixième de la vie), qui est
plus sérieux encore pendant toute la durée de la gestation et surtout après l'accouchement, se reproduit
au même titre, quoique à un moindre degré, lorsque
l'ovaire est impressionné par une influence quelcon-

que, pathologique ou simplement passionnelle, suffisante pour attirer vers lui, en même temps ou séparément, l'influx nerveux et l'afflux sanguin.

Ces sensations — auxquelles nulle femme n'échappe et qui l'impressionnent d'autant plus vivement qu'elle est plus chaste et plus réservée — sont la véritable cause de toutes les irrégularités qui constituent le fond de son caractère. La rapidité avec laquelle elles peuvent se succéder nous explique pourquoi ce caractère, qui est si impressionnable, est en même temps si mobile, pourquoi chez la femme le sentiment l'emporte toujours sur le raisonnement. C'est là ce qui la distingue essentiellement de l'homme et ce qui fait, malgré les revendications bruyantes soulevées à ce sujet, que si elle peut être considérée comme ayant les mêmes droits, il ne lui sera jamais possible de remplir les mêmes devoirs.

De cette différence si manifeste, qui ressort de l'organisation même de l'homme et de la femme, je me garderai bien de conclure à l'infériorité de cette dernière. Tout ce qu'on peut dire, c'est que son rôle dans la société n'est pas et ne pourra jamais être le même que celui de l'homme. Je ne parle pas seulement de la gracilité de ses formes et de sa faiblesse relative, qui la font exclure des rudes travaux corporels, mais j'ai surtout en vue, en ce moment, cette impressionnabilité nerveuse, ayant le plus souvent un caractère maladif, qui rend la femme absolument impropre à l'administration des affaires, pour lesquelles il faut, outre l'intelligence, qui ne lui manque pas, du raisonnement, de la suite, de la fermeté et surtout de la maturité dans les idées, toutes qualités qui ne sont pas compatibles avec ces mouvements d'enthousiasme ou de répulsion, ces sympathies et ces antipathies, aussi vives que fugaces, dont la femme la mieux douée est presque toujours incapable de se défendre.

Elle doit donc renoncer à une action directe sur les affaires publiques, tout en sachant comprendre combien elle peut et doit en exercer, indirectement, une bien plus grande que celle qu'elle pourrait jamais légalement obtenir, et cela par l'influence que lui donnent sa double qualité d'épouse et de mère. Cette influence, tout en ne paraissant pas dépasser les limites du foyer domestique, peut rayonner bien au delà, lorsqu'elle est mise au service d'une intelligence élevée ; elle doit avoir surtout pour point de départ l'éducation des enfants, dont il appartient à une mère instruite et dévouée de savoir faire des hommes. Cela ne vaut-il pas mieux pour elle que de songer à prendre leur place !

Que la femme sache donc garder la sienne, au sein de la famille, où elle est entourée de l'affection et de l'amour dont elle a tant besoin ; près de ce foyer domestique où elle règne en souveraine et dont sa santé, si facile à ébranler, ne lui permet pas de s'éloigner. Là elle pourra s'abandonner sans crainte à toutes ses sensations, et celles dont la bizarrerie ne manquerait pas de la compromettre, si elle s'était égarée dans un autre milieu, lui seront toujours pardonnées.

Je ne m'étendrai pas à ce propos dans des développements qui m'entraîneraient trop loin de mon sujet ; ce que je viens de dire suffit pour vous avoir fait comprendre combien sont importantes et dignes

d'intérêt toutes les questions qui s'y rattachent et
vous montrer à quelles considérations élevées peut
conduire l'étude de l'ovaire, organe tenant anatomi-
quement si peu de place.

Nous ne pouvons nous rendre exactement compte
de l'influence· qu'il peut exercer à l'état pathologique qu'à la condition de le bien connaître à l'état
physiologique et normal, de ne rien ignorer de ses
rapports et de sa structure, et surtout d'avoir as-
sisté aux diverses modifications qui se passent en
lui, à l'état sain, afin d'être à même de pouvoir déterminer où cesse cet état sain, où commence l'état
pathologique. Il est donc indispensable que je vous
arrête un instant sur l'*anatomie* et la *physiologie
des ovaires*.

Les ovaires occupent, comme vous le savez, messieurs, l'aileron postérieur du ligament large, ce
grand repli membraneux formé par l'adossement du
péritoine à lui-même qui divise transversalement, en
deux loges, la cavité pelvienne de la femme et dans
l'épaisseur duquel l'utérus se trouve compris, occupant la ligne médiane. Ils sont donc appendus de chaque côté de l'utérus, ayant au-dessus d'eux la trompe
ou oviducte, et se trouvent dans la loge postérieure de
la cavité pelvienne, flottant en quelque sorte au milieu des anses intestinales, entre la matrice et le
rectum.

L'ovaire est ainsi attaché à l'utérus par un ligament qui, comme le ligament large et tous ses annexes, ligaments utéro-lombo-sacrés, trompe et pavillon, est de nature musculeuse (fig. 1, *g*).

Ce ligament est formé par un faisceau arrondi de

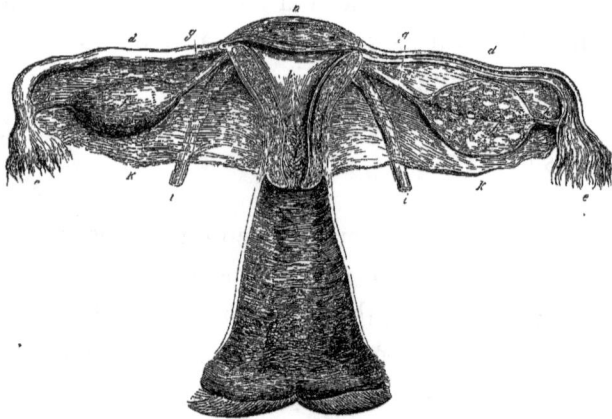

Fig. 1. — Organes génitaux internes de la femme (*).

fibres musculaires d'une longueur de 30 à 35 milli-

(*) 1. L'utérus et le vagin sont ouverts; l'ovaire est fendu d'un côté ainsi que la trompe. — a, fond de l'utérus. — b, corps de l'utérus. — c, cavité du col.— d, trompe ou oviducte. — e, pavillon de la trompe. — ff, ovaires. — g, ligament de l'ovaire. — h, ligament de la trompe. — i, ligament rond. — k, ligaments larges. — l, vagin.

mètres environ et de 3 à 4 millimètres d'épaisseur.
Les fibres qui le constituent se continuent, en dedans,
avec celles de la face postérieure de l'utérus et se
fixent, en dehors, à l'extrémité interne du hile de
l'ovaire. — Ses adhérences avec le péritoine, qui le
recouvre, sont assez lâches pour que, du moment où
l'ovaire augmente de volume, son extrémité interne
puisse se rapprocher de l'utérus, en glissant au-dessous de la séreuse, de telle sorte que la longueur
du ligament suspenseur diminue proportionnellement.

Les moyens de suspension, qui fixent l'ovaire dans
la loge postérieure ou rectale du petit bassin, lui permettent néanmoins des mouvements en sens divers,
déterminés par la pression des organes voisins ; aussi
le voit-on, dans la grossesse, suivre le mouvement
d'ascension de l'utérus jusque dans la région ombi-
licale ; à l'état pathologique, des tumeurs pourront
modifier sa situation et des adhérences le retenir
dans tel ou tel point voisin.

Un autre ligament, plus petit et moins apparent
que le précédent, s'insère à l'extrémité externe de
l'ovaire et le rattache à la trompe de Fallope ou oviducte.

Il en résulte que, tout en jouissant d'un certaine
mobilité, l'ovaire a beaucoup plus de tendance à
tomber sur la face postérieure du ligament large
qu'en avant de ce repli membraneux ; aussi est-ce en
arrière que vous devez toujours le chercher en clinique ; mais cette règle comporte de fréquentes exceptions, et vous pourrez voir assez souvent les tumeurs
morbides formées par l'ovaire, se porter en avant

de l'utérus, pour venir faire saillie du côté de la paroi abdominale.

Avant d'aller plus loin, je dois vous rappeler en deux mots que la trompe est composée de trois parties : 1° l'une interstitielle, dans l'épaisseur même du muscle utérin ; 2° l'oviducte, le canal proprement dit ; 3° le pavillon, sorte d'épanouissement, d'évasement dés parois du canal, découpé en franges qui flottent librement à l'extrémité de l'aileron postérieur. Ces franges sont contractiles, mais l'une d'elles étant, comme je viens de vous le dire, reliée à l'ovaire, il en résulte que leur contraction applique le pavillon sur l'ovaire.

La trompe, tapissée extérieurement par le péritoine, est formée d'une tunique musculaire et, intérieurement, d'une muqueuse qui ne renferme pas de glandes mucipares spéciales. Aussi est-ce rarement par la muqueuse que débutent les lésions des trompes.

La première partie de la trompe, celle qui est creusée dans l'épaisseur du tissu utérin, s'ouvre dans la cavité de l'utérus, au niveau de l'angle supérieur. Cette partie très étroite, et de même calibre dans toute son étendue, admet à peine une soie de sanglier. On a longtemps discuté pour savoir si un liquide injecté dans la cavité utérine peut franchir la trompe pour tomber dans le péritoine. Des expériences nombreuses faites avec soin par des observateurs divers (1) ont prouvé que ce reflux est impossi-

---

(1) J. Fontaine, *Etude sur les injections utérines après l'accouchement.* Thèse. Paris, 1869. — Guichard (Ambroise), *Recherches sur les injections utérines en dehors de l'état puerpéral.* Thèse. Paris, 1870.

ble lorsque les trompes n'ont pas subi d'altérations qui en aient modifié le calibre. A l'état sain, les oviductes ne laissent passer que les ovules émanés de l'ovaire, les spermatozoïdes et assez souvent du sang.

La seconde partie, portion tubaire de la trompe, est un peu plus large ; elle est constituée extérieurement par la séreuse péritonéale, au-dessous par une tunique formée de fibres musculaires lisses, et à l'intérieur par une muqueuse qui se continue d'un côté avec la muqueuse utérine, et de l'autre avec celle du pavillon.

La tunique musculaire est formée de fibres annulaires recouvertes de fibres longitudinales, paraissant émaner de la couche musculaire de l'utérus.

La muqueuse de l'oviducte est dépourvue de papilles et de glandes, mais elle présente des plis longitudinaux, formant un grand nombre de petites gouttières destinées à faciliter le passage des spermatozoïdes jusqu'à l'ovaire, et de l'ovule jusqu'à la cavité utérine. La muqueuse est recouverte d'un épithélium cylindrique à cils vibratiles, qui se meuvent de l'ovaire vers l'utérus et auxquels on a attribué la destination de faire cheminer l'ovule dans la direction de la cavité utérine.

Dans la race humaine, comme chez presque tous les vertébrés, il y a deux ovaires, un droit et un gauche. Chez les oiseaux, on ne trouve souvent qu'un seul ovaire, celui de gauche, tandis que chez certains poissons il n'y a que celui de droite, celui du côté opposé s'étant atrophié, ou arrêté dans son développement. Le même phénomène peut se rencon-

trer chez la femme ; mais lorsqu'il n'y a qu'un seul
ovaire, c'est par suite d'un arrêt de développement
que se produit une de ces difformités dont je vous ai
longuement entretenus lorsque je vous ai parlé des
vices de conformation (1).

Par contre, on se demande s'il ne peut pas y avoir
plus de deux ovaires sur le même sujet, et Beigel
aurait prétendu avoir rencontré des ovaires multiples dans 23 cas sur 500 autopsies. Mais il s'agit
de bien s'entendre sur ce qu'on doit envisager
comme des ovaires multiples, et de savoir si l'on
n'aurait pas considéré comme tels des ovaires frag-
mentés ou lobulés, de telle sorte que chacun des deux
fragments séparés aurait pu être pris pour un organe
complet, tandis qu'ils ne seraient l'un et l'autre que des
parties à peine distinctes d'un même tout. C'est ce qui
me paraît avoir existé dans le cas cité par Puech (2),
comme un exemple d'ovaire triple qu'il a emprunté à Grohe et qu'il considère comme unique
dans la science. En voici la relation :

« Au congrès des naturalistes de Stettin, Grohe (3)
a présenté les organes génitaux d'une femme de
quarante ans, morte après une vie de débauches
sexuelles. A droite il y a un ovaire très développé ; à
gauche, il en existe deux, mais petits. L'un était,
comme à l'ordinaire, suspendu à l'utérus par le ligament qui lui est propre ; l'autre, placé plus loin,
était renfermé dans une duplicature péritonéale.

(1) T. Gallard, *Leçons cliniques sur les maladies des femmes*. 2° éd.,
p. 125 et suiv.
(2) Puech, *Des ovaires et de leurs anomalies*, Paris, 1873, p. 39.
(3) Grohe, *Wiener medic. Halle*, 1863, n° 43 ; *Mon. f. Geburtsk.*,
t. XXIII, p. 67, 1864.

Cette femme avait eu trois enfants, et les trois ovaires avaient fonctionné comme le démontra la coupe. »

N'est-ce pas là le dernier degré d'une de ces scissures plus ou moins profondes qui sont très fréquentes et dont Puech lui-même a observé d'assez nombreux exemples ?

L'ovaire a la forme d'un ovoïde à grand diamètre transversal légèrement aplati d'avant en arrière et rappelant un peu celle d'un haricot ou d'un rein. Sa couleur est d'un gris ardoisé, légèrement vineux à de certaines époques où il est congestionné et qui correspondent au travail de la menstruation, un peu blanchâtre dans l'intervalle.

Sa surface, lisse jusqu'à l'âge de la puberté, devient plus tard rugueuse, chagrinée et se couvre de cicatrices, dues à la rupture des vésicules de de Graaf. Le nombre de ces cicatrices augmente avec le progrès de l'âge, depuis la puberté jusqu'à la ménopause.

Les dimensions des ovaires sont extrêmement variables, non seulement d'une façon absolue, mais aussi comparativement aux dimensions totales du corps. Pour pouvoir les étudier plus méthodiquement, Puech (1) a divisé la vie de la femme en trois grandes périodes principales :

La première, qu'il appelle *période d'augment*, s'étendrait depuis l'époque de la formation de l'ovaire jusqu'au troisième mois de la première grossesse.

(1) Puech, *Des ovaires et de leurs anomalies*. Paris, 1873.

La seconde, à laquelle il donne le nom de *période d'état*, irait depuis l'établissement régulier et définitif de la menstruation, ou, pour les femmes fécondes, depuis la première grossesse, jusqu'à la ménopause.

Enfin la troisième, qui serait la *période de déclin*, se prolongerait depuis l'âge critique jusqu'aux limites extrêmes de la vieillesse.

La première période dite d'*augment*, dans le cours de laquelle le volume, les dimensions et le poids de l'ovaire subissent les plus grandes variations, se sub-divise elle-même en époque intra-utérine ou fœtale; époque de la naissance; époque de l'enfance; époque pubescente précédant la puberté; époque de la menstruation, et enfin époque de la grossesse. Ces deux dernières nous conduisent sans transition sen-sible à la période d'état, durant laquelle l'ovaire ayant acquis son entier développement, les modifications qui surviennent dans ses dimensions sont pour ainsi dire inappréciables, quand elles ne dépendent pas de l'accomplissement d'une fonction physiologique, telle que la menstruation ou la gestation.

La glande génitale, qui pourra être aussi bien un testicule qu'un ovaire et qui apparaît, comme je vous l'ai déjà dit (1), vers la cinquième ou la sixième se-maine de la vie embryonnaire, acquiert, à partir de la huitième, des dimensions qui sont à peu près le dixième de la longueur totale de l'embryon, variant de 2 à 3 millimètres; mais ce n'est qu'à dater du troisième mois que l'ovaire est réellement constitué, et, à partir du cinquième, il se présente avec tous ses

(1) T. Gallard, *Leçons cliniques sur les maladies des femmes.* 2ᵉ éd., p. 127.

caractères anatomiques essentiels. On constate dès cette époque une particularité, qui a été signalée par Puech et qui persistera durant toute la vie, c'est la prédominance marquée des dimensions de l'ovaire droit sur celles de l'ovaire gauche. Cette différence est telle que — à l'époque dont nous parlons et durant laquelle les dimensions de l'ovaire diminuent proportionnellement à celles du corps, d'une façon graduelle, si bien qu'après avoir été du dixième, elles ne sont plus, à la naissance, que du vingt-sixième de cette longueur totale — on note pour chacun des deux ovaires les mesures suivantes :

Du quatrième au cinquième mois de la vie intra-utérine :

Ovaire droit : Moyenne, 8^{mm}; maximum, 11^{mm}; minimum, 6^{mm}.

Ovaire gauche : Moyenne, $7^{mm},3$; maximum, 9^{mm}; minimum, 5^{mm}.

Du septième au huitième mois de la vie intra-utérine :

Ovaire droit : Moyenne, $16^{mm},7$; maximum, 25^{mm}; minimum, 11^{mm}.

Ovaire gauche : Moyenne, $15^{mm},5$; maximum, 22^{mm}; minimum, 9^{mm}.

A la naissance.

Ovaire droit : Moyenne, $19^{mm},8$; maximum, 33^{mm}; minimum, 10^{mm},

Ovaire gauche : Moyenne, $18^{mm},2$; maximum, 33^{mm}; minimum, 10^{mm}.

Il faut remarquer que dans ces mensurations, qui portent sur 40 cas, quoique les limites extrêmes soient les mêmes comme maximum et minimum, il

ya cependant une prédominance marquée pour le côté
droit, puisque la moyenne est de 1^{mm},6 plus forte de ce
côté ; mais la prédominance n'est pas constante, car,
deux fois, la longueur de l'ovaire a été la même à
gauche qu'à droite et, six fois, elle a été plus grande à
gauche. Cette supériorité était insignifiante dans 4 de
ces 6 cas ; mais, dans deux, elle a été très marquée, à
ce point que dans une des observations de Fund l'o-
vaire gauche, long de 33 millimètres, était plus du
double de l'ovaire droit qui n'en mesurait pas plus
de 15.

A ce moment l'organe est très aplati et son épaisseur varie entre 2 et 3 millimètres ; mais sa hauteur
verticale augmente plus rapidement, de façon à atteindre une moyenne de 6 millimètres, oscillant entre
10 millimètres comme maximum et 4 millimètres
comme minimum.

Pendant la première enfance, les trois dimensions
atteignent comme moyenne :

Pour l'*ovaire droit :* longueur, 27^{mm},7 ; hauteur, 9^{mm} ;
épaisseur, 4^{mm},4 ;

Pour l'*ovaire gauche :* longueur, 24^{mm} ; hauteur, 8^{mm},4 ; épaisseur, 4^{mm},6.

Pendant la période pubescente, c'est-à-dire pendant les quelques années qui précèdent la puberté
(de 13 à 15 ans), sur 3 cas Puech a trouvé comme
moyenne :

Pour l'*ovaire droit :* longueur, 29^{mm} ; hauteur, 15^{mm} ;
épaisseur, 10^{mm}.

Pour l'*ovaire gauche :* longueur, 25^{mm} ; hauteur, 14^{mm} ; épaisseur, 9^{mm},3.

A la période d'état, c'est-à-dire après la puberté,

sur 22 cas recueillis dans l'intervalle intermenstruel Puech a obtenu les moyennes suivantes :

A droite : longueur, 36^{mm},5 ; hauteur, 18^{mm} ; épaisseur, 13^{mm},7 ;

A gauche : longueur, 35^{mm} ; hauteur, 16^{mm},7 ; épaisseur, 11^{mm},3.

Dans un tableau emprunté par Beigel (1) à Hennig, je relève les mesures suivantes auxquelles il convient de n'attacher qu'une importance très modérée, car l'auteur n'indique pas le nombre de sujets sur lesquels ont porté ses observations, si ce n'est pour les nouvelles accouchées à propos desquelles ce nombre ne dépasse pas l'unité. D'un autre côté, il a établi des divisions que rien ne justifie physiologiquement entre les filles déflorées et les femmes mariées, entre les veuves et les femmes divorcées.

Chez les enfants, il a trouvé la longueur moyenne variant de 13 à 32 millimètres ; la hauteur, de 8 à 14 millimètres ; l'épaisseur, de 2 à 6 millimètres sans distinction de côté.

Chez les vierges : longueur, 38^{mm} à droite, 37^{mm} à gauche ; hauteur, 19^{mm} à droite, 15^{mm} à gauche ; épaisseur, 10^{mm} des deux côtés.

Chez les femmes déflorées, mariées ou non : longueur à droite de 30 à 34^{mm} ; à gauche de 28 à 38^{mm} ; hauteur de 17 à 18^{mm} à droite, de 15 à 17^{mm} à gauche ; épaisseur, de 9 à 10^{mm} à droite, 9^{mm} à gauche.

Pour les multipares : longueur, 25^{mm} à droite,

---

(1) H. Beigel, *Die Krankheiten des Weiblichen Geschlechtes, von klinischen, pathologischen, und therapeutischen stand femelle aus dargestelt.*

24^{mm} à gauche ; hauteur, 12^{mm} des deux côtés ; épaisseur, 8^{mm} à droite, 11^{mm} à gauche.

A la ménopause : longueur, 31^{mm} à droite, 35^{mm} à gauche ; hauteur, 15^{mm} à droite, 14^{mm} à gauche ; épaisseur, 8^{mm} des deux côtés.

A un âge plus avancé : longueur, 29^{mm} à droite, 27^{mm} à gauche; hauteur, 11^{mm} à droite, 10^{mm} à gauche; épaisseur, 8^{mm} à droite, 9^{mm} à gauche.

Je n'ai pas besoin de faire ressortir les différences qui existent entre ces mesures et celles de Puech.

Les ovaires sont plus volumineux pendant la menstruation que dans l'intervalle des règles et l'augmentation de volume porte naturellement sur l'ovaire du côté où la vésicule éclate, beaucoup plus que sur celui du côté opposé. Ce dernier est cependant aussi affecté, comme cela résulte des mesures prises par Puech dans 3 cas, rapprochées de celles prises par Raciborski dans 2 cas. L'augmentation est plus marquée pour le diamètre vertical et transversal que pour le diamètre longitudinal (1).

En ce qui concerne les mesures prises pendant la grossesse, celles de Puech n'ont aucune valeur, car elles se rapportent à des grossesses extra-utérines, lesquelles constituent des états pathologiques suffisants pour modifier dans une proportion considérable l'état des organes contenus dans le bassin.

Chez les femmes mortes d'accident à la fin de la grossesse, dans deux cas les ovaires ont été trouvés plutôt diminués qu'augmentés de volume.

(1) Voy. Puech, *loc. cit.*, p. 14.

Le même fait se trouve confirmé par le résultat des recherches de Béraud sur les animaux domestiques (1).

Je ne veux pas m'occuper en ce moment des variations observées pendant l'acte de la menstruation et durant la grossesse, car elles sont dues à des modifications qui se produisent dans la texture même de l'organe ovulaire, et je termine ces considérations sur les dimensions de l'ovaire en vous donnant les mesures de l'âge adulte. Elles sont, d'après Sappey, en moyenne, chez une femme qui a eu des enfants : longueur, 38^{mm}; hauteur, 18^{mm}; épaisseur, 15^{mm} — avec une prédominance de 2 à 3 millimètres en faveur de l'ovaire droit.

La diminution du volume de l'ovaire qui se fait après la ménopause est très lente à s'opérer, elle porte d'abord sur la hauteur, puis sur l'épaisseur, n'atteignant qu'en dernier lieu le diamètre transversal. A propos de ce diamètre transversal, Puech fait remarquer qu'en additionnant sa longueur avec celle du ligament de l'ovaire on obtient assez exactement la longueur totale de l'utérus, mais je ne puis m'empêcher de vous faire remarquer que c'est là une donnée simplement approximative, puisque les deux ovaires sont de longueur inégale.

Quant au poids, il varie à peu près proportionnellement au volume de l'ovaire, depuis 40 à 80 centigrammes à la naissance, pour atteindre 2 à 3 grammes pendant la première enfance, jusqu'à 4^{gr},50 ou 5^{gr},25 avant la puberté (Puech), et arriver dans l'âge adulte, chez la femme qui a été mère, à 6 et 8 grammes

(1) Béraud, *in* Puech, *loc. cit.* — Note, p. 17.

(moyenne 7^{gr},5, maximum 10 grammes, minimum 5^{gr},25) et diminuer après la ménopause (Sappey) en même temps que diminuent tous les diamètres de l'ovaire, dans cette période que Puech appelle la période de déclin.

L'étude de la structure intime de l'ovaire va nous montrer par suite de quelles modifications survenues dans son tissu s'opèrent ces divers changements de volume et de poids.

Il y a une vingtaine d'années, la structure de l'ovaire paraissait des plus simples. On considérait cet organe comme formé par trois couches nettement distinctes : une première extérieure, *séreuse,* constituée par le péritoine qui aurait fourni à l'ovaire un revêtement analogue à celui qu'il donne aux autres viscères intra-abdominaux ; une seconde, *fibreuse,* sorte de coque résistante, enveloppe protectrice, comparable à la tunique albuginée du testicule ; enfin, et protégée par cette coque fibreuse, une masse médullaire ou parenchymateuse, sorte de *stroma,* constituant la partie essentielle de ce qu'on appelait alors la *glande,* et sécrétant les ovules, que l'on croyait ne pouvoir exister que dans son épaisseur, à l'exclusion des couches plus superficielles.

Des observations faites en 1863 par Schrön sur la chatte et, un an plus tard, par Sappey, sur la femme, démontrent qu'il n'en est pas ainsi.

Ces anatomistes contestent d'abord la présence du péritoine sur la surface de l'ovaire, et, quoique leur opinion soit discutée, comme nous le verrons plus tard, il faut bien reconnaître que, même à l'œil nu, on peut constater une différence d'aspect très appréciable entre la surface extérieure de l'ovaire et le reste du péritoine ; de telle sorte que cette membrane paraît cesser au niveau du hile où elle se termine par une ligne dentelée, que l'on rend très évidente en traitant des pièces fraîches par une solution d'azotate d'argent. C'est là que paraît finir le péritoine, dont les cellules épithéliales pavimenteuses sont remplacées, sur la surface de l'ovaire, par des cellules cylindriques. « La surface de l'ovaire, d'après Pouchet, reste pendant toute la vie recouverte par l'épithélium germinatif de Waldeyer. L'épithélium de la surface du péritoine perd son caractère endothélial dès qu'il arrive sur l'ovaire ; on voit les cellules augmenter de volume, présenter un diamètre appréciable tout en restant disposées sur un seul rang » (1).

De plus, et c'est là le point essentiel, fondamental de la nouvelle doctrine, la couche immédiatement sous-jacente à ces cellules, couche corticale nacrée, résistante, d'aspect fibreux, à laquelle on donnait autrefois le nom d'*albuginée*, serait exclusivement constituée par les ovules. C'est donc là le véritable parenchyme de l'ovaire, et il convient de lui conserver le nom de couche *ovigène* que lui a donné Sappey, pour qui les ovules sont tous formés au moment de la naissance et entourés de la membrane granuleuse ou des cellules qui deviendront plus tard cette membrane.

Au-dessous de la couche ovigène (fig. 2), ce qu'on appelait autrefois le *parenchyme* ne serait qu'une simple couche de tissu conjonctif dans l'épaisseur

---

(1) Pouchet, *Sur le développement des organes génilo-urinaires* (*Annales de gynécologie*, p. 185; 1876).

duquel les ovules n'existeraient qu'en très faible proportion, et seulement chez les sujets d'un âge avancé,

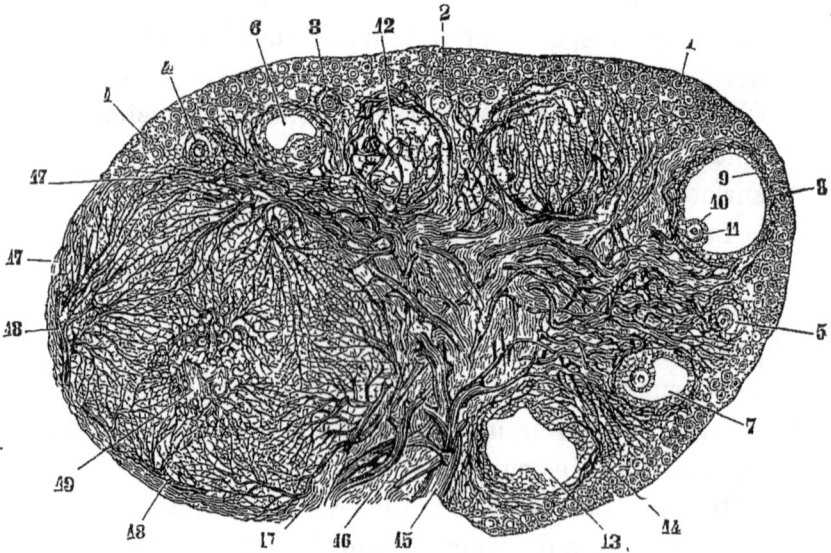

Fig. 2. — Coupe de l'ovaire, d'après Schrœn (*).

par suite d'un mécanisme spécial sur lequel nous
aurons à revenir par la suite.

Dans ce stroma, outre le tissu conjonctif qui y
domine en grande quantité, il existe des fibres musculaires, des cellules spéciales que His appelle cellules parenchymateuses, que Tourneux a retrouvées

(*) — 1, vésicules corticales. — 2, vésicules plus volumineuses. — 3, vésicules entourées de la membrane granuleuse. — 4, 5, 6, 7, 8, follicules à
des degrés divers de développement. — 9, membrane granuleuse. — 10,
ovule. — 11, cumulus proligère. — 12, follicule qui n'a pas été ouvert,
entouré par un réseau vasculaire. — 13, follicule dont le contenu s'est
échappé en partie. — 14, stroma de la zone corticale. — 15, vaisseaux
pénétrant par le hile de la glande. — 16, stroma du hile. — 17, membrane
externe d'un corps jaune. — 18, artères du corps jaune. — 19, sa veine
centrale.

même dans le testicule et qu'il appelle *cellules inter-stitielles*, enfin des nerfs et surtout des vaisseaux.

Je ne crois pouvoir mieux faire que d'emprunter textuellement à Sappey (1) la description de ces parties essentielles de ce qu'on a appelé le stroma de l'ovaire.

« Les artères tirent leur origine des branches utéro-ovariennes. Elles sont nombreuses et d'un volume relativement considérable. Toutes pénètrent dans la glande par son bord adhérent; elles se portent ensuite de ce bord vers les divers points de sa périphérie (fig. 3).

«Ces artères présentent une direction éminemment flexueuse. La plupart s'enroulent autour d'un axe fictif, et décrivent une spirale dont les tours se rapprochent à tel point que, fortement comprimées entre deux lames de verre et très allongées, elles conservent encore la forme d'un tire-bouchon. En les allongeant, on ne fait qu'écarter leurs spires et les rendre plus distinctes. Les injections démontrent qu'elles sont déjà enroulées, à la manière d'une hélice, avant d'entrer dans l'ovaire.

« Chemin faisant, les divisions artérielles s'anastomosent. Leurs divisions terminales, spiroïdes aussi, se répandent dans la couche ovigène.

«Les *veines* se distinguent à la fois par leur multiplicité et par l'ampleur de leur calibre. Elles entrent donc pour une large part dans la constitution de la portion bulbeuse. Ces veines naissent, du reste, comme dans toutes les autres parties du corps, par

1) Sappey, *Traité d'anatomie descriptive*, t. IV, p. 690.

des radicules qui se continuent à leur point de départ avec les capillaires. Mais elles grossissent très rapidement, deviennent noueuses, comme variqueu-

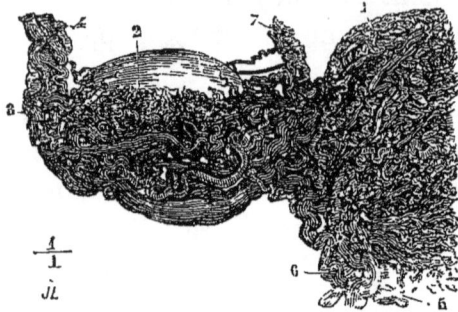

Fig. 3. — Bulbe de l'ovaire (injection) (*).

ses sur certains points, et forment, par leurs anastomoses, un plexus à mailles très irrégulières, dans toute l'épaisseur de la portion bulbeuse, plexus qui acquiert un remarquable développement au niveau du hile de l'organe. De celui-ci partent des troncules, puis des troncs, qui marchent parallèlement aux divisions artérielles pour venir se terminer dans la veine utéro-ovarienne.

« Les *vaisseaux lymphatiques*, remarquables aussi par leur volume, ont été peu étudiés. Leur point de départ est encore inconnu. De la convergence de leurs radicules résultent six ou sept troncs, lesquels cheminent vers le hile de la glande pour se rendre aux ganglions lombaires.

« Les *nerfs* proviennent du plexus ovarique, qui, en passant sous le bord adhérent de l'ovaire, lui

(*) 1, corps spongieux de l'utérus. — 2, bulbe de l'ovaire. — 3, plexus pampiniforme. — 4, artère ovarienne avec ses veines. — 5, artère utérine. — 6, veines utérines. — 7, vaisseaux du ligament rond (Rouget).

abandonne la plupart de ses filets. Ceux-ci pénètrent avec les divisions artérielles dans l'épaisseur de l'organe. Il n'a pas été possible, jusqu'à présent, d'observer leur mode de terminaison.

« Le bulbe de l'ovaire a été rangé par Rouget au nombre des organes érectiles. Essentiellement constitué par une trame musculaire, par des artères hélicines et par un plexus veineux rétiforme, il semble offrir, en effet, une certaine analogie de structure avec les corps caverneux et le corps spongieux de l'urèthre. Cependant, entre les organes érectiles et le bulbe de l'ovaire, il y a une différence qui ne semble pas avoir frappé Rouget et qui mérite d'être signalée. Le tissu érectile est surtout formé par de gros capillaires, très courts et anastomosés, que soutiennent des trabécules musculaires, et dans lesquels s'ouvrent les dernières divisions des artères ; or dans le bulbe ce ne sont pas de simples capillaires qu'on rencontre, mais de véritables veines, offrant leur disposition habituelle. Il n'y a ici ni capillaires dilatés, ni aréoles, ni trabécules. L'analogie signalée par Rouget est donc beaucoup plus apparente que réelle. »

Ce qui ressort de plus important pour nous, au point de vue pratique, de cette description qui est confirmée par tous les anatomistes, c'est la grande vascularisation de l'ovaire et des tissus environnants, qui crée pour tous ces organes une prédisposition marquée à l'inflammation, et nous permet, dès à présent, de prévoir combien seront fréquentes et même variées, par leur siège aussi bien que par leur nature, les phlegmasies dont nous aurons à constater la présence dans cette région.

Cela dit sur la structure de cette partie profonde de l'ovaire, du *stroma*, que nous n'avons plus le droit d'appeler le *parenchyme*, nous nous trouvons forcément amenés à nous occuper de cette couche mince qui l'enveloppe, de cette membrane à laquelle je vous ai dit que l'on doit donner, avec Sappey, le nom d'*ovigène*.

Suivant cet auteur, elle est essentiellement constituée par les ovules, qui y sont en quantité, non pas innombrable, puisqu'il a pu les compter, et en a trouvé 350,000 pour chaque ovaire, mais très considérable comme on le voit par ce chiffre. Il prétend qu'ils y existent bien avant la naissance, pendant la vie intra-utérine, dès le moment où l'ovaire se forme, sans qu'il puisse s'en développer de nouveaux plus tard. La présence des ovules au moment même de la naissance avait été déjà constatée par Carus; mais les anatomistes qui sont d'accord avec Schrön et Sappey pour reconnaître que la couche d'aspect blanchâtre et nacrée qui existe à la surface de l'ovaire est bien véritablement la partie essentielle, parenchymateuse, de cet organe, la couche *ovigène* en un mot, ne sont plus aussi unanimes pour admettre avec lui que tous les ovules sont entièrement formés avant la naissance et qu'il ne peut plus s'en développer aucun par la suite. Pour vous permettre d'apprécier ces divergences, je dois vous dire comment les uns et les autres expliquent le développement de ces ovules et des ovisacs qui les renferment, depuis leur apparition jusqu'à leur déhiscence.

Si tout le monde est d'accord pour reconnaître qu'ils prennent leur origine dans cette couche super-

ficielle de l'ovaire, il n'en est plus de même lorsqu'il
s'agit de déterminer comment ils s'y forment et s'y
développent par la suite. — Ce qu'il y a de plus
remarquable, au milieu des divergences d'opinion
et de doctrine auxquelles a donné lieu l'étude de cette
question si controversée, c'est que les divers contra-
dicteurs, unis quand il s'agit de combattre les doctrines adverses, ne le sont plus lorsqu'ils ont à
défendre celle que chacun d'eux a cru devoir adopter.
Il en résulte que chaque théorie étant attaquée par
tous et défendue par un seul, ses défauts sont forcément rendus plus évidents que ses qualités. Aussi,
pour tout esprit impartial qui cherche à s'y reconnaître au milieu de la confusion engendrée par ces discussions interminables, le difficile est-il, non pas de
distinguer l'erreur qui doit être repoussée, mais de
découvrir la vérité qu'il faudrait pouvoir admettre
sans conteste.

La doctrine de Sappey, dont j'ai déjà eu occasion de
parler, est la plus critiquée de toutes celles qui se sont
produites au cours de ce débat. Comme c'est celle qui
a eu le plus de retentissement, au moins en France, il
convient d'examiner, avant tout, la valeur et l'importance des objections qui ont pu lui être adressées.

Nous devons d'abord reconnaître que cet auteur
n'a pas le mérite de la priorité puisqu'il a été précédé,
à un an de distance, par Schrön et que déjà avant
eux « Carus avait signalé l'existence de follicules
bien développés dans l'ovaire de la petite fille à la
naissance » (1). Mais passons rapidement sur cette

(1) Balbiani. *Leçons sur la génération des vertébrés*. Paris, 1879,
p. 79.

question historique, dont l'intérêt est pour nous tout
à fait secondaire, et voyons ce qui, dans les descriptions anatomiques elles-mêmes, doit être considéré
comme controversé.

C'est d'abord l'absence de péritoine sur la surface
de l'ovaire. Henle, Kapp, Balbiani (1) se refusent à
l'admettre. Ils reconnaissent bien qu'il y a là une modification notable de la séreuse, puisque les cellules
de son épithélium, de pavimenteuses qu'elles sont
sur le reste de la membrane, deviennent cylindriques
à la surface de l'ovaire et s'y munissent même de cils
vibratiles. La présence de cet épithélium suffit, en
effet, pour témoigner que la membrane n'a pas complètement disparu, et pour permettre d'affirmer
qu'au-dessus de la couche ovigène se trouve une
membrane de revêtement, se continuant avec le péritoine, — dont, malgré sa modification de structure,
elle n'est que le prolongement, — et que cette membrane recouvre toute la surface de l'ovaire.

Voici du reste comment cette couche est décrite
par un des auteurs qui ne veulent pas admettre que
l'ovaire soit pourvu d'un revêtement péritonéal.

« L'ovaire paraît enveloppé dans le feuillet postérieur du ligament large et recouvert par le péritoine,
mais un observateur attentif remarquera à la base de
l'organe un sillon circulaire, une ligne blanche, où
cesse le péritoine et où commence l'épithélium germinatif, distinct des cellules plates du péritoine par
ses cellules cylindriques à noyau sombre. Cet épithélium donne à la surface de l'ovaire une teinte grise

(1) Balbiani, *loc. cit.*, p. 95.

mate, qui contraste avec la couleur éclatante du péritoine et la rapproche de l'aspect des muqueuses.
La transition est aussi nette qu'au pavillon de la
trompe » (1).

Sappey, d'après ce que nous dit Mathias Duval, ne
conteste pas non plus la présence d'une couche de cellules épithéliales superposées à sa couche ovigène (2).

En ce qui concerne la couche ovigène, bien peu
d'auteurs admettent qu'elle soit aussi exclusivement
formée par les ovules que l'a prétendu Sappey. Contrairement à l'opinion si exclusive de cet anatomiste,
la plupart persistent à trouver dans son épaisseur une
sorte de membrane fibreuse, véritable albuginée,
constituée par trois couches de fibres stratifiées, dont
les plus superficielles seraient parallèles à l'axe de
l'ovaire, les moyennes perpendiculaires à cet axe, les
plus profondes parallèles comme les premières. Il est
vrai que ces fibres ne constitueraient pas une membrane propre assez distincte des couches environnantes pour pouvoir en être isolée par la dissection,
mais une véritable stratification de tissu conjonctif,
dont les couches devenant plus épaisses par les progrès de l'âge pourraient atteindre, dans quelques
cas, le nombre de cinq à six (3).

Il est un autre point à propos duquel les idées de
Sappey sont énergiquement contestées par la plupart
des physiologistes qui se sont occupés de la question.
C'est à propos du nombre des ovules et de l'état dans

(1) Waldeyer, *Eierstock und Ei.* Leipzig, 1870.
(2) Voir Mathias Duval, *Nouveau dictionnaire de médecine et de
chirurgie pratiques*, Art. OVAIRE, t. XXV, p. 467.
(3) Balbiani, *loc. cit.*, p. 90.

lequel ils se trouveraient depuis leur formation, —
contemporaine de celle de l'ovaire, — jusqu'au moment où la puberté, sollicitant en eux un travail nouveau, les fait évoluer vers la maturité, pour amener
leur déhiscence. Sont-ils dans l'ovaire d'une jeune
fille de dix ou douze ans absolument dans le même
état et en même nombre que chez l'embryon, du quatrième au cinquième mois de la gestation? C'est là
une question pour ainsi dire capitale au point de vue
de la doctrine et que bien peu d'auteurs osent résoudre avec autant d'assurance que l'a fait Sappey. Le
plus grand nombre la tranchent en sens complètement opposé, les autres se bornent à émettre timide-
ment quelques doutes, qui prouvent combien leurs
convictions, sur ce point, sont faciles à ébranler.

On ne saurait contester que le travail de maturation des ovules peut se faire même avant la puberté.
En effet, de Sinéty a observé, au moment de la naissance, une poussée qui se produit dans les ovules, de
façon à provoquer alors le développement d'un certain nombre de follicules (1).

D'un autre côté Balbiani s'exprime ainsi sur cette
question : « Le nombre des follicules, évalués par
Sappey à près de 400,000 pour l'ovaire d'une petite
fille de trois ans, diminue rapidement avec l'âge.
Henle (2) n'en a compté que 36,000 environ chez une
femme de dix-huit ans. Ils disparaissent par dégénérescence de leurs éléments (3). »

Enfin Waldeyer lui-même n'hésite pas à dire :

(1) De Sinéty, *Traité de Gynécologie.* Paris, 1879.
(2) Henle, *Handbuch der Eingeweidelehre*, 1873.
(3) In Balbiani, *loc. cit.*, p. 89.

« Bischoff et d'autres croient que le développement des ovules est achevé avec la période fœtale. Je suis de cet avis. Pflüger le premier a tenté de démontrer la néoformation périodique d'ovules dans l'intérieur de ses tubes. Kölliker le soutient. Pour ma part *je ne nie pas que chez les adultes mêmes on ne trouve des tubes ou des globes épithéliaux, dont la déviation en follicules distincts n'est pas encore achevée.* J'ai souvent observé la chose chez les lapins, les chiens, les oiseaux. Mais il reste à savoir si ce n'est pas là un reste de la vie fœtale plutôt qu'une nouvelle formation. Rien jusqu'à présent ne m'a démontré la seconde opinion (1). »

Voyons donc comment se forment ces ovules qui ne sont pas un produit de sécrétion, comme on l'a pensé pendant si longtemps, mais le résultat d'un sectionnement ou d'un bourgeonnement, car il ne convient plus de considérer l'ovaire comme une glande mais bien comme un parenchyme, dont les éléments prolifèrent, puis se détachent les uns des autres par scissiparité (2). L'épithélium germinatif de Waldeyer, qui se rencontre aussi bien sur le futur testicule que sur le futur ovaire, est moins épais sur l'organe mâle que sur l'organe femelle (3). Puis, comme c'est aux dépens de cet épithélium germinatif que se développeront les ovules, on peut dire avec Waldeyer et Romiti que quelques-uns au moins d'entre eux, sinon tous, préexis-

---

(1) Waldeyer, *loc. cit.*
(2) Périer, *Anat. et physiol. de l'ovaire.* Th. d'agrég., Paris, 1866.
(3) Mathias Duval, *loc. cit.* p. 478.

tent en quelque sorte à l'ovaire lui-même (1).
Enfin, puisque d'après Ch. Robin les ovules primordiaux se rencontrent aussi bien dans l'épaississement épithélial de la future glande mâle que dans
celui de la future glande femelle (2), ce n'est pas là
où nous devons en rechercher l'origine. Elle doit
être le résultat d'un travail qui se produit ultérieu-
rement et qui se fait aux dépens de ce même épithélium germinatif, dont il vient d'être parlé.

Voici ce qui se passe alors : Waldeyer a constaté que
les cellules de son épithélium
s'enfoncent dans l'épais-
seur de l'ovaire (fig. 4 et 10),
entraînant à leur suite
d'autres cellules, qui forment ainsi des traînées
semblables à des rubans.
Ces rubans ou plutôt ces

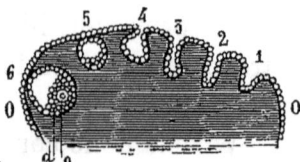

Fig. 4. — Développement de
l'ovisac ou vésicule de de
Graaf (*).

tubes, que Pflüger a décrits et auxquels on a donné
son nom, — quoique leur existence ait été déjà signalée avant lui, par Valentin en 1838 et par Billroth
en 1858, — ne tardent pas à s'étrangler, de loin en
loin, ce qui les fait ressembler à de véritables chapelets (fig. 5, 6 et 9). Plus tard ces chapelets se
sectionnent aux points étranglés, et les parties ren-

(1) Mathias Duval, *loc. cit.*, p. 472.
(2) Ch. Robin, *Dictionnaire encyclopédique des sciences médicales*,
art. Sexe. IIIᵉ série, t. IX.

(*) OO, surface de l'ovaire avec son épithélium qui, en 1, forme un
bourgeon profond, une sorte de glande en tube. Cette glande tend à s'iso-
ler de plus en plus en 2, 3, 4, 5; en 6, elle est complètement isolée et
forme une cavité tapissée d'un épithélium qui s'est hypertrophié en un
point (d), disque proligère, et dont une des cellules est devenue l'ovule (o).

flées, se séparant les unes des autres, constituent chacune un ovisac, à l'intérieur duquel se trouve un ovule. L'œuf est alors constitué. — Mais cet œuf,

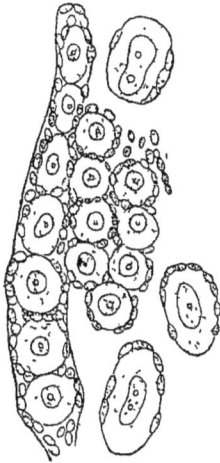

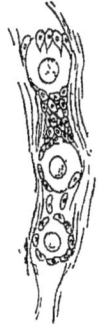

Fig. 5. — Tubes de Pflüger d'un fœtus humain de sept mois (Balbiani).　　　Fig. 6. — Tube de Pflüger de l'o-vaire de la lapine (Balbiani).

arrivé à sa maturité dans l'ovaire, est déjà, comme le fait remarquer Waldeyer, un produit composé, tandis que l'ovule n'est qu'une simple cellule.

« Déjà au cinquième jour de l'embryon d'une chienne on peut faire cette intéressante observation que *quelques cellules épithéliales possèdent un noyau arrondi, volumineux. La constance du fait, la régularité de sa production, permet de croire qu'on a devant soi un œuf primordial, se développant dans la vie embryonnaire par la seule croissance d'une cellule épithéliale.* Chez tous les mammifères on observe facilement les mêmes faits. »

« L'ovule n'est donc qu'une simple cellule ; l'œuf

mûr de l'ovaire est déjà un produit composé (1). »

S'il était réellement établi que les ovules naissent de la section, par étranglement, des tubes ou chapelets de Pflüger, la question serait jugée contre l'opinion de Sappey, car il est démontré d'une façon péremptoire que les tubes de Pflüger se rencontrent non seulement chez le fœtus, mais aussi chez l'adulte. — C'est ce que Waldeyer admet seulement pour la chienne, tandis que Koster dit avoir observé le fait pendant toute la durée de la vie chez l'adulte, et que Balbiani donne le dessin (fig. 7) de tubes de Pflüger, qu'il a rencontrés chez une femme de vingt-deux ans (2).

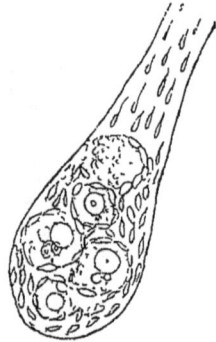

Fig. 7. — Tube de Pflüger de l'ovaire d'une femme de 2? ans renfermant de jeunes follicules primitifs (Balbiani).

D'après Kölliker, les follicules déjà formés donneraient naissance à de nouveaux ovules par bourgeonnement.

Balbiani admet, de son côté, que les ovules sont plus nombreux chez la jeune fille adulte que chez l'enfant nouveau-né.

Ces tubes de Pflüger sont constitués par deux ordres de cellules, dont les unes, plus grosses, sont destinées à devenir plus tard des ovules, tandis que les plus petites, tellement réduites qu'elles ne sont constituées que par de simples noyaux, se

(1) Waldeyer, *loc. cit.*
(2) Balbiani, *loc. cit.*, p. 89.

tassent autour des premières, de façon à leur former une sorte d'enveloppe, au milieu de laquelle les

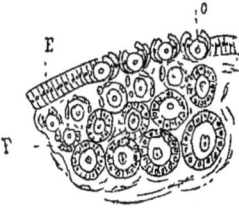

Fig. 8. — Portion périphérique de l'ovaire d'une
jeune chienne (*).

ovules se trouvent disséminés
et paraissent s'enfoncer dans
l'épaisseur même du tissu ovarique. Mais cet enfoncement
est plus apparent que réel, il
résulte du développement in-
cessant des cellules environnantes (fig. 8 et 9).

Ce mouvement s'opère de la
manière suivante :

« Il est certain que les ovisacs les plus superficiels
sont toujours à une certaine distance de la surface
même de l'ovaire et que, jusqu'au moment de leur
rupture spontanée, il existe toujours, au point culminant, une mince couche de tissu ovarique propre (1). »

« Les ovisacs sont d'autant plus développés qu'on
s'éloigne de la surface, et ce n'est qu'après avoir fait
saillie dans la portion médullaire qu'ils deviennent
superficiels avant de se rompre (2). »

« Dans l'ovaire le tissu conjonctif est constamment
en voie de prolifération. La conséquence de ce fait
est que *les fol licules les plus développés* se trouvent, au moins dans le jeune âge, *à la partie profonde de l'organe*. Il n'y a pas migration de l'ovule

(1) Périer, *Anatomie et physiologie de l'ovaire*, Thèse d'agrég.,
Paris, 1866, p. 26.
(2) Id., p. 27.

(*) *e*, épithélium. — *o*, ovules entourés de cellules allongées. — *f*, jeunes follicules (Balbiani).

de la périphérie au centre, comme on le croyait autrefois ; celui-ci se développe à l'endroit où il a pris naissance, mais de nouvelles couches de tissu con-

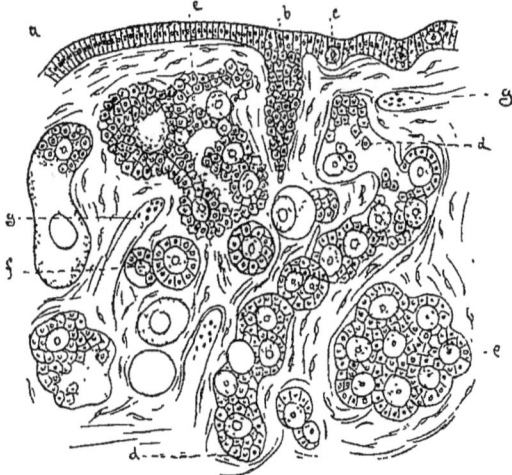

Fig. 9. — Coupe de l'ovaire d'un enfant nouveau-né (*).

jonctif viennent s'étendre au-dessus de lui, de sorte *qu'il paraît descendre dans le stroma* (1). »

Plus tard lorsqu'une vésicule de de Graaf se développe, le tissu conjonctif est refoulé, il s'amincit au niveau du point où la vésicule regarde la périphérie de l'ovaire. Il semble alors que la vésicule subisse une migration nouvelle qui la rapproche de la surface. Ce rapprochement de la périphérie est dû tout

(1) Balbiani, *loc. cit.*, p. 90.

(*) *a*, épithélium germinatif. — *b*, tube ovarique à son début. — *c*, ovules primitifs dans l'épithélium. — *d*, tube ovarique renfermant des follicules en voie de formation. — *e*, groupe d'ovules sur le point de se séparer en follicules. — *f*, follicule déjà isolé. — *g*, vaisseaux (d'après Waldeyer).

simplement à l'augmentation de volume de la vésicule et au refoulement du tissu conjonctif qui l'entoure.

C'est ce qui fait que, « au début de la vie, il
n'existe de vésicules ovariennes que dans la couche

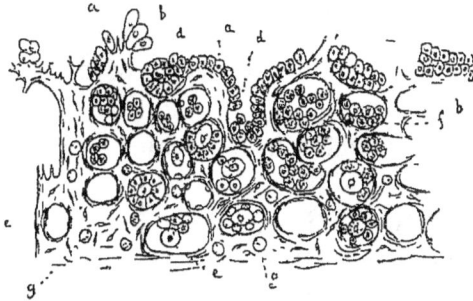

Fig. 10. — Coupe de la surface de l'ovaire d'un fœtus humain de trente-
deux semaines (*).

ovigène, où elles sont innombrables; au déclin,
après la ménopause, on n'en trouve quelques-unes,
très rares, que dans la partie bulbeuse » (1).

Les tubes de Pflüger ou cordons glandulaires perdent, à un certain moment, leur relation avec l'épithélium superficiel (V. fig. 9 et 10), puis subissent
une segmentation par suite de la formation de cloi-
sons qui, peu à peu, traversent les cordons glandulaires et les divisent en segments contenant un ou

(1) Mathias Duval, *loc. cit.*, p. 491.

(*) *a*, épithélium. — *b*, ovules dans l'épithélium, tractus conjonctifs. —
d, amas de cellules épithéliales en voie d'invagination. — *e*, follicule primordial dans une lacune du stroma. — *f*, amas de cellules épithéliales
et d'ovules primordiaux invaginés. — *g*, cellules granuleuses de His
(d'après Waldeyer).

plusieurs ovules, et forment ainsi les premiers rudiments des ovisacs.

« Les phénomènes qui produisent cet isolement, dit Kölliker, sont de deux espèces et marchent toujours parallèlement, à savoir : d'une part le bourgeonnement du stroma conjonctif de la substance glanduleuse, et d'autre part des phénomènes semblables dans l'épithélium des cordons glandulaires (1). »

Ce mode de formation des ovules et des follicules de de Graaf est aujourd'hui accepté par la plupart des histologistes (Balbiani, Pouchet, Kölliker, etc.).

D'après Foulis (2), il n'y aurait pas d'invagination épithéliale ; il y aurait de jeunes ovules dans l'épithélium germinatif ; les éléments qui constituent cet épithélium ne seraient pas des cellules, mais simplement des *corpuscules épithéliaux dont chacun serait susceptible de devenir un ovule* (3).

Cette manière de voir expliquerait parfaitement ce fait si discuté de la formation des ovules postérieure à celle de l'ovaire.

Sur la question de savoir s'il ne se produit pas de nouveaux ovules après la naissance, Balbiani dit (4) : « Les tubes ovariques une fois formés, il se produit de nouveaux ovules, car le nombre de ceux d'une petite fille est plus considérable que celui de l'ovaire du nouveau-né. »

Et plus loin, « d'après Kölliker, les follicules déjà

---

(1) Kölliker, *Éléments d'histologie humaine*, traduction par Marc Sée, 2ᵉ édit., p. 709.
(2) Foulis, *Quarterly Journal of microscopical Science*, 1876.
(3) Balbiani, *loc. cit.*, p. 95.
(4) Id., p. 88.

formés donneraient naissance à de nouveaux ovules par bourgeonnement ».

D'après cela, il est donc juste de penser, comme Foulis l'a fait remarquer, que si l'on a prétendu qu'il ne se forme plus d'ovules après la naissance, c'est qu'on a pris pour des ovules tout formés de simples cellules d'épithélium germinatif, susceptibles de devenir plus tard des ovules.

Cette opinion est aussi celle de Balbiani, pour qui l'ovule n'est d'abord qu'une simple cellule, destinée à s'accroître et à acquérir des propriétés nouvelles spéciales.

Ce que nous venons de dire de la façon dont se forment les ovules, et des diverses modifications que leur évolution apporte à la structure de l'ovaire, nous explique l'erreur dans laquelle on est tombé, lorsqu'on a pris pour de véritables ovules, tout formés et devant demeurer invariables dans leur structure, des cellules destinées, au contraire, à se mouvoir et à se modifier suivant certaines conditions déterminées, pour arriver à former des œufs. On s'explique dès lors cette prévoyance de la nature qui a pu créer, en quantités innombrables, des cellules susceptibles de se détruire et de se transformer au sein de l'organisme, tandis qu'il n'aurait pas été logiquement dans ses vues de créer des ovules, inutiles pour la propagation de l'espèce. — On comprend que les œufs d'un poisson soient déposés en nombre infini sur une grève, où ils seront exposés à tant de causes de destruction que bien peu échapperont; on ne comprendrait pas à quoi pourraient servir les 700,000 ovules d'une femme qui, pendant toute la durée de sa vie sexuelle, ne pourrait pas en utiliser p lus de 300 aumaximum (12 par an, de la puberté à la ménopause).

Il convient donc de penser avec Balbiani que :

« L'ovule n'est d'abord qu'une simple cellule, qui s'accroît, comme toutes les autres cellules ; mais il possède bientôt, par l'acquisition d'un vitellus et d'une membrane, des propriétés spéciales qui en font un organisme particulier, capable de donner naissance à un être nouveau (1). »

---

(1) Balbiani, *loc. cit.*, p. 109.

DEUXIÈME LEÇON

PHYSIOLOGIE DE L'OVAIRE

MESSIEURS,

Les notions anatomiques que je vous ai exposées dans la précédente leçon se rapportent à la structure de l'ovaire et des ovisacs au moment de la nais-

sance et pendant les premières années qui la suivent, c'est-à-dire pendant la période de silence des
organes de reproduction. Nous devons à présent rechercher ensemble quelles sont les modifications subies par les diverses parties constituantes de l'ovaire
et plus particulièrement par les . follicules de de
Graaf, lorsque la femme entre dans la période d'activité sexuelle et que tout son organisme subit une
perturbation des plus profondes en vue de l'importante fonction qu'elle est désormais appelée à remplir.

A la puberté, époque que nous déterminerons bientôt d'une façon plus complète et plus précise, la

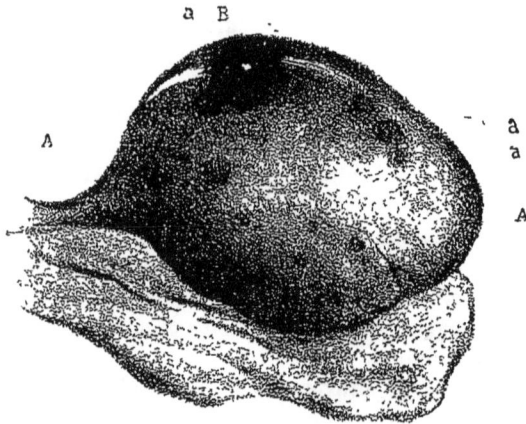

Fig. 11. — Ovaire congestionné pendant le processus menstruel (*).

couche corticale de l'ovaire perd la régularité qu'elle
présentait chez l'enfant; et cela par suite de l'augmentation de volume des vésicules ovariennes ren-

(*) AA, ovaire. — B, follicule faisant saillie à la surface de l'ovaire. —
aaa, cicatrices produites par la rupture des vésicules (Raciborski).

fermant les ovules qui vont arriver successivement à
maturité (fig. 11).

Nous avons vu précédemment que ces vésicules
constituent un organe composé, par rapport à l'ovule
qui est une simple cellule contenue dans leur cavité;
elles sont formées, suivant les uns, par l'étranglement
des tubes de Pflüger, suivant les autres, par une prolifération et une sorte de tassement du tissu propre
de la couche ovigène. Décrites sous le nom de *vésicules* ou *follicules de de Graaf*, en souvenir du cé-
lèbre anatomiste hollandais qui les a le premier bien
étudiées — malgré l'erreur dans laquelle il est
tombé en les prenant pour des ovules, — elles sont
connues encore sous la dénomination d'*ovisacs* qui
leur a été imposée par Barry. Leur paroi, d'après
Baër, Coste, Frey, Béclard et la plupart des auteurs,
se compose de deux tuniques distinctes : une tunique
externe, fibro-élastique, dans laquelle se ramifient
un assez grand nombre de vaisseaux, et une tunique
interne plus épaisse, plus molle, renfermant une
notable quantité de cellules fusiformes, avec un riche
réseau de capillaires sanguins, à mailles arrondies.
Cette séparation de la membrane folliculaire en
deux couches n'est cependant pas admise par le professeur Robin, qui regarde les ovisacs comme constitués « par une seule tunique très vasculaire, formée
d'une trame lâche de fibres lamineuses, de cellules
particulières polyédriques à angles arrondis, ou sphé-
roïdales, dites *cellules de l'oariule*, et de matière
amorphe granuleuse ». Pour lui, la paroi de la vésicule de de Graaf est assez intimement adhérente au
parenchyme ovarien par sa surface externe, bien

qu'elle puisse néanmoins en être « détachée assez
facilement par des tractions ménagées » (1).

Balbiani semble, tout d'abord, ne pas admettre
l'existence d'une paroi propre du follicule, lorsqu'il
écrit (2) : « L'œuf ovarien est toujours contenu dans
une loge formée par le *tissu même de l'ovaire* et
que l'on a appelée follicule de de Graaf, ovisac, capsule ou follicule ovarien. » Cependant, après avoir
cité l'opinion de Slavjanski (3) relative à l'indépendance de la membrane folliculaire, il ajoute que, autour du follicule, le stroma de l'ovaire « est composé
d'un tissu conjonctif très lâche renfermant un grand
nombre de sinus lymphatiques et de vaisseaux; disposition qui permet d'énucléer facilement le follicule, comme l'avait fait Régnier de Graaf » (4).

A l'intérieur de l'ovisac se trouve l'ovule entouré
d'une couche de cellules épithéliales stratifiées, remplissant tout l'intervalle qui existe entre l'ovule et la
paroi interne du follicule ; — cette disposition persiste
pendant toute la période fœtale, et même au delà,
jusqu'au moment où la vésicule de de Graaf prenant
un développement plus considérable, les cellules
épithéliales péri-ovulaires sont le siège d'une proliré-
ration qui augmente le nombre de leurs couches
concentriques. En même temps, il se produit un rudi-
ment de cavité au centre même du follicule, par
suite de la formation, au sein de la masse épithéliale,
d'un liquide spécial décrit par Ch. Robin sous le nom

(1) Robin, *Dict. de médecine* (Littré et Ch. Robin), art. Ovaire.
(2) Balbiani, *Leçons sur la génération des vertébrés*, p. 78.
(3) Slavjanski, *Annales de gynécologie*.
(4) Balbiani, *loc. cit.*, p. 124.

d'*oarine*. Ce liquide, qui résulte sans doute de la
fonte des cellules épithéliales, renferme une notable
quantité de *paralbumine;* — nous verrons plus tard
que la paralbumine existe dans le liquide des kystes
ovariques et constitue un signe précieux pour le diagnostic différentiel de cette affection.

C'est à la même époque que l'ovule, dépourvu

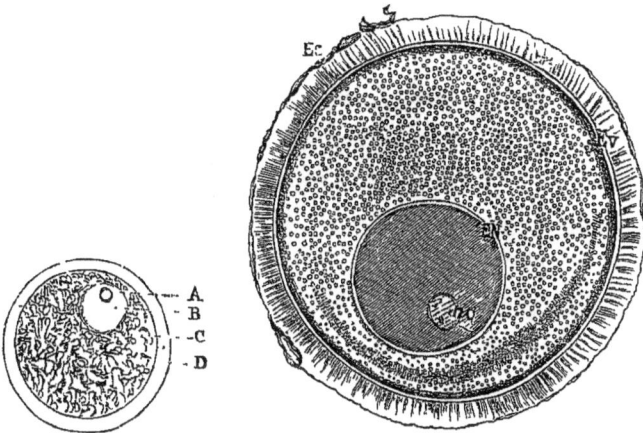

Fig. 12. — Ovule (*).   Fig. 13. — OEuf mur d'*Asterias glacialis* (**).

jusque-là, d'après Robin, de paroi cellulaire propre,
s'entoure d'une enveloppe hyaline distincte, nommée
zone transparente ou *pellucide*. Cette membrane,
connue sous la dénomination impropre de *membrane
vitelline*, n'est pas, d'après le même auteur, une
production du vitellus; elle n'a pas une origine ovulaire; « elle est comme sécrétée par la rangée des

(*) A, nucléole (tache germinative). — B, noyau, vésicule germinative.
— C, vitellus. — D, membrane vitelline.

(**) Revêtu d'une enveloppe mucilagineuse et contenant une vésicule
germinative excentrique (empruntée à Fol).

cellules épithéliales de l'ovisac qui entourent l'ovule d'une manière immédiate ».

Quoi qu'il en soit, l'ovule est alors constitué par une membrane propre (zone transparente) enveloppant un corps cellulaire finement granuleux, le *vitellus* (fig. 12 et 13). Dans l'intérieur de la masse vitelline, en un point plus ou moins excentrique, se trouve une vésicule arrondie, transparente, que l'on peut consi-

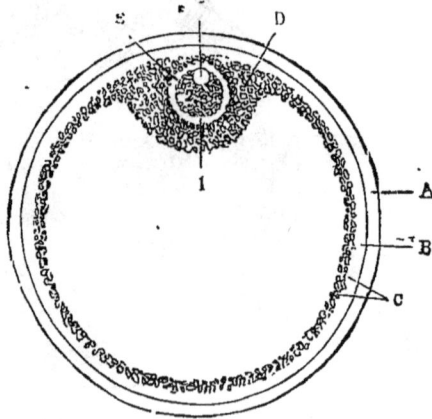

Fig. 14. — Vésicule de de Graaf renfermant l'ovule (*).

dérer comme le noyau de la cellule ovulaire; c'est la *vésicule germinative* ou de *Purkinje*. Elle renferme également un nucléole opaque, légèrement jaunâtre, qui a reçu le nom de *tache germinative* de Wagner; il existe parfois deux taches germinatives dans une même vésicule de Purkinje. Cette tache germinative, et la vésicule de Purkinje elle-même, n'ont qu'une

(*) AB, couches fibreuses de la vésicule. — C, membrane granuleuse. — D, disque proligère portant l'ovule E. — 1, membrane vitelline. — 2, vitellus. — 3, vésicule germinative de Purkinje.

durée éphémère, un rôle essentiellement transitoire ; on les voit en effet disparaître entièrement avant la ponte de l'ovule arrivé à maturité.

A l'époque de la puberté, le follicule de de Graaf prend un développement plus considérable et l'*oarine* commence à former une petite collection liquide au centre de la masse épithéliale qui remplit l'ovisac. L'ovule alors se trouve progressivement refoulé vers le pôle profond du follicule et il reste maintenu en ce point par l'amas de cellules épithéliales qui l'entoure et qui a reçu le nom de *cumulus* ou de *disque proligère* de Baër. La paroi interne de la vésicule, distendue par l'accumulation progressive du liquide, est elle-même tapissée, dans toute son étendue, d'une couche d'épithélium se confondant au niveau de l'ovule avec le cumulus qui l'enveloppe : c'est ce revêtement épithélial qui a été considéré comme une tunique spéciale du follicule et décrit sous le nom de *membrane granuleuse*. On voit parfois de minces filaments, ou *retinacula*, composés de cellules épithéliales, s'étendant à travers le liquide renfermé dans l'ovisac, et reliant le cumulus proligère péri-ovulaire à différents points de la membrane granuleuse ; en outre, de nombreuses cellules sont libres et flottent au sein de l'*oarine*.

C'est au développement d'un certain nombre de follicules de de Graaf, dont la maturité successive va périodiquement donner lieu à la ponte ovulaire, qu'est due l'apparition des bosselures que nous avons signalées à la surface de l'ovaire, chez la femme nubile. En effet, à mesure que le follicule prend un accroissement plus considérable, il écarte les folli-

cules voisins, refoule de toutes parts le parenchyme
de l'ovaire et vient faire saillie à la fois du côté du
bulbe et de la surface de l'organe. En même temps,
ses parois sont le siège d'une vascularisation remarquable ; tout le système génital d'ailleurs, ovaire,
utérus, vagin, présente au même moment une hypé-
rémie très marquée; mais c'est surtout au niveau du
follicule devant donner issue à l'ovule mûr, qu'elle
atteint son summum d'intensité.

Cependant, à mesure que le follicule de de Graaf,
qui touche à son développement complet, devient
plus volumineux, et qu'approche le moment de sa
déhiscence, on voit le réseau vasculaire si riche, qui
l'entourait de toutes parts, diminuer progressivement
dans le point le plus saillant de la vésicule. La circulation de ce *pôle périphérique* se trouvant ainsi
ralentie, il se produit à ce niveau un amincissement,
une sorte d'usure de la paroi folliculaire; parfois sa
transparence est assez grande pour permettre d'apercevoir l'ovule devenu libre à cette époque, et flottant
au sein du liquide qui distend l'ovisac et menace
d'en amener la rupture.

On comprend facilement que, dans de telles conditions, cette rupture du follicule est imminente et peut
dès lors être déterminée par la plus légère cause occa-
sionnelle. Le follicule, en effet, distendu par l'accumulation de l'*oarine*, aminci à son pôle périphérique, repose par son pôle profond sur le bulbe ovarique congestionné, turgescent et constituant un plan résistant.

Pflüger a cherché à pénétrer plus complètement
le mécanisme intime de cette turgescence de l'ovaire,
en la considérant comme la cause prépondérante de

la déhiscence de l'œuf parvenu à maturité : pour lui, « les follicules produisent en s'accroissant une certaine pression sur les terminaisons périphériques des nerfs de l'ovaire, en sorte qu'ils amènent une certaine irritation qui se transporte dans l'appareil nerveux central, s'y accumule, et après avoir atteint un certain degré, produit une action réflexe sous la forme de menstruation et amène, par turgescence du bulbe ovarique, la rupture du follicule mûr » (1).

Quelques auteurs, et Bischoff en particulier, avaient admis qu'au-dessous de la partie la plus profonde de l'ovisac se produit un épanchement sanguin, refoulant la vésicule de dedans en dehors et exerçant sur elle une compression suffisante pour en amener la rupture. Une semblable explication est bien inutile et présente, d'ailleurs, l'inconvénient beaucoup plus grave d'être inexacte : il suffit pour la réfuter de constater que jamais on n'a pu démontrer la présence d'un caillot sanguin au-dessous de la membrane folliculaire.

Il nous semble beaucoup plus simple d'admettre que la rupture de la vésicule, préparée par les modifications d'ordre physiologique et trophique que nous avons signalées, reconnaît, en dernier ressort, comme cause·déterminante soit une secousse quelconque, soit une congestion ovarienne plus intense déterminée par une émotion morale, par le simple désir sexuel et surtout par le coït. C'est d'ailleurs la théorie qui réunit le plus grand nombre de partisans.

Cette maturation du follicule de de Graaf et la ponte ovulaire qui résulte de sa rupture reviennent régu-

(1) Mathias Duval, *Nouv. Dict. de méd. et de chir. prat.*, art. OVAIRE, t. XXV, p. 485.

lièrement, à des époques déterminées, pendant une
certaine période de la vie de la femme ; le retour de
ces phénomènes peut, d'ailleurs, être hâté, dans
certains cas, par suite de l'influence indéniable des
conditions hygiéniques, des habitudes et plus spécialement des excitations sexuelles répétées. Telle est,
en particulier, l'opinion de R. Barnes, qui pense que
« la durée de la maturation ovulaire, loin d'être
immuable, paraît dépendre de certaines conditions
qui peuvent l'allonger ou la raccourcir. Nous avons,
ajoute-t-il, des motifs de croire que la copulation peut
hâter la maturité des ovules et surtout leur chute » (1).

On s'est également demandé si les ovaires fournissent successivement l'ovule mûr expulsé chaque
mois ; en un mot, si les ovaires fonctionnent alternativement. On ne sait encore rien de bien précis à
ce sujet, mais il ne paraît pas qu'aucune règle fixe
préside à la maturation ovulaire dans l'un des deux
ovaires plutôt que dans l'autre ; on a avancé, sans
preuves, que le même ovaire fournit deux fois de
suite un ovule, puis est suppléé pendant les deux
mois suivants par son congénère du côté opposé ; rien
n'est moins certain, et nous devons nous contenter de
confesser notre ignorance à cet égard.

Au moment où la membrane folliculaire se déchire
à son point culminant, le contenu de la vésicule,
c'est-à-dire l'ovule, l'épithélium du cumulus proligère et l'oarine, sont projetés à l'extérieur. Il nous
faut, dès lors, nous occuper de ce que devient l'ovule

(1) Robert Barnes, *Traité clinique des maladies des femmes*, Trad.
par Cordes, p. 134.

expulsó; nous verrons ensuite quelles sont les modifications subies par la vésicule de de Giaaf vidée de
son contenu.

Il semblerait au premier abord que l'ovule, projeté
hors du follicule qui le renfermait, doit tomber dans
la cavité péritonéale. Cependant il n'en est rien dans
l'immense majorité des cas; il existe, en effet, un
organe spécial destiné à recevoir le contenu de la
vésicule de de Graaf, au moment de sa rupture, et à le

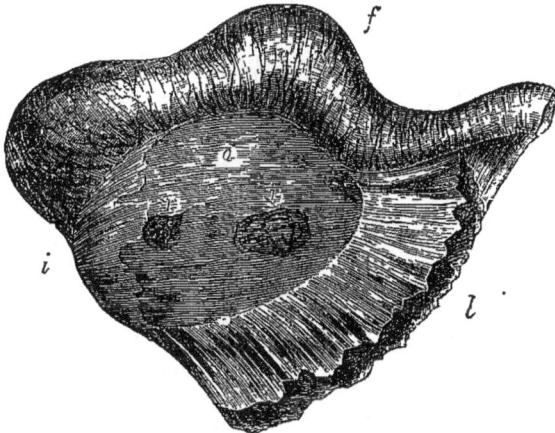

Fig. 15. —Ovaire et pavillon de la trompe chez une femme morte pendant
la menstruation (d'après Farre) (*).

conduire de la surface de l'ovaire dans la cavité utérine : cet organe c'est l'oviducte, ou trompe de Fallope, dont je vous ai précédemment donné une description détaillée (1).

(1) Plus haut p. 13, et *Leçons cliniques sur les maladies des
femmes.* 2ᵐᵉ édit., p. 122.

(*) *l*, ligament large. — *o*, ovaire. — *rr*, anciens corps jaunes, traces de
vésicules de de Graaf précédemment séparées et cicatrisées. — *f*, portion
de la trompe. — *i*, pavillon appliqué sur l'ovaire.

Sous l'influence de la congestion active de tout le système génital, au moment de la maturation d'un ovule, le tissu musculaire des parois de l'oviducte, et surtout celui qui compose, pour la plus grande part, le ligament tubo-ovarien, entre en contraction d'une façon très marquée. La trompe subit ainsi une sorte d'érection qui la rend béante et plus rigide, en même temps que son pavillon, attiré fortement vers l'ovaire, vient s'appliquer exactement à la surface de cet organe au point même où se trouve le follicule prêt à se rompre. On comprend dès lors aisément que par suite de cette adaptation, — dont la démonstration anatomique fait certainement défaut, mais qui est admise comme très probable, sinon comme certaine, par la plupart des auteurs, — l'ovule entraîné avec l'oarine au moment de la ponte ovarienne passera directement de la vésicule dans la cavité tubaire. Il chemine alors le long du canal de l'oviducte, entraîné en partie par le liquide qui l'accompagne et par l'exsudation muqueuse et même sanglante que nous verrons, plus tard, être fournie à cette même époque par la muqueuse tubaire, en partie poussé vers l'orifice utérin du conduit par le mouvement des cils vibratiles qui surmontent l'épithélium de la trompe.

Il peut arriver parfois que l'ovule ne puisse être recueilli par le pavillon tubaire, principalement lorsque ce dernier a contracté quelque adhérence pathologique avec les organes voisins; dès lors le contenu du follicule rompu tombe dans le péritoine. Mais il faut voir dans ces faits, dont l'existence ne peut être niée et que viennent prouver surabondamment les cas de grossesse extra-utérine, un phénomène extra-physiologique, une sorte d'erreur de la nature.

Quelques dissidences se sont cependant produites relativement à la réalité de l'adaptation à l'ovaire du pavillon de la trompe de Fallope et du passage direct de l'ovule, du follicule dans le canal tubaire. Ainsi, au congrès de Londres, le D᷊ Kinskead, sans rejeter absolument la théorie que nous venons d'exposer, a tenté d'expliquer la migration de l'ovule d'une façon quelque peu différente, basée sur l'existence anatomique d'une sorte de canal formé par le ligament tubo-ovarien, le long duquel l'œuf déhiscent glisserait depuis le follicule pour se diriger jusqu'au pavillon tubaire, sans que ce dernier vînt nécessairement s'appliquer à la surface de l'ovaire.

« De l'ovaire à la trompe, fait remarquer cet auteur, s'étend une frange plus longue que les autres, formant une rainure à sa surface inférieure. Le péritoine transforme cette rainure en canal conduisant directement de la surface de l'ovaire au pavillon de la trompe. Cette frange maintient le pavillon toujours appliqué contre le péritoine et en même temps augmente son étendue. Le pouvoir capillaire de la muqueuse et le mouvement de ses cils vibratiles produisent un courant dirigé de l'ovaire vers la trompe. La quantité de liquide qui baigne la surface de l'ovaire est augmentée par celui qui provient de la rupture d'un follicule de de Graaf, et probablement par l'excitation sexuelle; cette augmentation de liquide rend le courant qui pousse l'œuf vers la trompe plus grand. Quoique la couche de liquide soit très mince, les spermatozoïdes et l'ovule sont si

petits qu'ils ont toute la place nécessaire pour se
mouvoir (1). »

Kinskead a été conduit à admettre ce mode de
transport de l'ovule, par suite de l'insuffisance évidente de la théorie de l'adaptation du pavillon
tubaire lorsqu'il s'agit d'expliquer comment il s'est
pu faire que, dans certains cas, rapportés par divers
observateurs, un corps jaune a été trouvé dans l'un
des ovaires, tandis que le produit de la conception
était logé dans la trompe ou dans la corne utérine
du côté opposé, la trompe correspondant à l'ovaire
contenant le corps jaune étant, au contraire, oblitérée.

Il paraît en effet impossible à l'auteur anglais que
la trompe perméable puisse contourner l'utérus pour
venir s'appliquer sur l'ovaire du côté opposé. C'est
pourquoi il suppose que la migration des ovules
s'effectue à travers la cavité péritonéale, le long
des interstices triangulaires que forment, par leur
juxtaposition, les viscères abdominaux et plus particulièrement les anses intestinales.

Cette hypothèse nous paraît au moins très hasar-
dée ; mais sans pouvoir donner de ces faits anormaux
une explication plus rationnelle permettant de se
bien rendre compte du mécanisme par lequel, — en
cas d'immobilité ou d'atrésie de la trompe correspon-
dante — l'ovule expulsé de la vésicule de de Graaf,
d'un côté, a pu atteindre le pavillon de la trompe
saine, située du côté opposé, nous devons constater
que le fait existe ; cependant il doit être fort rare,

(1) Kinskead, *Du passage de l'œuf de l'ovaire à la trompe de Fallope.* Congrès de Londres, in *Ann. de gynécologie*, novembre 1881,
p. 378.

puisque, suivant Courty, la science possède seulement
cinq cas de ce genre (1).

De quelque manière que l'on explique le passage
de l'ovule dans le conduit tubaire, au moment de
la ponte, ce passage est, en lui-même, un fait indiscutable, puisque l'ovule, fécondé ou non, arrive par
l'un des *ostia uterina* jusque dans la cavité de l'utérus.

Il est d'ailleurs une question connexe qui a longtemps divisé les auteurs au sujet des conditions dans
lesquelles s'effectue la ponte ovulaire, et des modifications subies par l'ovule pendant sa migration intra-
tubaire : quelle est l'influence de la fécondation sur
le fonctionnement physiologique de l'ovaire ? A quel
moment, en quel point précis la fécondation s'opère-
t-elle ?

Pendant longtemps, on a cru que la fécondation
préalable de l'ovule était une condition indispensable
pour que la ponte ovarienne s'accomplisse; le développement de la vésicule de de Graaf et la déhiscence
de l'œuf ne se produiraient qu'à la suite des rapports
sexuels, lorsque les spermatozoïdes auraient pénétré
jusqu'à l'ovaire et qu'un ovule aurait été fécondé.
C'était là une erreur dont les recherches de Négrier,
précédées de quelques travaux moins connus, publiés à l'étranger (2), ont suffisamment fait justice;
on sait aujourd'hui que les mêmes phénomènes
se passent au niveau des vésicules ovariennes, que

(1) Courty, *Traité pratique des maladies de l'utérus et de ses annexes.* 2me édit., p. 21.

(2) Themmen, *De mensibus ex materia quadam peculiari ovariis
secreta oriundis.* Leyde, 1871.

le même mécanisme préside à la turgescence de la trompe et à l'adaptation de son pavillon à la surface de l'ovaire, que l'ovule soit, ou non, fécondé.

La femme adulte et normalement conformée *pond spontanément,* chaque mois, un ovule, même en l'absence de tout rapport sexuel, et cet ovule chemine dans le canal tubaire pour arriver jusqu'à la cavité utérine. C'est en ce point qu'il subira un sort différent selon qu'il aura été fécondé ou non : dans le premier cas, il se greffe sur la muqueuse de l'utérus et les phénomènes de la grossesse suivent leur évolution ; dans le cas contraire, il est expulsé au dehors avec les liquides qui, à cette époque, s'écoulent des parties génitales.

La théorie de l'ovulation spontanée trouve d'ailleurs sa confirmation dans ce fait aujourd'hui établi d'une façon presque certaine par les recherches et les expériences de la plupart des physiologistes que la fécondation de l'ovule est postérieure en date à sa déhiscence de l'ovaire.

On sait que la condition nécessaire de cette fécondation est la rencontre de l'ovule avec un spermatozoïde, et que, chez les animaux d'ordre supérieur, les oiseaux et les mammifères, cette rencontre s'opère dans l'intérieur des organes génitaux femelles à la suite de la copulation. Mais une question plus délicate et plus difficile à élucider est celle de savoir le point précis des organes femelles où s'opère cette rencontre de l'ovule avec les éléments fécondants de la semence du mâle.

Les premières expériences, et jusqu'ici les plus probantes à cet égard, ont été réalisées par Coste et

Gerbe (1); pour ces auteurs, la fécondation, chez les
mammifères et dans l'espèce humaine, s'opérerait soit
à la surface de l'ovaire, alors que la vésicule de
de Graaf est rompue, soit dans le pavillon de la
trompe ou la partie la plus voisine de son canal. Ils
ont en effet constaté la présence des spermatozoïdes au
niveau des portions supérieures du conduit tubaire
et à la surface de l'ovaire, dix à vingt heures après le
coït ; d'autre part, les faits incontestables de grossesse
intra-ovarique ou tubaire sont encore d'irréfutables
arguments, en faveur de la réalité de la fécondation de
l'ovule dans les régions les plus profondes des organes
génitaux internes de la femme.

On pourrait cependant se demander si l'imprégnation de l'ovule par les spermatozoïdes ne se produit
pas, dans certains cas, alors qu'il est encore renfermé
dans le follicule ovarien non rompu, ou, parfois, au
contraire, dans les portions de la trompe les plus
voisines de la cavité de l'utérus et même dans cette
cavité. Telle est, en effet, l'opinion de Pouchet (2)
qui prétend que « la fécondation ne s'opère pas dans
les ovaires, mais seulement dans l'utérus », et aussi
celle de Wundt (3) qui assure que c'est ordinairement
dans la matrice qu'elle s'accomplit.

Coste, au contraire, a constaté que l'œuf commence
à s'altérer dès qu'il a abandonné l'ovaire pour entrer
dans l'oviducte, et que ce fait se produit chez les
mammifères aussi bien que chez les oiseaux ; d'après

---

(1) Coste et Gerbe, *Comptes rendus des séances de l'Académie des
sciences*. Paris, 1850, t. XXV, p. 691.
(2) Pouchet, *loc. cit.*
(3) Wundt, *Physiologie*, 1868. — Trad. française, 1872, p. 393, 395.

lui, les ovules de la lapine, parvenus dans les deux tiers inférieurs de la trompe, ne sont plus aptes à subir l'imprégnation, alors même qu'ils rencontrent des spermatozoïdes en ce point. On sait, en outre, que durant sa migration dans l'oviducte l'ovule, non seulement chez les oiseaux, mais aussi chez les mammifères et chez la femme, se recouvre d'une couche de matière albumineuse qui l'enveloppe, l'isole pour ainsi dire et s'oppose, lorsqu'elle a atteint une certaine épaisseur, à ce que les spermatozoïdes puissent pénétrer jusqu'à la membrane vitelline. D'autre part, il est aujourd'hui démontré que la membrane du follicule de de Graaf, tant qu'elle n'offre aucune éraillure, met également un obstacle infranchissable au contact direct du spermatozoïde et de l'ovule.

C'est donc au niveau de l'ovaire, au moment de la rupture de l'ovisac, ou dans le tiers supérieur seulement de la trompe de Fallope, que l'ovule présente les conditions favorables à son imprégnation par les spermatozoïdes qui ont pénétré jusqu'en ce point. Ce trajet des spermatozoïdes depuis le museau de tanche jusqu'au pavillon de l'oviducte s'opérant, en moyenne, en dix ou vingt heures, tandis que la progression de l'ovule dans le canal tubaire est environ six fois plus lente, on conçoit que le coït puisse encore être fécondant le lendemain de la ponte ovulaire, les spermatozoïdes arrivant encore au contact de l'œuf avant qu'il ait dépassé le tiers supérieur de la trompe, c'est-à-dire en temps opportun pour que l'imprégnation puisse avoir lieu (1).

(1) Ch. Robin, *Dict. encyclopédique*, Art. Fécondation, IVᵉ série, t. I, p. 354.

Nous verrons plus tard quelle est l'époque de la rupture des ovisacs, et, par suite, quel est le moment pendant lequel les rapports sexuels sont le plus souvent suivis de la conception.

S'il ne rentre pas dans le cadre de ces Leçons de rechercher quelles sont les conditions que doivent présenter les spermatozoïdes pour être aptes à opérer la fécondation de l'ovule, et quel est le mécanisme intime de celle-ci, du moins croyons-nous devoir réfuter l'opinion émise à ce propos par Boinet (1). Pour cet auteur, « il faut un certain nombre de spermatozoaires pour assurer la fécondation ; elle est d'autant plus parfaite que le nombre en est plus grand ». C'est là une assertion inexacte, et les expériences de Spallanzani ont démontré qu'une quantité extrêmement petite de sperme (un millionième de grain) suffit pour assurer la fécondation de l'ovule, dont le développement n'est ni plus rapide ni plus complet lorsque la quantité de sperme est plus considérable.

Je ne veux pas insister davantage sur la migration de l'ovule, sur sa fécondation et sur les modifications diverses qu'il est appelé à subir ; et je reviens à l'ovaire pour étudier les phénomènes qui, à son niveau, accompagnent ou suivent la déhiscence de l'œuf après la rupture de la vésicule de de Graaf, et rechercher ce que devient cette vésicule après l'expulsion de l'ovule.

La membrane propre du follicule de de Graaf, com-

---

(1) Boinet, *Traité pratique des maladies des ovaires et de leur traitement*. Paris, 1867, p. 19.

posée, ainsi que nous l'avons vu, de deux tuniques, dont l'externe, en particulier, présente une élasticité assez marquée, revient sur elle-même dès qu'elle cesse d'être distendue par le liquide au sein duquel l'ovule était contenu. Cette élasticité a même été invoquée pour expliquer l'expulsion de l'ovule, entraîné par un jet de liquide au moment où se produit la rupture du follicule à son pôle périphérique. Mais si le retrait de la membrane folliculaire est incontestable, il n'est cependant pas assez prononcé pour effacer complètement la cavité dont elle constituait les parois avant la déhiscence. Cette cavité se trouve immédiatement remplie par un épanchement sur la nature duquel il faut nous arrêter quelques instants.

Cet épanchement, constitué en grande partie par de la lymphe plastique, renferme également une quantité plus ou moins considérable de sang. Presque tous les auteurs, Sappey, Coste, Balbiani, Béclard, s'accordent pour admettre l'hémorrhagie intra-folliculaire consécutive à l'expulsion de l'ovule. Mais les uns, à l'exemple de Coste, la considèrent comme un fait rare, presque pathologique, les autres, avec Raciborski, la regardent, au contraire, comme un phénomène constant, d'ordre physiologique. C'est à cette dernière opinion que je me rattache le plus volontiers ; admettant d'ailleurs l'influence indéniable des conditions morbides sur l'abondance de cette hémorrhagie et sur son extension possible en dehors des limites de la vésicule de de Graaf elle-même.

Il se peut, en effet, que, par suite d'une adaptation défectueuse du pavillon de la trompe, retenu sans doute par des adhérences, le contenu du follicule, expulsé au moment de la ponte ovarienne, tombe dans le péritoine, et qu'une petite quantité de sang soit ainsi déversée dans la séreuse. « Il n'est pas rare . d'observer, dit Sappey, sur les fossettes rétro-ovariennes (existant entre les ligaments utéro-sacrés) des inflammations circonscrites provoquées par la présence *du sang qui s'échappe des vésicules ovariennes* au moment où elles se déchirent (1). » On conçoit facilement, d'ailleurs, qu'une hémorrhagie plus abondante puisse, dans ces conditions, devenir l'origine d'un véritable épanchement sanguin intrapéritonéal.

Le plus souvent, il est vrai, l'ovule, le liquide renfermé dans l'ovisac et le sang qui afflue au moment de la déhiscence, recueillis par la trompe, sont conduits, par le canal tubaire, jusque dans la cavité utérine.

Quoi qu'il en soit, une petite quantité de sang reste ordinairement enfermée dans la cavité du follicule de de Graaf après la ponte, et subit un certain nombre de transformations pendant la période de régression et de cicatrisation du follicule : ce sont ces phénomènes que nous devons actuellement passer en revue et qui nous permettront de comprendre la formation des corps jaunes et des cicatrices ovariennes.

Vous n'ignorez pas que l'on a désigné sous le nom de *corps jaune, corpus luteum* ou *metoarion*, ces petites masses à peu près régulièrement sphériques,

(1) Sappey, *Traité d'anatomie descriptive*, t. IV, p. 749.

que l'on retrouve chez la femme adulte, dans l'épaisseur de la couche ovigène, à la surface de laquelle
elles font saillie, et qui offrent une consistance assez
analogue à celle du mastic, avec une coloration bru-
nâtre ou jaunâtre plus ou moins foncée.

Ces corps jaunes sont, de l'avis de tous les physiologistes, le vestige du follicule de de Graaf pendant
la période de cicatrisation qui suit la ponte ovulaire;
mais il existe certaines divergences d'opinion sur leur
mode de formation et sur leur constitution intime.
Les uns ne veulent y voir qu'un caillot sanguin en
voie de régression, les autres font jouer à la tunique
interne de l'ovisac un rôle prépondérant dans leur
formation ; un certain nombre enfin, plus éclectiques,
sont d'avis que le caillot sanguin et les métamor-
phoses de la membrane interne du follicule contri-
buent, chacun pour sa part, à leur donner naissance.

Cette opinion nous semble la plus rationnelle, car
on doit reconnaître que la texture du corps jaune
varie suivant l'époque plus ou moins éloignée de la
ponte ovarienne à laquelle on la considère.

Le caillot sanguin qui remplit l'ovisac vidé de son
contenu normal se rétracte et se résorbe peu à peu,
à mesure que les parois de la cavité qui le renferme
reviennent progressivement sur elles-mêmes ; il subit
d'ailleurs les diverses transformations par lesquelles
passe toute collection sanguine enkystée : il devient
plus consistant, et la matière colorante des globules
lui communique des teintes successivement décrois-
santes, depuis le brun noirâtre jusqu'à l'ocre et au
jaune pâle. L'opinion qui fait du corps jaune un
simple caillot sanguin modifié semble donc exacte au

premier abord ; et, de fait, au moins dans les premiers jours qui suivent la ponte ovarienne, on trouve
au centre du corps jaune les vestiges non douteux
d'une coagulation sanguine. Pour quelques auteurs,
parmi lesquels Montgomery, Lee, Paterson et Whar-
ton Jones, l'exsudat séro-sanguinolent n'aurait pas
lieu dans la cavité folliculaire, mais bien entre les tuniques de la paroi, dont l'interne serait ainsi repoussée

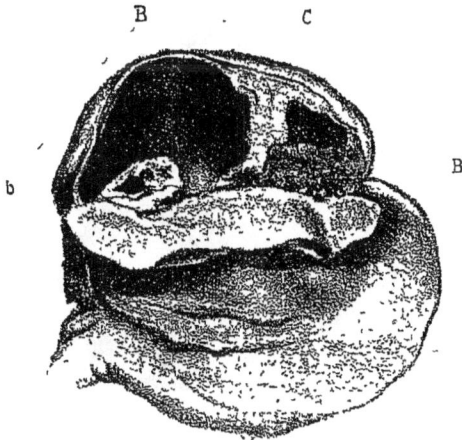

Fig. 16. — Ovaire avec corps jaune de la monstruation (Raciborski) (*).

vers le centre de la poche, vide de tout épanchement.
Mais il s'en faut de beaucoup que le corps jaune
soit aussi simplement constitué, et l'on peut même
dire que le sang coagulé n'a qu'un rôle éphémère
dans les phénomènes de sa formation. En effet, lorsque, au bout de quarante-huit heures, les lèvres de la
déchirure qui a donné issue à l'ovule se sont réu-
nies et ont emprisonné le sang épanché dans la cavité

(*) B, cavité d'un follicule débarrassé de l'ovule. — b, caillot sanguin.

de l'ovisac, la tunique externe de la membrane vési-
culaire, douée d'une élasticité assez prononcée, revient progressivement sur elle-même, ce qui oblige
la tunique interne, moins élastique, à se plisser à l'intérieur de la petite poche. Cette tunique interne,
d'ailleurs, dont la vascularisation est très riche, subit

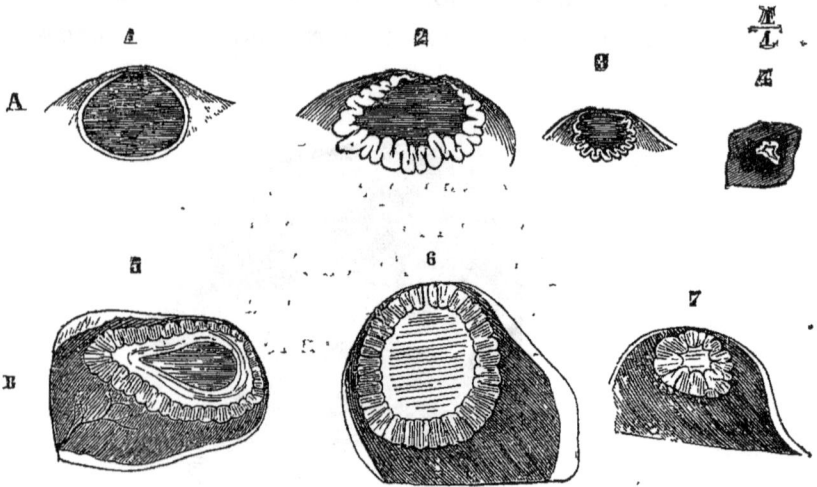

Fig. 17. — Corps jaunes, d'après Dalton (*).

une hypertrophie relativement considérable ; elle
augmente d'épaisseur, et ses replis sinueux s'accen-
tuent à tel point qu'on a pu les comparer très juste-

(*) A, corps jaunes de la menstruation. — B, corps jaunes de la grossesse. — 1, vésicule de de Graaf, rompue pendant la menstruation. — 2,
corps jaune, trois semaines après la menstruation. — 3, corps jaune, quatre semaines après la menstruation. — 4, corps jaune, neuf semaines
après la menstruation. — 5, corps jaune de la grossesse à la fin du second
mois : on voit à son centre une cavité piriforme remplie d'un liquide
clair, et qui existe dans quelques cas. — 6, corps jaune à la fin du quatrième mois. — 7, corps jaune au terme de la grossesse (Beaunis et Bou-
chard).

ment à ceux des circonvolutions cérébrales. En même temps que se produit cette hypertrophie, les cellules en voie de prolifération (*cellules de l'oariule*, de Robin) sont le siège d'une transformation granulo-graisseuse, décrite par Coste et Ch. Robin, qui leur communique une teinte jaune plus ou moins foncée. C'est cette coloration spéciale des circonvolutions de la membrane interne de la vésicule qui peut être regardée comme la principale cause de la couleur caractéristique des corps jaunes.

A mesure que les replis que nous venons de décrire proéminent et se rapprochent du centre de la poche folliculaire, le caillot sanguin central se résorbe et finit même par disparaître entièrement ; les sommets des différentes circonvolutions arrivent alors au contact, et bientôt se soudent entre eux, de façon à ne plus former qu'une masse jaunâtre, homogène, remplissant exactement toute la vésicule.

A partir de ce moment le corps jaune entre dans le stade de résorption ; il se rétracte progressivement et son contenu prend un aspect blanchâtre qui lui a valu quelquefois le nom de *corpus albidum*. Cette régression aboutit finalement à la formation d'une cicatrice linéaire ou étoilée, visible à la surface de l'ovaire ; ce sont ces cicatrices multiples qui donnent à l'organe l'aspect rugueux et chagriné qu'il présente chez la femme adulte, témoignage indélébile de pontes mensuelles plus ou moins répétées.

Tel est le mode d'évolution des corps jaunes dans les circonstances ordinaires, c'est-à-dire lorsque l'ovule n'a pas été fécondé. Ces corps jaunes, nom-

més *corps jaunes de la menstruation* ou *faux
corps jaunes*, parcourent toutes leurs périodes dans
l'espace de deux à trois mois. On comprend, par
suite, que l'on rencontrera constamment un ou plusieurs de ces corps, à diverses périodes de leur formation, sur les ovaires de la femme adulte, puisqu'une nouvelle ponte ovulaire, originé d'un nouveau corps jaune, se produit avant que celui du mois
précédent n'ait encore complètement disparu.

Lorsque l'ovule a été fécondé, lorsqu'il y a conception, les phénomènes de cicatrisation du follicule,
bien que présentant une analogie évidente, ne sont
pas absolument identiques. Le corps jaune, qui
prend dans ce cas le nom de *corps jaune de la grossesse* ou *vrai corps jaune*, se distingue par un volume plus considérable, et surtout par la durée plus
longue de son évolution et la lenteur avec laquelle
il est résorbé.

D'après Balbiani (1), « chez la femme enceinte, le
développement du corps jaune arrive à son apogée
du trentième au quarantième jour de la grossesse,
ainsi que l'a établi Coste, et reste ensuite stationnaire jusqu'à la fin du troisième mois. Alors commence la période de déclin ou de résorption. » Non
seulement la formation du corps jaune est, dans ces
circonstances, moins rapide et sa régression moins précoce, — puisqu'à la fin de la grossesse, c'est-à-dire
neuf mois après la rupture de la vésicule dans laquelle
il a pris naissance, il n'est pas disparu et présente
encore un diamètre de 7 à 8 millimètres, — mais en

(1) Balbiani, *Leçons sur la génération des vertébrés*, Paris, 1879,
p. 130.

outre il atteint, au moment de son apogée, un développement plus considérable que le corps jaune
de la menstruation ; c'est à l'hypertrophie plus marquée de la tunique interne du follicule qu'il est
redevable de ces dimensions exceptionnelles.

On a voulu trouver dans la présence de ces corps
jaunes volumineux une indication importante au
point de vue de la médecine légale : leur constatation
au niveau de l'ovaire équivaudrait à un signe de certitude pour le diagnostic d'une grossesse récente et
permettrait d'affirmer l'accouchement dans les cas
douteux. Peut-être ne faudrait-il pas accorder une
confiance trop absolue à un tel indice si la plupart des
autres signes habituels venaient à faire défaut ; cepen·
dant on doit le considérer comme un précieux ap-
point, lorsqu'il vient confirmer des présomptions déjà
assez solidement établies sur d'autres faits anatomiques et particulièrement sur l'état de l'utérus.

Il nous reste, Messieurs, à déterminer quelle est
la cause prochaine de l'évolution spéciale des corps
jaunes de la grossesse, et c'est là une question qui
touche à l'un des points les plus importants et les
moins connus jusqu'alors de la physiologie du système utéro-ovarien.

Deux hypothèses en effet paraissent également ad-
missibles au premier abord. — Ou bien l'ovaire est,
pendant la gestation, le siège d'une hyperhémie intense et d'une suractivité fonctionnelle marquée :
dès lors, le plus grand développement des corps
jaunes de la grossesse s'explique à la fois par une
hémorrhagie ou un épanchement plastique plus
abondants au sein du follicule rompu, et par une

hypertrophie plus considérable de la membrane vé-
siculaire. — Ou bien, au contraire, l'ovaire est, chez la
femme enceinte, dans un état de torpeur et d'anémie, dont la conséquence directe est la moindre intensité des phénomènes trophiques à son niveau, et en
particulier la lenteur de la résorption du corps jaune.

La solution du problème réside donc tout entière
dans cette question encore controversée : Y a-t-il
congestion ou anémie de l'ovaire pendant la grossesse ? — Bischoff n'hésite pas à affirmer l'anémie
ovarienne chez la femme grosse, tandis que His et
Balbiani se déclarent les défenseurs de l'opinion
contraire ; pour Balbiani, « le corps jaune est une
des parties les plus vasculaires de l'organe ». Dans
sa thèse inaugurale, H. Chaignot a soutenu la même
théorie ; il a constaté, en effet, que chez la femme
enceinte l'ovaire est turgescent, volumineux et peut
même être senti à travers la paroi abdominale (1).

Il semble donc difficile de se prononcer dans l'état
actuel de nos connaissances, et quoique le volume
plus considérable et la plus longue durée des corps
jaunes de la grossesse soient des faits d'observation,
établis d'une façon indiscutable, de nouvelles recherches sont encore nécessaires pour élucider les
conditions spéciales qui président à leur évolution.

Après avoir vu ce qui se passe dans l'ovaire au
moment de la ponte ovulaire et avoir reconnu que
les phénomènes observés sont absolument les mêmes,
que l'ovule soit fécondé ou non, il nous faut recher-

(1) H. Chaignot, *Etude sur l'exploration et la sensibilité de l'o-
vaire*, Th. inaugurale, Paris, 1879.

cher quels sont les autres phénomènes concomitants
qui s'accomplissent dans le reste du système génital.
Nous n'avons plus à nous occuper de ce que devient l'ovule, dont nous avons suivi la migration, depuis l'ovisac déchiré jusque dans la cavité utérine,
où il arrive par le canal tubaire, et dans laquelle il
va se greffer s'il a été fécondé, tandis qu'il sera
expulsé au dehors si cette fécondation n'a pas eu
lieu; mais il faut nous arrêter quelques instants sur
un phénomène important qui se produit à la même
époque : c'est-à-dire l'hémorrhagie menstruelle.
Nous reviendrons bientôt longuement sur les caractères de la menstruation, les conditions diverses qui
président à son évolution normale ou pathologique,
ainsi que sur ses rapports avec l'ovulation et la fécondation, mais il nous semble utile de nous occuper dès maintenant de savoir d'où provient le sang
qui s'écoule par la vulve au moment de la ponte ovulaire périodique, en un mot de déterminer la source
des *règles.*

De ce que l'hémorrhagie cataméniale soit contemporaine de la rupture d'une vésicule ovarienne, ce n'est
pas à dire pour cela que l'écoulement sanguin soit
fourni exclusivement par l'ovaire ; une semblable opinion serait une grossière erreur qui ne rencontrerait
aujourd'hui que des adversaires. Nous savons que Coste
a signalé l'afflux d'une petite quantité de sang dans
la vésicule ovarienne aussitôt après sa rupture et la
chute de l'œuf ; nous avons vu également qu'une
portion de ce sang demeure dans cette cavité où elle
subit une résorption lente qui joue un certain rôle
dans la formation des corps jaunes ; mais on conçoit

aisément qu'une autre portion suive l'œuf dans la
trompe et glisse avec lui jusque dans la cavité utérine pour être, en même temps que lui, évacuée au
dehors à travers le conduit utéro-vaginal. On comprend aussi qu'une exhalation provenant de la muqueuse de la trompe, également hyperhémiée, puisse,
comme l'a dit Trousseau, ajouter quelques gouttes
de liquide sanguin à celui qui vient de l'ovaire et
suivre le même parcours. Mais dans les conditions
ordinaires, et à moins de circonstances pathologiques que nous aurons à apprécier par la suite, il ne
peut venir de ces deux sources qu'une quantité de
sang bien minime, eu égard à celle qui est évacuée
pendant la période menstruelle.

Il est aujourd'hui parfaitement établi que la plus
grande partie, la presque totalité du sang des règles
est fournie par la muqueuse de la cavité utérine, et il
suffit d'observer quelques instants, au spéculum, le
col utérin d'une femme pendant sa période menstruelle, pour voir le sang sourdre à travers l'orifice
du museau de tanche. Mais il arrive aussi parfois que
la muqueuse vaginale apporte son contingent et
augmente ainsi d'autant la quantité du sang évacué
au dehors; quelques exemples de persistance de
l'hémorrhagie menstruelle à la suite d'une opération d'hystérectomie plus ou moins complète ont été
rapportés dans ces derniers temps et invoqués pour
démontrer que la muqueuse vaginale peut fournir
périodiquement un flux sanguin constituant les
règles. Peut-être la muqueuse vaginale supplée-t-elle
la muqueuse utérine absente, et devient-elle alors
la source d'une hémorrhagie de quelque abondance,

mais il est bien certain que, dans les conditions normales, il ne s'écoule à son niveau qu'une bien petite quantité de sang. Ne voit-on pas en effet, chez
les femmes aménorrhéiques par imperforation du col
utérin, l'hémorrhagie cataméniale rester entièrement
retenue dans la cavité utérine, tandis que le vagin
ne fournit aucun suintement sanguin appréciable ?
Cette controverse, d'ailleurs, a une origine déjà ancienne et l'on a longuement discuté jadis, relativement à la question de savoir si les règles ne venaient
pas exclusivement soit du vagin, soit de la matrice,
ces deux opinions opposées ayant eu leurs partisans
également convaincus.

La vérité est que tout le système génital interne,
congestionné et turgescent à l'époque de la ponte
ovulaire, participe à cette exhalation sanguine, à laquelle la muqueuse utérine prend la plus large part.

L'accord ne paraît pas beaucoup mieux établi au
sujet du mode de production de l'hémorrhagie cataméniale et des modifications qui la précèdent ou l'accompagnent et lui donnent naissance au niveau de
la muquuese utérine. Si quelques auteurs ont voulu
admettre que les globules sanguins, par diapédèse,
passent à travers les parois vasculaires intactes,
cette opinion a été justement combattue et réfutée.
Ainsi Béclard professe, avec raison, que « le sang des
« règles provient des vaisseaux de la membrane mu-
« queuse utérine très tuméfiée en ce moment, et
« qu'il se fait jour, non pas au travers des parois
« vasculaires (les globules du sang ne traversant
« nulle part la paroi des vaisseaux), mais par de
« petites déchirures ou gerçures microscopiques.

« La sortie du sang a donc lieu, à la surface de
« l'utérus, de la même manière qu'elle s'opère
« dans toutes les hémorrhagies spontanées » (1).

L'hyperhémie et la tuméfaction de la muqueuse
de l'utérus, qui devient plus molle, se colore en rouge
sombre ou violacé et se mamelonne de façon à rappeler, dans une certaine mesure, l'aspect des circonvolutions cérébrales, est d'ailleurs un fait indéniable
(fig. 16) ; on a constaté également l'augmentation de
volume de ses glandes propres, dont les orifices élar-
gis donnent à la surface utérine, d'après Coste, un
aspect de crible. Cette congestion ne paraît pas
être seulement la conséquence d'une circulation plus
active, d'un afflux plus considérable de sang artériel,
mais aussi, pour une certaine part, d'une hyperhémie passive, d'une stase produite dans les plexus
veineux utéro-ovariens, par la contraction des fibres
musculaires décrites par Rouget, dans l'épaisseur
des ligaments larges. L'exagération de tension qui
en résulte au niveau des vaisseaux et en particulier
des capillaires de la muqueuse utérine suffit-elle à
amener des ruptures vasculaires multiples, sources
de l'hémorrhagie cataméniale, ou faut-il admettre,
ainsi que le veulent Kundrat et Engelmann (2), une
dégénérescence graisseuse primitive des couches
superficielles de la muqueuse, ne permettant pas aux
vaisseaux de résister à l'augmentation de la pression
sanguine ?

Si cette dégénérescence des éléments histologiques

---

(1) Béclard, *Traité élémentaire de physiologie humaine*, p. 1130.
(2) Kundrat et Engelmann. — Voir l'analyse de ces travaux,
American Journ. of obstetrics, avril 1876 et *Ann. de gynéc.*, nov. 1876.

qui forment la muqueuse n'est pas primitive et ne
s'étend pas à toute son épaisseur, ainsi que l'a établi
Léopold, de Leipzig (1), il est certain cependant que
des phénomènes trophiques remarquables et une

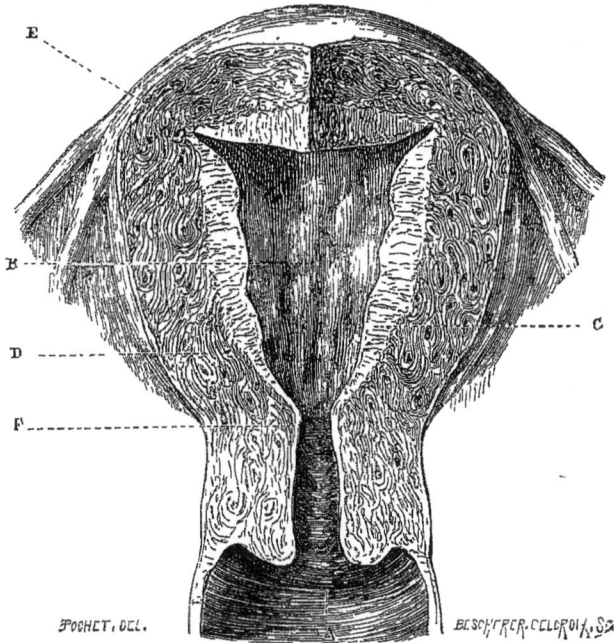

Fig. 18. — Utérus ouvert pour montrer la tuméfaction de tout l'organe, et
particulièrement de sa membrane muqueuse, pendant la menstruation (*).

desquamation épithéliale préparent et accompagnent
les déchirures vasculaires. Pour Léopold, il y aurait

(1) Léopold, *Arch. für Gynœkologie*, XI, 1; XI, 3; XII, 2. — Analyse
in *American Journ. of obst.*, avril 1878, p. 440. Voy. aussi *Ann.
de gynéc.*, t. X, p. 142.

(*) A, muqueuse du col. — B, muqueuse du corps, très boursouflée. —
C, épaisseur de cette muqueuse. — EF, diminution de son épaisseur au
niveau des orifices tubaires et de l'orifice du col. — D, tissu propre.

d'abord ramollissement de la muqueuse, hypertrophie des glandes, qui sont dilatées dans tous les sens,
aussi bien en longueur qu'en largeur, dilatation
simultanée des espaces lymphatiques, et enfin production d'éléments embryonnaires nouveaux ; tout
cela précédant la dégénérescence graisseuse, laquelle
ne se produirait qu'après l'hémorrhagie. D'après le
même histologiste, la muqueuse ne s'exfolierait pas
en totalité, et, au bout de neuf à dix jours, elle serait revenue à son état normal.

Williams (1) admet, au contraire, que la muqueuse
utérine, à chaque menstruation, est expulsée dans
toute son épaisseur ; nous retrouverons le même
processus en étudiant la dysménorrhée membraneuse ; mais, même dans cette affection, Léopold
pense que l'exfoliation de la muqueuse n'intéresse
pas les couches les plus profondes de cette membrane.

C'est cette doctrine de la chute de l'épithélium
utérin que Mathias Duval a résumée d'une façon très
claire et très nette dans le passage suivant (2) :

« L'épithélium de la muqueuse utérine à cellules
« cylindriques, vibratiles, appliquées presque direc-
« tement sur l'élément musculaire, à peu près sans
« substratum conjonctif, sans chorion, est soumis à
« une chute périodique, à une mue mensuelle coïn-
« cidant exactement avec la chute ovulaire... Quoi-
« que l'hémorrhagie soit le phénomène le plus

---

(1) John Williams, *On the structure of the mucous membrane of the
uterus and its periodical changes.* London, 1875.
(2) Mathias Duval, *Nouv. Dict. de méd. et chir. pratiques,* Paris, 1879, tome XV, art. OVAIRE.

« ble, il n'en est pas moins possible de considérer
« la menstruation comme une mue épithéliale, sym-
« pathique de la chute spontanée des ovules, qui
« eux-mêmes ont, aux yeux de bien des histologistes,
« une origine épithéliale. »

Nous voyons que si l'on discute encore sur le
mécanisme intime de l'hémorrhagie, du moins l'accord semble unanime pour reconnaître que c'est la
muqueuse utérine qui fournit, presque en totalité, le
sang des règles. On a voulu, cependant, aller encore
plus loin dans la localisation exacte du foyer hémorrhagique, et l'on peut admettre comme démontré
que la muqueuse du col de l'utérus ne prend qu'une
très faible part au flux cataménial ; c'est la muqueuse
du corps qui lui donne en majeure partie naissance,
et plus particulièrement celle qui tapisse le fond et
la partie supérieure de la matrice. Peut-être serait-ce
s'aventurer quelque peu que d'admettre , avec
Courty (1), « que le côté correspondant à l'ovaire qui
« doit fournir l'ovule est plus spécialement le siège
« des phénomènes hémorrhagipares ».

Telles sont, Messieurs, les divesres modifications
physiologiques qui se produisent au niveau des
ovaires et de tout le système génital interne pendant
la période de-la vie sexuelle de la femme, c'est-à-
dire depuis la maturité d'un premier ovule jusqu'à
la disparition définitive des phénomènes de menstruation. Il me reste maintenant, pour compléter cette
étude, à vous faire connaître les modifications im-

1) Courty, art. MENSTRUATION, Dict. encyclop. des sc. médic.,
IIe série, t. VI, p. 681.

portantes subies par l'ovaire des femmes qui ne sont plus réglées. Cet organe se trouve en effet, chez elles, dans un état anatomique très différent de celui qu'il présente chez les femmes menstruées.

« Les ovaires, dit Boinet (1), s'atrophient tellement chez les femmes avancées en âge, qu'on n'en retrouve plus quelquefois *aucun vestige*, et que les vaisseaux seuls indiquent la place qu'ils occupaient; souvent il leur arrive de peser à peine 1 gramme, au lieu de 6 à 7 grammes. »

Cette diminution constante et très marquée du volume de l'organe est en effet le phénomène le plus frappant au premier abord ; mais cette atrophie correspond à une modification anatomique importante par suite de ses conséquences relativement au fonctionnement physiologique de l'ovaire.

Pendant l'âge adulte, l'ovaire, couvert de cicatrices nombreuses, traces indélébiles de pontes ovulaires multiples, offre un aspect inégal, bosselé : nous avons vu d'ailleurs que le développement des follicules de de Graaf, au moment de leur maturité, contribue à l'irrégularité plus ou moins marquée de la surface de l'organe, qui conserve cependant les dimensions moyennes que nous avons précédemment signalées. Mais à mesure que la femme avance en âge, la formation successive d'un nombre toujours plus considérable de corps jaunes, et la rétraction lente, mais continue, du tissu cicatriciel qui leur succède, expliquent d'une façon très nette l'aspect que prend l'ovaire après la ménopause. En effet, à partir

(1) Boinet, *loc. cit.*, p. 26.

de quarante-cinq à cinquante ans, lorsqu'ont cessé les phénomènes périodiques de la menstruation, l'ovaire subit à la fois l'atrophie progressive par rétraction inodulaire, et aussi celle qui est la conséquence de la cessation de son fonctionnement physiologique: l'ovaire s'atrophie comme tout organe qui ‚cesse de remplir le rôle auquel il était destiné.

Nous ne reviendrons pas sur la réduction de ses diamètres moyens, mais nous croyons intéressant de signaler son aspect ridé, chagriné, ainsi que sa coloration générale grisâtre, pâle, sur laquelle tranchent en divers points des taches noirâtres, violacées, plus

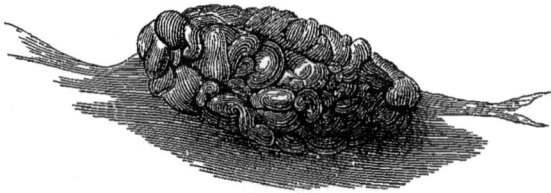

Fig. 19. — Ovaire d'une vieille femme (Barnes) ; on y trouve des saillies qui sont constituées par d'anciens corps jaunes.

ou moins apparentes, et qui sont les derniers vestiges d'anciens corps jaunes.

A cette période que Puech désigne, avons-nous dit, sous le nom de période *de déclin*, le tissu de l'ovaire, principalement dans sa couche superficielle, présente une prédominance marquée des éléments fibreux. La prolifération conjonctive, signalée par Balbiani, à la surface de la couche ovigène, en a déterminé l'épaississement au-dessus des vésicules non encore disparues, si bien que celles-ci semblent être toutes venues se loger dans la partie la plus profonde de la couche qui les renfermait, et dans les portions voisines du stroma où elles s'enfoncent progressivement. « Au début de la vie, dit Mathias Duval, il n'existe de vésicules ovariennes que dans la couche ovigène, où elles sont innombrables; au déclin, après la ménopause, on n'en retrouve quelques-unes, très rares, que dans la partie bulbeuse (1). » C'est là qu'elles s'atrophient peu à peu et finissent bientôt par disparaître entièrement : le tissu fibreux de la couche ovigène n'en présente plus aucune trace; seul le stroma du bulbe contient parfois jusqu'à un âge très avancé des débris de corps jaunes dont la cavité n'a pas été entièrement effacée. Ainsi nous trouvons dans Sappey la description suivante de l'ovaire de la vieille femme : «On y rencontre un certain nombre de vésicules de couleur blanche, épaisses et résistantes, présentant un diamètre de 3, 5, 6, 8 millimètres et des plis irréguliers sur leurs parois. Ce sont d'anciens corps jaunes dont les replis, au lieu de se souder entre eux, sont restés indépendants, en sorte que leur cavité ne s'est pas oblitérée.

« Quelquefois la cavité seule de l'ovisac persiste, et ses parois se recouvrent de saillies ou végétations surmontées de saillies plus petites, comparables pour leur aspect à une tête de chou-fleur.

« Souvent aussi on observe dans cette partie de la glande de petits kystes de 3 à 5 millimètres de diamètre, transparents, remplis d'un liquide jaunâtre, qui ont été pris pour de véritables vésicules, et qui ont porté la plupart des auteurs à admettre que celles-

_____

(1) Mathias Duval, *loc. cit.*, p. 491.

GALLARD. — Maladies des ovaires.   6

ci peuvent persister jusqu'à l'âge le plus avancé ; mais
dans ces kystes, il n'existe pas d'ovules. Des ovisacs
ils n'ont que l'apparence. Ils doivent être considérés
comme d'anciens débris de corps jaunes dont la cavité contient un liquide séreux. »

Il arrive cependant que, par exception, une ou
plusieurs vésicules de de Graaf peuvent encore, sous
l'influence de causes jusqu'ici mal déterminées, acquérir pendant la période de déclin, chez la vieille
femme, un développement suffisant pour proéminer
à la surface de l'ovaire et se rompre en donnant issue
à un ovule parfait, apte à être fécondé. Ces faits rares
sont prouvés d'une façon indiscutable par les observations bien connues de grossesse survenant, après la
ménopause, à un âge plus ou moins avancé, parfois
même après un silence fort long de l'appareil génital tout entier.

Ce sont là des anomalies sur lesquelles nous aurons occasion de revenir par la suite ; nous les étudierons dans leurs rapports avec les divers phénomènes qui se passent au niveau des autres organes
de reproduction, et en particulier dans leurs relations avec l'hémorrhagie menstruelle.

TROISIÈME LEÇON

MENSTRUATION

Puberté. — Son influence sur l'état physique et moral de la jeune fille. — Sa relation avec la première ponte ovulaire. — Apparition des premières règles. — Molimen menstruel. — L'hémorrhagie est-elle le phénomène principal de la fonction menstruelle ? — Analyses hématologiques d'Andral et Gavarret. — Variations dans la quantité d'acide carbonique expiré. — Age de la puberté. — Conditions qui influent sur l'âge auquel elle apparaît : race ; latitude ; climat ; tempérament ; hygiène ; professions ; éducation ; etc. — Statistiques. — Le *rut* chez les femelles dans les espèces animales. — Menstruations précoces. — Instauration cataméniale tardive. — Flux menstruel. — Succession des phénomènes à chaque époque de règles. — Composition du sang des règles. — Ses prétendues propriétés malfaisantes. — Son odeur. — Peut-il, pendant le coït, déterminer l'uréthrite chez l'homme ? — Sa coagulabilité. — Abondance de l'hémorrhagie. — Sa durée. — Période *intercalaire*. — Périodicité du retour des règles. — Retour de couches. — Ménopause, âge de retour ou âge critique. — Durée de la vie sexuelle chez la femme.

MESSIEURS,

Il arrive un âge où s'opèrent d'importantes modifications dans la constitution aussi bien que dans les habitudes de la jeune fille. Au premier rang de ces modifications, qui marquent le passage de l'enfance à la puberté, il importe de signaler la première apparition des règles. Elle est ordinairement précédée ou accompagnée de symptômes qui retentissent sur l'état général de la jeune fille; ces changements ne portent pas seulement sur ses organes sexuels, sur sa constitution physique, mais encore sur son état mental et intellectuel, en un mot sur son état psychique.

Jusqu'à cette époque, en effet, bien minimes sont les différences qui séparent la petite fille du petit garçon : elles vont, au contraire, s'accentuer rapidement et s'affirmer d'une façon définitive au moment où l'enfance se termine et où commence la puberté.

Un des premiers changements qui frappe l'observateur est celui du timbre de la voix. Une modification de même ordre se montre également chez le jeune garçon, mais elle présente un caractère précisément inverse : chez lui la voix devient plus grave, plus rauque, tandis que, chez la jeune fille, elle acquiert la douceur et l'harmonie qu'elle conservera par la suite. En même temps, les formes féminines s'accusent, s'arrondissent, les seins se développent, la démarche devient plus souple et plus élégante ; enfin, des poils ne tardent pas à apparaître en diverses régions telles que les aisselles et le pubis.

On voit en même temps s'opérer une évolution non moins marquée dans le moral de l'enfant, dans ses sentiments affectifs, dans son caractère : la petite fille, jusque-là turbulente et insouciante, se transforme et devient femme. Elle s'éloigne des jeux bruyants qui la charmaient, se montre plus réservée et ne se livre plus à ses distractions habituelles, avec la même ardeur et le même entrain. Elle est envahie, à certains moments, par une sorte de langueur, perd son activité et sa vivacité ordinaires, devient indolente, se fatigue vite et s'essouffle au moindre effort.

Enfin, après avoir éprouvé parfois pendant quelques jours des douleurs plus ou moins vives à la région lombaire ou dans le bas-ventre, elle voit un écoulement sanguin apparaître à la vulve. On dit alors que la jeune fille est *réglée* ou *formée*. Or, nous avons vu que l'état d'hyperhémie des organes du petit bassin, qui se termine par l'hémorrhagie critique constituant les règles, est la conséquence, ou tout au moins — et pour ne rien préjuger pour le moment d'une question sur laquelle nous insisterons longuement plus tard — accompagne la maturité d'un ovule et la rupture du follicule qui le renferme. Aussi les auteurs sont-ils presque unanimes à admettre que l'instauration cataméniale est le signe extérieur du premier fonctionnement de l'ovaire, en même temps que de l'aptitude de la femme à la reproduction : car, suivant une très juste expression de Barnes, « la première rupture d'un follicule correspond à la première apparition des règles » (1).

Les phénomènes généraux qui précèdent cette première éruption sanguine sont d'ailleurs des plus variables comme intensité et comme durée; nuls, ou presque nuls, dans un certain nombre de cas, ils revêtent, dans d'autres, des allures plus sérieuses et parfois même plus inquiétantes. On voit d'ailleurs des sensations analogues se reproduire périodiquement plus tard chez la femme adulte et annoncer, quelques jours ou quelques heures à l'avance, le retour de la menstruation. Bornées à quelques trou-

(1) Barnes, *Traité clinique des maladies des femmes*, traduit par A. Cordes. Paris, 1876.

bles sans importance au point de vue de la santé
générale, elles constituent un phénomène pour ainsi
dire normal, physiologique, auquel on a donné le
nom de *molimen menstruel* ou *molimen hemor-
rhagicum ;* plus accentuées et accompagnées d'accidents divers plus ou moins graves, elles ressortissent
à l'étude de la pathologie, et nous nous en occuperons par la suite, lorsque nous traiterons de la
dysménorrhée.

Dans les cas d'intensité moyenne, lorsqu'il existe
un certain degré de douleur, de tension et de gêne
abdominales, l'apparition de l'écoulement sanguin
amène, en général, une détente et une amélioration
notables dans cet état de souffrance ; la jeune fille,
après avoir perdu une certaine quantité de sang, reprend rapidement sa gaieté, son entrain, son appétit,
et tout symptôme morbide disparaît jusqu'à l'époque
menstruelle suivante.

La plupart des anciens auteurs ont cru devoir attribuer à l'hémorrhagie en elle-même le rôle principal dans l'ensemble des phénomènes physiologiques
qui constitue la menstruation, et cette manière de
voir a trouvé des partisans même parmi nos contemporains. C'est ainsi que Aran a écrit : « Vouloir ré-
« duire cet écoulement à n'être que le phénomène
« critique de la congestion qui s'opère vers les
« organes sexuels à l'époque de l'ovulation, c'est
« évidemment ne voir qu'une face de la question, et
« c'est surtout s'exposer à ne pas comprendre quel-
« ques-uns des troubles qui peuvent survenir dans
« l'économie à la suite des perturbations de la fonc-

« tion menstruelle » (1). Je ne saurais partager cette opinion ; et, si je reconnais volontiers que l'évacuation-sanguine, la perte de sang, n'est pas sans exercer quelque influence sur l'état de santé de la femme, du moins je ne pense pas que cette influence soit aussi prépondérante que l'on a voulu le prétendre.

Aran a cherché à appuyer la doctrine qu'il défendait sur les résultats des analyses hématologiques d'Andral et Gavarret. Ces auteurs ont en effet démontré (2) que la quantité d'acide carbonique exhalé par le poumon augmente pendant la seconde enfance, suivant les-mêmes lois, chez l'homme et chez la femme ; mais qu'une différence capitale s'établit à l'époque de la puberté. Chez la femme, à partir de l'instauration cataméniale, le taux de l'acide carbonique expiré reste stationnaire pendant tout le temps qu'elle est menstruée, puis il augmente rapidement à l'époque de la ménopause, pour décroître ensuite à mesure que la femme avance en âge. Chez l'homme, au contraire, la quantité d'acide carbonique augmente constamment jusqu'à trente ans, pour diminuer ensuite progressivement, en raison directe de l'âge. En outre, pendant toute la durée de la grossesse, l'exhalation d'acide carbonique est sensiblement la même que celle qu'on observe au moment de la ménopause.

On peut évidemment conclure de ces données que l'écoulement sanguin menstruel soustrait à l'éco-

(1) Aran, Leçons cliniques sur les maladies de l'utérus et de ses annexes. Paris, 1858-60, p. 284.

(2) Andral et Gavarret, Recherches sur la quantité d'acide carbonique exhalé par les poumons dans l'espèce humaine (Annales de chimie et de physique, 3ᵉ série, t. VIII).

nomie une quantité de carbone équivalant à l'excès
d'acide carbonique exhalé chez l'homme ; mais on ne
peut en tirer aucun argument pour démontrer que
cette hémorrhagie ne soit pas un acte secondaire,
entièrement dépendant des phénomènes d'ordre supérieur qui constituent l'ovulation. Et à qui vient
nous dire que là perte de sang a pour but de suppléer
à l'exhalation d'acide carbonique, nous sommes parfaitement autorisés à répondre que si cette exhalation
est moindre, c'est justement parce que l'hémorrhagie
a déjà emporté une certaine quantité d'acide carbonique qui, durant la grossesse et après la ménopause,
reprend son écoulement par la voie pulmonaire. Nous
reviendrons d'ailleurs, dans la prochaine leçon, sur
cette importante question des rapports de l'ovulation
et du flux menstruel.

L'âge physiologique de la puberté, celui auquel
les règles apparaissent pour la première fois, est loin
d'être le même pour toutes les femmes ; il varie dans
des limites assez étendues, et l'on a cherché l'explication de ces différences notables, dans des conditions diverses de pays, de race, de latitude, et surtout de climat, de profession et d'éducation.

Raciborski (1) est arrivé à établir ce fait, que chez
l'immense majorité des femmes, sur toute la surface
du globe, l'âge moyen de la puberté correspond à
l'époque comprise entre treize et seize ans. Aussi, de
ce que la première menstruation a lieu généralement
à la même époque sur le plus grand nombre de femmes (de 13 à 16 ans), il se montre disposé à conclure

(1) Raciborski, *Traité de la menstruation.* Paris, 1868.

que l'instauration cataméniale ne dépend ni de la
constitution, ni du tempérament, ni d'une foule
d'autres causes qui pourraient lui imposer de bien
plus grandes variations, mais qu'elle relève d'un acte
physiologique qui s'accomplit partout dans les mêmes
conditions d'âge et de maturité.

A Paris, Brierre de Boismont (1) a démontré que
l'âge moyen de la puberté est de 15 ans et 42 centièmes, c'est-à-dire de 15 ans et 5 mois. Cette
moyenne s'appuie sur une statistique comprenant
1285 cas. Aran est arrivé sensiblement au même
résultat, puisque, prenant cent femmes de la population parisienne, il a trouvé une moyenne de 15 ans
38 centièmes. Pour la France entière, Raciborski indique l'âge moyen de 14 ans et demi. Des relevés
statistiques faits à Paris, Lyon, Toulouse et Marseille
donnent 14 ans, comme âge moyen de la première
menstruation :

Paris	13 ans 465
Lyon	14 — 492
Toulouse	14 — 071
Marseille	14 — 025

Marc d'Espine (2), pour le Midi de la France, Marseille, Montpellier, Lyon, était arrivé à un résultat
un peu différent : 13 ans 42 centièmes.

Dans des contrées encore plus méridionales, à Calcutta par exemple (3), on voit la moyenne s'abaisser
encore et atteindre 12 à 14 ans; cependant, à l'île de

(1) Brierre de Boismont, *De la menstruation* (*Mémoires de l'Acad.
de médecine*, 1841, tome IX, p. 104).
(2) Marc d'Espine, *Recherches sur quelques-unes des causes qui
hâtent ou retardent la puberté* (*Arch. gén. de méd.*, 1835).
(3) Roberton, *Edinburgh med. and. surg. Journal.*

Madère, c'est de 14 à 16 ans que la menstruation
s'établit le plus souvent; il en est à peu près de
même à Copenhague et à Saint-Pétersbourg. Dans le
Nord de l'Europe (l'Angleterre, la Suède, la Norvège)
l'âge moyen de la puberté, d'après les relevés statistiques de Faye et de Vogt, serait de 15 ans; en
Laponie la menstruation n'apparaîtrait guère avant
18 ans.

Il ne faut pas du reste attribuer à ces moyennes
une importance exagérée et vouloir en tirer des conclusions qu'elles n'autorisent point. Que prouvent-
elles en effet? Elles montrent simplement que, sous
tous les climats, il y a beaucoup plus de filles réglées
pour la première fois à 13, 14, 15 ou 16 ans, qu'à
tout autre âge. Seulement, dans les climats les plus
chauds on observe un plus grand nombre de cas de
puberté précoce que dans les contrées septentriona-
les, et on la voit assez souvent s'établir à 8, 9 ou 10
ans. Dans les climats froids au contraire, bien que
l'âge le plus habituel reste le même, les exceptions
les plus fréquentes sont précisément en sens inverse,
et l'on y voit un plus grand nombre de jeunes filles
rester sans être réglées jusqu'à 16, 17 et même
18 ans.

De ce que Brierre de Boismont, par exemple, donne
15 ans et 5 mois comme moyenne pour Paris, il ne
faudrait pas en conclure que c'est à cet âge *précis*
que sont réglées, dans cette ville, la majorité des jeunes filles. Il est, au contraire, bien évident que l'époque exacte de la puberté se trouve, pour le plus grand
nombre, au-dessus ou au-dessous de cet âge. Il ne
faut voir, dans ces chiffres, que des moyennes obte-

nues par le calcul, et dont la signification ne doit pas être trop facilement étendue, au point de vue pratique.

L'influence des climats, bien qu'incontestable, n'est pas telle cependant, qu'elle ne puisse être contrebalancée par des conditions spéciales d'origine et de race.

« Une race, dit Isidore Geoffroy-Saint-Hilaire (1), a une tendance très prononcée à se perpétuer avec les mêmes caractères : des causes d'actions puissantes et énergiques peuvent seules la faire dévier de la ligne qui lui est tracée d'avance par la nature. » Ceci, comme le fait remarquer Stoltz, « s'applique aussi à l'éruption des premières règles chez les différents peuples. Les négresses nées sous le ciel brûlant de l'Afrique ou de l'Amérique du Sud sont réglées de très bonne heure; on a remarqué que celles qui sont nées en Europe sont également très précoces ».

De même, Roberton a montré que, à Calcutta, les jeunes filles d'origine anglaise, quoique nées dans l'Inde, sont réglées en moyenne un peu plus tard que les indigènes.

Cette opinion a été cependant combattue, sinon dans son principe même, du moins dans ce qu'il peut présenter de trop exclusif; ainsi, Raciborski pense que l'influence de la race est bien amoindrie par les autres conditions d'habitation, d'hygiène, de genre de vie. Ses observations ont porté sur la race juive, race pure par excellence, ne se mélangeant jamais ou presque jamais, surtout en Pologne. Or, tandis que les Juives de la Palestine sont réglées quelques

(1) Stoltz, *Nouv. Dict. de méd. et de chir. pratique*, t. XXII, art-MENSTRUATION, p. 505. Paris, 1876.

mois plus tôt que la population polonaise slave, les Juives de Pologne sont réglées exactement au même âge que leurs compatriotes slaves. Il est vrai que, si la moyenne est la même, les exceptions sont plus nombreuses dans la race juive, c'est-à-dire que les faits de menstruation précoce sont plus fréquents chez les Juives que chez les Slaves.

Si nous admettons, avec la plupart des auteurs, que le climat ait une influence appréciable sur la date de l'apparition des premières règles, nous sommes cependant obligés de convenir qu'il existe des conditions autres, plus importantes à coup sûr, et dont les effets sont plus nettement marqués sur l'époque précoce ou tardive de l'instauration cataméniale : nous voulons parler de l'éducation et du genre de vie.

Il est un fait indéniable, reconnu de tous, c'est que, d'une façon générale, dans tous les pays du monde, sous tous les climats, les filles des grandes villes sont réglées plus tôt que les filles de la campagne. C'est là une vérité incontestable, établie par de nombreuses statistiques portant sur presque toutes les grandes villes : la différence observée équivaut à plusieurs mois. Comment expliquer ce phénomène, quelles en sont les causes prochaines? Dépend-il seulement de la différence qui existe entre l'éducation de la ville et celle de la campagne ? Bien que nous soyons d'avis que c'est là une des causes les plus puissantes qui agissent sur l'apparition plus ou moins précoce de la puberté, nous ne pouvons cependant méconnaître qu'il existe à côté d'elle une autre influence dont il faut tenir grand compte : c'est le genre d'alimentation.

A la ville, en effet, l'alimentation est bien plus
substantielle, bien plus animalisée qu'à la campagne,
et, par suite, la nutrition est meilleure, la répara-
tion plus complète : de là la différence signalée entre les jeunes filles des villes et les paysannes au
point de vue de l'apparition des premières règles.
D'ailleurs, dans les villes mêmes, on observe une différence analogue entre les jeunes filles de la classe
aisée et celles de la classe pauvre : les premières
sont en général réglées un peu plus tôt que les secondes. Ici encore la même cause peut être invoquée :
les unes sont bien nourries, assimilent beaucoup
et dépensent peu, tandis que les autres sont soumises à un travail souvent pénible, et ne peuvent
toujours se procurer une nourriture suffisamment
réparatrice. Un raisonnement analogue permet de
comprendre comment les petites ouvrières des grandes villes sont réglées, assez fréquemment, plus tard
que les filles des campagnes environnantes, mieux
nourries et dans des conditions hygiéniques évidemment meilleures.

L'auteur qui a le mieux apprécié l'influence des
causes qui peuvent réagir sur l'établissement préma-
turé ou tardif de la menstruation est M. Cortejalena
(de Madrid) (1) qui, résumant les impressions laissées
dans son esprit par les statistiques apportées des
diverses parties du monde au congrès de Paris, a
émis cette opinion, parfaitement justifiée, que « le
« climat, les races et les différentes conditions de la
« vie n'ont pas une influence directe et immédiate

(1) Cortejalena, *Congrés médical international de Paris*, août 1867,
p. 219.

« sur la menstruation ; que celle-ci est subordonnée
« à la nutrition, à la *pléthore de forces* spéciale de la
« femme, et qu'il faut tenir compte de cette *pléthore*
« pour obtenir des statistiques sérieuses et des ré-
« sultats d'une exactitude rigoureuse. » Évidemment
le mot *pléthore* n'est pas employé ici dans son sens
rigoureux, mais nous comprenons ce que l'auteur
veut dire, et il a cent fois raison, toutes les statistiques
le prouvent.

L'éducation n'est pas cependant, il faut bien le reconnaître, sans exercer une influence prépondérante
sur le plus ou moins de précocité de la nubilité et,
par suite, sur l'apparition plus ou moins hâtive des
premières règles.

Bien grande est, en effet, la différence entre la
fille de la campagne, vivant dans le calme d'esprit
le plus profond, dans l'ignorance la plus complète
des arts, de la littérature, de la musique, et la jeune
fille de la ville à l'éducation soignée, aux idées plus
ou moins romanesques, trouvant de grandes satis-
factions dans l'étude, passionnée souvent pour l'art,
la musique, la poésie! Celle-ci présente certainement une maturité plus précoce que la petite campa-
gnarde ; elle a été élevée, pour ainsi dire, en serre
chaude, et tout chez elle s'en ressent profondément.
C'est ainsi que son appareil ovarique, plus excitable,
entre en fonction à une époque plus précoce et que
les premières règles apparaissent plus tôt que chez la
paysanne.

On constate, du reste, un phénomène d'ordre analogue dans l'influence bien connue de la domesticité sur
les fonctions de reproduction des diverses espèces

animales : les animaux domestiques sont, on le sait, aptes à reproduire plus tôt que les mêmes espèces vivant à l'état sauvage ; ce qui tient à l'apparition hâtive, chez les femelles, des époques du *rut*, c'est-à-dire de la ponte ovulaire spontanée, accompagnée d'une congestion manifeste de tout le système génital.

La similitude entre le *rut* des femelles d'animaux et les phénomènes de la menstruatioin chez la femme est telle que, de tout temps, elle a frappé les observateurs ; en effet, si l'hémorrhagie cataméniale fait ordinairement défaut dans la plupart des espèces animales, il en est cependant qui présentent par la vulve, à l'époque du rut, un écoulement muqueux légèrement sanguinolent, et quelques-unes même, comme plusieurs variétés de singes, chez lesquelles on voit se produire un véritable flux sanguin. C'est en se basant sur cette analogie évidente, que les physiologistes ont été conduits à étudier sur diverses espèces animales les phases successives de l'évolution de l'œuf et les importantes modifications subies par les organes génitaux femelles au moment de la ponte ovarienne, pour arriver à se rendre compte des plus intimes phénomènes de la fécondation.

Si l'éducation, prise dans son ensemble, joue un rôle marqué dans l'apparition précoce des signes de la puberté, on peut accorder, à cet égard, une influence toute spéciale à la musique. Il est incontestable que les impressions vives, que les sensations profondes et toutes particulières éprouvées par certaines natures accessibles aux charmes de l'harmonie, ont pour effet, par leur répétition fréquente, de

modifier puissamment l'impressionnabilité du système nerveux. Les jeunes musiciennes deviennent
à leur insu plus rêveuses, plus tendres, éprouvent
un instinctif besoin de sentiments affectifs et de dé-
vouement. N'est-il pas naturel que ces phénomènes
d'ordre psychique retentissent d'une façon marquée
sur l'appareil génital tout entier et déterminent la
maturation plus précoce des follicules ovariens et
l'apparition plus hâtive des règles?

Il est d'ailleurs un fait d'observation bien connu
qui vient confirmer cette manière de voir et révéler
l'influence de la musique sur l'activité fonctionnelle
des ovaires, c'est le sentiment irréfléchi qui porte
un certain nombre de jeunes filles à s'éprendre, non
pas seulement de leur accompagnateur habituel, mais
tout simplement de leur professeur de chant ou de
piano, avant même d'être parvenues à l'époque de la
puberté, et parfois à vouloir, en dépit de toutes les
résistances de leur famille, l'épouser aussitôt qu'elles
peuvent songer au mariage. Ainsi s'expliquent certaines unions qui causent souvent une assez grande
émotion parmi les gens du monde, sans étonner le
physiologiste.

Ce n'est pas seulement dans l'espèce humaine que
l'on peut constater l'influence de la musique sur le fonctionnement précoce du sens génital ; Raciborski (1)
relate, d'après le récit qui en a été publié à la fin du
siècle dernier, la curieuse expérience faite à cet égard
sur deux jeunes éléphants du Jardin des Plantes (2).

(1) Raciborski, *loc. cit.*, p. 213.
(2) *Décade philosophique* et *Dictionnaire des sciences médicales* en
soixante volumes.

Ces animaux, de sexe différent, n'étaient âgés que de seize à dix-sept ans, et, par suite, n'avaient encore éprouvé aucun des symptômes du *rut*, qui se montrent d'ordinaire, dans cette espèce, vers vingt ou vingt-cinq ans. Dans le but de hâter chez eux l'époque de la reproduction, on leur fit entendre, à la ménagerie, le 10 prairial an VI, un concert exécuté par un orchestre dont ils ne pouvaient apercevoir les musiciens. Sous l'influence de la mélodie, à laquelle ils parurent très sensibles, les deux animaux donnèrent des signes *non équivoques* d'excitation génitale ; mais le jeune mâle, « trop novice encore », dit Raciborski, ne se rendit pas suffisamment compte des sensations amoureuses qu'il éprouvait, et malgré l'intelligence plus précoce et le bon vouloir évident de la femelle, dont les avances furent aussi significatives que possible, le résultat désiré ne fut pas obtenu.

On peut encore invoquer, à l'appui de l'influence du rôle que joue la vie mondaine et artistique dans les modifications des fonctions menstruelles, les statistiques recueillies dans les couvents : Pidoux a constaté, en effet, d'une façon certaine, que les religieuses — pour lesquelles les excitations du monde n'existent pas avec ses préoccupations extérieures — sont réglées moins abondamment et moins régulièrement que les autres femmes. Il faut d'ailleurs tenir également compte de l'influence que peuvent avoir, sur la date tardive de l'instauration cataméniale, l'hygiène déprimante des cloîtres, avec leur alimentation peu substantielle et insuffisamment réparatrice.

Il reste donc établi, Messieurs, que la première menstruation apparaît, en général, entre treize et

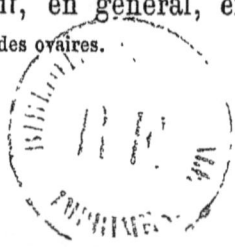

seize ans, ainsi que Raciborski l'avait indiqué ; mais nous devons cependant mentionner un certain nombre d'intéressantes exceptions à cette loi, et vous citer quelques cas curieux de menstruation précoce ou tardive.

Parmi les premiers, Stoltz relate un fait rapporté par un médecin de Lyon, Comarmond. Il est relatif à une petite fille de trois mois qui présentait un développement extraordinaire des mamelles, ayant excité l'inquiétude de ses parents, et chez laquelle les parties génitales se couvrirent de poils noirs abondants. Bientôt les règles commencèrent à couler comme chez une femme pubère, et se montrèrent régulièrement tous les mois. Lorsque Comarmond vit ce phénomène, alors âgé de sept mois, il fut étonné de l'expression du visage, dont les traits n'avaient rien d'enfantin. Les mamelles continuèrent à se développer, et, bien que rachitique, cette petite fille devenait plus forte de jour en jour, si bien qu'à vingt-sept mois elle présentait tous les signes physiques de la puberté.

Un certain nombre de faits analogues ont été publiés par Puech (1). L'un d'eux est relatif à une petite fille de sept ans, haute de 82 centimètres et menstruée tous les quatre mois, depuis l'âge de sept mois. Les seins de cette enfant, aussi développés que ceux d'une jeune fille pubère, avaient commencé à faire saillie dès la deuxième année ; les grandes lèvres, chargées de graisse, étaient velues ; le mont de Vénus glabre. Dans une seconde observation, il s'agit d'une

(1) Puech, *Annales de gynécologie*, t. XII, 1879.

enfant de trois ans et demi, examinée par Wachs, et chez laquelle, depuis l'âge de deux ans et demi, était apparue une hémorrhagie par les voies génitales, revenant périodiquement toutes les trois ou quatre semaines. Les seins étaient assez développés et les parties sexuelles couvertes de poils follets.

Puech cite encore plusieurs autres faits analogues ; l'un d'eux a été publié par le Dr Harrison : les règles s'étaient montrées à partir de quatre ans et demi ; un autre appartient à James Young, qui a vu l'écoulement sanguin apparaître à l'âge de sept ans.

Il serait évidemment hors de propos de résumer ici tous les cas de ce genre épars dans la littérature médicale ; cependant nous ne pouvons résister au désir de vous faire connaître avec quelques détails une curieuse observation rapportée par Puech et recueillie par Molitor (1) ; elle nous paraît présenter un intérêt tout spécial qui justifie l'importance que nous lui accordons.

Il s'agit d'une petite fille venue au monde avec le pubis couvert de poils noirs, chez laquelle les règles débutèrent à quatre ans et dont le corps tout entier présenta, peu après, un développement correspondant à la puberté. A huit ans, à la suite de rapports sexuels fréquents avec un homme de trente-deux ans, elle fut atteinte d'ictère accompagné de tous les signes d'un embarras gastrique : ces accidents disparurent bientôt en partie, mais l'inappétence, les appétits bizarres, les nausées et les vomissements persistèrent. Peu après, elle tomba sérieusement malade. On apprit

(1) Molitor, *Bulletin de l'Académie de médecine de Belgique*, 1878, t. XII, 2° livraison, et *Annales de gynécol.*, 7 juillet 1879.

alors que, à la suite d'une suppression des règles ayant duré trois mois, elle avait eu une perte abondante de sang coagulé, accompagnée de douleurs dans le bas-ventre et les parties génitales. Les seins étaient gonflés, douloureux, et à l'hypogastre existait une tumeur oblongue, douloureuse, inclinée à droite. L'index introduit par le vagin très étroit et court permit de constater le développement de l'utérus, formant tumeur au-dessus du pubis. — Deux mois après, la malade était encore faible, sujette de temps en temps à des pertes sanguinolentes; l'abdomen était tendu, sensible, lorsque se fit l'expulsion d'une masse informe, du volume des deux poings, constituée par des fausses membranes et des caillots noirâtres; au milieu, se trouvait un embryon disposé en demi-cercle, ayant 35 millimètres de longueur et pesant de 14 à 15 grammes. Son développement correspondait à la troisième semaine de la grossesse.

C'est là un exemple remarquable de puberté précoce, puisque non seulement l'évacuation sanguine périodique, mais le développement des organes et leur adaptation aux rapports sexuels se sont montrés dès l'enfance; c'est, en même temps, un exemple évident de ponte ovulaire hâtive, puisque la conception a pu se produire. Il est intéressant de rapprocher, dès maintenant, ces deux phénomènes, ovulation et menstruation, survenus tous deux à une époque où, d'ordinaire, les organes sexuels sont encore silencieux.

Inversement, vous observerez un certain nombre de femmes chez lesquelles l'instauration cataméniale se produit plus ou moins tardivement; ces faits ne

sont pas rares et attirent, en général, moins l'attention que ceux dont nous nous sommes occupés jusqu'ici.

Le défaut de menstruation est parfaitement compatible avec un état physiologique absolument normal, jusqu'à l'âge de dix-sept à dix-huit ans.

Parfois aussi, la menstruation tardive résulte de
ce que le développement des organes génitaux n'a
pas marché de pair avec celui du reste du corps ;
l'utérus est resté infantile, ainsi que l'a fait remarquer Puech (1), et, de même que les ovaires, il n'entre
que tardivement en fonction, vers l'âge de dix-huit,
vingt et même vingt-quatre ans. Ce sont là des cas
qui établissent une transition insensible entre l'état
physiologique et l'état pathologique ; leur étude
trouvera mieux sa place lorsque nous parlerons de
l'aménorrhée.

Il est, dans l'étude de la menstruation, un point
que jusqu'ici nous n'avons pas encore abordé et qu'il
nous faut traiter avec quelques détails ; il s'agit en
effet de questions qui ont fait l'objet de nombreuses
recherches et d'études variées : je veux parler de la
composition, de la quantité et des qualités spéciales
du sang menstruel évacué à chaque époque de règles.

Parmi les nombreux travaux sur la matière, ceux
de Pouchet, de Rouen (2), nous paraissent particulièrement dignes d'être cités. Il a divisé la menstrua-

_____

(1) Puech, *De l'utérus pubescent*, in *Annales de gynécologie*, t. I, 1874.
(2) Pouchet, *Théorie positive de l'ovulation spontanée et de la fécondation*. Paris, 1847.

tion en *trois* périodes : 1° *période d'invasion*,
2° *période d'état* ; 3° *période de cessation*.

Pendant la première période, qui correspond sans
doute aux phénomènes précurseurs de maturation
de l'ovule, l'écoulement qui a lieu par les voies génitales est constitué par un liquide muqueux, glaireux, légèrement sanguinolent, renfermant quelques
leucocytes, un petit nombre d'hématies, avec une
quantité considérable de globules muqueux ; c'est
donc la présence du mucus qui domine et qui carac-
térise la première phase du flux menstruel.

Pendant la seconde période, c'est du sang à peu
près pur qui sort par la vulve, en plus ou moins
grande abondance ; ce sang présente les caractères
du sang artériel bien plus que ceux du sang veineux.
Les globules muqueux sont devenus très rares, tandis que les hématies sont extrêmement abondantes ;
enfin, dès ce moment, on commence à constater dans
le liquide menstruel un certain nombre de cellules
de l'épithélium de la muqueuse utérine.

Pendant la troisième période, ces cellules épithéliales augmentent de nombre, tandis que les globules rouges disparaissent progressivement ; en même
temps le mucus redevient plus abondant, et la composition du liquide évacué à la fin des règles se rapproche sensiblement de celle qu'il présentait au
début.

Il ne faudrait pas croire que, chez toutes les
femmes, à chaque époque menstruelle, on trouvera
ces trois périodes aussi nettement caractérisées, et
que, toujours, elles se succéderont avec la même régularité ; les exceptions sont fréquentes, et il existe

une grande variété dans le mode d'évolution du flux
cataménial, même à l'état physiologique. Dans certains cas, l'un des stades empiète sur le suivant ;
c'est ainsi que, dès le début, l'écoulement peut être
franchement sanglant, sans avoir été tout d'abord
sanguinolent : la première période paraît alors faire
défaut.

D'autres fois, au contraire, l'écoulement, longtemps
sanguinolent, ne revêt l'aspect réellement sanglant
que pendant un court espace de temps, pour cesser
tout à coup, sans cause connue, d'une façon presque
complète. Cette brusque terminaison du flux menstruel a été observée et étudiée par Raciborski et
rattachée par lui à quelque modification dans l'évolution de l'ovule. Je ne puis me ranger à cet avis, et
je pense que cette évolution reste toujours la même
et détermine toujours du côté des organes génitaux
internes la même congestion physiologique ; mais il se
peut que celle-ci se produise ou tout d'un coup, ou
par poussées successives, et qu'elle imprime une marche analogue à l'hémorrhagie qui en est la conséquence.

Les anciens attribuaient au sang des règles des
qualités particulières et néfastes. Vous en pourrez
juger par ce passage de Pline le naturaliste (1) :
« Qu'une femme ayant ses règles s'approche, les vins
nouveaux aigrissent, les grains qu'elle touche deviennent stériles, les jeunes greffes périssent, les
plantes des jardins se dessèchent et les fruits de
l'arbre sous lequel elle s'est assise tombent. Son

(1) Pline, *Histoire naturelle*, l. VII, ch. XIII.

seul regard ternit l'éclat des miroirs, émousse le tranchant du fer, efface le brillant de l'ivoire. Les essaims meurent ; l'airain même et le fer deviennent la proie de la rouille et contractent une odeur repoussante. Les chiens qui ont goûté à ce flux deviennent enragés et le venin de leur morsure est sans remède. Les plus petits animaux, les fourmis, en ressentent l'impression et rejettent, dit-on, les grains qu'elles portaient sans jamais les reprendre. » Ces erreurs grossières étaient évidemment inspirées par l'odeur spéciale, *sui generis*, que répand le sang menstruel.

Cette odeur, due aux sécrétions épithéliales, a été considérée, à tort, comme le résultat de la putréfaction du sang séjournant dans les organes génitaux des femmes qui, au moment de leurs règles, ne pratiquent plus les ablutions et les soins de toilette habituels. Ce prétendu défaut de soins — qui n'est heureusement pas aussi constant que paraissent le croire certains auteurs — ne pourrait, en tout cas, être incriminé d'une façon absolue, puisque l'odeur particulière dont on lui attribue l'origine peut être fréquemment perçue un ou deux jours avant l'apparition de tout écoulement sanguin.

Quelques médecins vont même jusqu'à prétendre qu'ils peuvent, en examinant une femme au spéculum, prédire, grâce à cette odeur seule, la venue des règles lorsqu'elle doit avoir lieu le lendemain. Une telle puissance d'odorat doit être, à coup sûr, bien exceptionnelle, d'autant plus que chez beaucoup de femmes, les sécrétions génitales ont une odeur souvent très pénétrante, en dehors même des époques menstruelles, qui l'exagèrent sans doute sans être la seule cause qui la développe.

Certains observateurs tendraient également à admettre que l'*état menstruel* d'une femme peut avoir, sur d'autres femmes, une influence bizarre, presque mystérieuse, agissant principalement sur le système nerveux. C'est ainsi qu'une femme, citée par Sandras, ne pouvait se trouver dans la société d'une autre femme, actuellement menstruée, sans éprouver des sensations toutes spéciales, la plaçant dans un état nerveux insolite. On pourrait peut-être rapprocher ce fait de certains cas bien connus, dans lesquels des accès d'asthme ont été attribués à l'odeur de certains parfums ou au contact de certains objets.

A côté de ces prétendues propriétés malfaisantes, exagérées par la superstition des anciens et que posséderait le sang des règles, il nous faut examiner avec plus de soin ce qu'il y a de vrai dans l'action irritante de ce sang, et dans le pouvoir qu'il possède de déterminer des inflammations locales, soit chez la femme elle-même, soit chez l'homme pendant l'acte du coït.

De tout temps, en effet, et les livres de Moïse en font foi, on a considéré comme dangereux les rapports sexuels pratiqués pendant la période menstruelle. On ne peut nier, d'ailleurs, que des individus mariés, n'ayant eu commerce qu'avec leur femme, aient été atteints d'uréthrite et d'écoulements plus ou moins aigus, à la suite de rapports conjugaux continués pendant la menstruation. Telle est, en particulier, l'étiologie assignée par Diday (de Lyon) (1) à une variété spéciale d'écoulement uréthral, chronique d'emblée, et décrite par lui sous le nom d'*uréthrorrhée*.

Ce sont là des questions délicates sur lesquelles il est assez difficile de se prononcer, et j'ai eu déjà à m'expliquer à ce sujet lorsque je vous ai parlé de la blennorrhagie (2); faut-il admettre que, dans des faits analogues, l'action irritante du sang des règles s'exerçant directement sur la muqueuse uréthrale a toujours été la seule cause de l'uréthrite? Le doute semble permis dans bien des cas; et nous pensons, pour notre part, que si l'on se livre à une investigation sévère et si l'on apporte une méthode critique rigoureuse dans la discussion étiologique de faits semblables, on pourra plus justement incriminer des excès de coït, et surtout quelque reste d'une vieille blennorrhagie, ramenée à l'état aigu sous l'influence même de ces excès.

Nous ne pouvons donc attribuer au sang menstruel des propriétés réellement nuisibles; rien dans sa composition n'autorise une conclusion semblable. Nous avons vu qu'il ressemble surtout au sang artériel plus encore qu'au sang veineux, qu'il renferme du mucus et des cellules épithéliales et que ces deux derniers éléments le distinguent seuls du sang normal extrait d'un vaisseau quelconque.

On a prétendu, et souvent répété, que le sang des règles ne se coagule pas, au moins à l'état physiologique, et que la présence de caillots dans l'écoule-

(1) Diday (de Lyon), *Archives de médecine*, 1861.
(2) T. Gallard, *Leçons cliniques sur les maladies des femmes*, p. 364 et suiv.

ment menstruel révèlerait une anomalie de la fonction, un état pathologique des organes. C'est là encore une erreur qu'il importait de vous signaler, et contre laquelle la présence fréquente de caillots mélangés au flux sanguin, chez les femmes les mieux portantes et le plus normalement réglées, proteste d'une façon suffisante. Du reste, les analyses de ce sang, pratiquées par Denys (de Commercy) et Bouchardat, n'ont révélé aucune différence entre sa composition et celle du sang normal ; il n'existe donc aucune raison pour qu'il jouisse de propriétés physiques différentes.

La durée de l'écoulement menstruel, la quantité de sang évacué à chaque époque de règles varient dans des limites assez étendues, non seulement avec chaque femme, mais encore chez la même femme, selon diverses circonstances, qu'il nous faut maintenant passer en revue.

C'est ainsi que, chez la même femme, une époque peut durer trois jours, alors que l'époque précédente aura duré, par exemple, sept jours et que la suivante sera terminée au bout de quatre jours ; ces variations pourront, d'ailleurs, avoir lieu sans s'accompagner d'aucun trouble de la santé. La quantité de sang évacué est également des plus variables ; elle dépend non seulement du temps plus ou moins long pendant lequel se fait l'écoulement menstruel, mais aussi de son abondance qui n'offre aucun rapport défini avec sa durée. Telle femme, par exemple, perdra 150 à 200 grammes de sang, telle autre, au contraire, en perdra jusqu'à 500 grammes et plus. Dans les cas extrêmes, on observe des différences encore plus

considérables : on a cité des femmes chez lesquelles
le flux cataménial ne durait que quelques heures à
peine et n'était représenté que par une minime quantité de sang, équivalant à un petit nombre de gouttes;
d'autres, au contraire, voient leurs règles se prolonger pendant plus d'une semaine et s'accompagner
d'un écoulement abondant. Dans des cas semblables,
il est bien difficile de fixer la limite exacte qui sépare
l'état physiologique de la maladie, les règles de la
ménorrhagie ; aussi, les anomalies de ce genre doi-
vent-elles toujours éveiller la sollicitude du clinicien.

On a négligé, jusqu'ici, de rechercher si la menstruation est plus abondante en été qu'en hiver, et
l'on n'a que des renseignements peu précis sur l'influence exercée dans ce sens par les climats et les la-
titudes. D'après Page (de Christiania) et Vogt, les
femmes lapones verraient leurs règles couler pendant trois ou quatre jours en moyenne : la différence
n'est pas grande, vous le voyez, avec ce qui se passe
chez les femmes qui vivent sous un climat tempéré,
celui de la France par exemple.

Si l'époque de l'instauration cataméniale a été, de
la part des divers observateurs, le sujet de recherches
minutieuses, il n'en a point été de même des nombreuses questions accessoires qui se rattachent à ce
sujet; bien des renseignements précieux nous font
encore défaut relativement à la fonction menstruelle,
et nous ne pouvons fixer la durée de chaque menstruation que d'une façon approximative, variant entre deux et six jours.

Nous ne sommes pas mieux renseignés quant à
l'époque précise à laquelle apparaît le flux menstruel

dans le courant du mois. Les opinions les plus diverses ont été tour à tour émises à ce sujet : on a fait jouer, tout d'abord, au soleil et à la lune un rôle important dans les retours périodiques des règles, et, sans vouloir remonter bien loin, nous voyons que Paul Dubois reliait cette périodicité aux phases de la lune. Si cette opinion était exacte, elle entraînerait forcément cette conséquence que toutes les femmes seraient réglées en même temps, au moins sous la même latitude, l'influence de la lune s'exerçant sur chacune d'elles au même moment. Or il n'est pas besoin d'une observation bien longue ni bien attentive, pour reconnaître le peu de fondement d'une semblable assertion formulée avec de grands détails par Gordon dans son « *Lys de la médecine* ». Aussi, pour mettre d'accord la révolution lunaire avec les faits, on a bâti une théorie plus compliquée, mais non plus exacte : l'influence mystérieuse de la lune se ferait sentir sur toutes les femmes, mais d'une façon variable suivant leur âge ; les jeunes filles seraient, dès lors, réglées au commencement de la période lunaire, au premier quartier ; les femmes adultes à la pleine lune ; et les femmes plus âgées au dernier quartier.

Point n'est besoin de discuter longuement sur ces questions d'astrologie pour reconnaître leur peu de valeur et leur désaccord complet avec les résultats fournis par l'expérience de chaque jour. Il nous semble également inutile de tenir grand compte des tentatives faites par Brierre de Boismont pour ranger les femmes menstruées en cinq catégories, reposant sur le moment précis de la journée auquel apparaît le flux cataménial : ces recherches ne présentent aucun intérêt pratique et ne s'appuient sur aucune base sérieuse. Les femmes sont réglées à toutes les époques du mois, et le début précis de l'écoulement sanguin peut avoir lieu à un moment quelconque de la journée.

Il serait bien plus important de savoir quelle est la durée normale de l'intervalle qui sépare deux époques menstruelles consécutives, c'est-à-dire de la *période intercalaire*. Or il est à remarquer qu'au début de la menstruation, à cet âge de la puberté que nous avons précédemment déterminé avec soin, les retours des règles n'ont pas lieu après un laps de temps fixe et régulier; ainsi, on admet que l'intervalle moyen normal qui sépare deux menstruations est de 27 à 28 jours, et il est presque exceptionnel de voir la seconde époque de règles n'être séparée de l'instauration cataméniale que par un aussi court espace de temps. Sur 87 femmes, dont les observations ont été recueillies avec tout le soin désirable, 58 seulement ont vu leur seconde époque survenir un mois environ après la première : donc, chez le tiers des femmes en moyenne, l'apparition du flux cataménial suit, pour les secondes règles, une marche irrégulière; son retour se fait attendre plusieurs mois, parfois même une ou deux années.

Une fois la fonction menstruelle bien établie, vous ne retrouverez plus ces longs intervalles entre les époques de règles, du moins chez la femme en bonne santé et qui n'est ni enceinte, ni nourrice. Les retours de la menstruation auront lieu périodiquement tous les 27 à 28 jours en moyenne; on observera bien encore quelques écarts, soit accidentels soit permanents, mais ils seront compris dans des limites peu étendues, et rarement réduiront la période intercalaire à moins de 25 jours, ou la porteront au delà de 30.

Une femme, normalement constituée, a soigneusement noté, pendant 27 ans, l'époque exacte de chacune de ses menstruations ; sur 235 époques, elle a trouvé 2 fois seulement un intervalle de 24 jours, et 7 fois un intervalle de 32 jours ; 72 fois la période intercalaire a correspondu à la moyenne générale de 28 jours : elle a été 3 fois de 25 jours; 29 fois de 26; 52 fois de 27 jours; 36 fois de 29; enfin, 26 fois de 30 jours, et 8 fois de 31. Vous voyez donc que, chez cette femme, les deux tiers des époques de règles ont été séparées par une période intermenstruelle de 27, 28 ou 29 jours (1).

Est-il besoin d'un plus grand nombre de preuves pour établir que la périodicité des époques de règles est loin d'être absolue ?

Après l'accouchement, si la mère ne nourrit pas elle-même son enfant, la menstruation se rétablit au bout de six semaines environ. C'est là encore une moyenne correspondant au plus grand nombre des faits, mais qui souffre d'assez fréquentes exceptions. Ainsi, Brierre de Boismont a recherché, dans 82 cas, quel a été l'intervalle compris entre l'accouchement et le retour de cette première époque menstruelle qui a reçu le nom de *retour de couches*. Il a trouvé que, 36 fois, cet intervalle a été de 6 semaines ; mais les 46 cas restants ont fourni les chiffres les plus divers : si, chez une femme, le retour de couches a eu lieu presque aussitôt après la parturition, chez d'autres

(1) Clos, *cité par* Béclard. *Traité de physiol.*, 4ᵉ édit. Paris, 1862.

.au contraire il ne s'est établi qu'au bout de 7 ou 8 mois.

Il faut évidemment tenir grand compte, pour apprécier ces chiffres, si variables au premier abord, d'une foule de circonstances qui peuvent influer puissamment sur les phénomènes hémorrhagiques de la fonction menstruelle ; mais cette question trouvera mieux sa place lorsque nous nous occuperons de la pathologie de la menstruation et particulièrement de l'aménorrhée.

Nous avons étudié jusqu'à présent l'établissement, la durée et le retour des règles ; il nous reste à vous parler du moment où elles cessent et se suppriment entièrement. Cette époque qui correspond à celle où l'appareil ovarien devient inactif, où, par suite, la ponte ovulaire mensuelle ne se produit plus, a été nommée *ménopause,* et dans le langage du monde, *âge de retour*, *âge critique.*

C'est, en moyenne, vers l'âge de 45 à 50 ans que l'on voit les règles disparaître d'une façon définitive. Cette cessation de la fonction menstruelle peut d'ailleurs être plus précoce, ou plus tardive, et il n'est pas rare de la voir survenir à 48, 45 ou même 40 ans ; dans d'autres cas, au contraire, elle n'arrive qu'à 52 ou 54 ans. D'après une statistique faite à la Salpêtrière, on peut ranger, comme il suit, par ordre de fréquence, les différents âges auxquels la ménopause se produit : 50 ans, 52, 48, 40 et 45 ans.

D'où il résulte que la première menstruation ayant lieu entre 12 et 16 ans, et la dernière entre 45 et 50, la durée réelle de la période d'activité sexuelle doit être évaluée à près de 35 ans et non pas à moins de 32 ans, comme on le dit lorsqu'on calcule d'après des moyennes qui conduisent aux chiffres singuliers, sous leur apparente précision, de 31 ans 8 mois et 7 jours pour les Parisiennes et de 31 ans 11 mois et 12 jours pour les habitantes des Sables-d'Olonne, de même que pour celles de Florence, tandis que pour les habitantes de la Norvège elle serait de 32 ans 10 mois et 13 jours (1).

Au moment de la ménopause, la cessation des règles ne se produit pas, ordinairement, d'une façon brusque. Nous avons vu qu'avant d'arriver à une périodicité à peu près régulière, les époques de règles se succèdent, pendant un certain temps, à des intervalles assez variables. Il en est de même lorsque la menstruation approche de son terme ; les retours du flux cataménial sont soumis à de véritables oscillations : ainsi, les règles, après avoir fait défaut pendant deux ou trois mois, peuvent reparaître à deux ou trois reprises successives, pour manquer de nouveau pendant un temps plus ou moins long, ou même cesser définitivement.

Quelquefois cependant, on voit la ménopause s'établir d'une façon subite et complète dès la première suppression menstruelle ; les règles, jusque-là régulières et normales, n'apparaissent pas à l'époque où elles sont attendues et ne se montrent plus désormais. La femme passe ainsi brusquement de la période sexuelle de la vie à la période agénésique.

S'il est exact que l'âge moyen de la ménopause soit vers cinquante ans, il n'est pas moins vrai qu'il existe quelques exceptions relativement assez rares à cette

(1) Raciborski, *loc. cit.*, p. 248 et suiv.

GALLARD. — Maladies des ovaires.   8

loi. De même que nous avons vu des petites filles
être réglées dès l'âge de sept ou huit ans, de même il
est possible de citer des exemples incontestables de
menstruation tardive et de grossesses survenues à une
période de la vie où la femme est ordinairement
stérile. Parmi les faits de ce genre, — sans parler de
celui de Sarah qui a donné naissance à Isaac à un
âge fort avancé, — un des plus célèbres est celui de
Cornélie, mère des Gracques qui, suivant la tradition,
est accouchée à l'âge de soixante-dix ans.

Bien qu'en France la conception soit rare après
cinquante ou cinquante-deux ans, on comprend cependant que chez une femme qui a cessé d'être réglée
depuis un temps plus ou moins long l'ovulation spontanée, et par suite les règles, puissent se montrer de
nouveau sous l'influence d'excitations sexuelles répétées ou de passions vives : la femme est redevenue
apte à concevoir. C'est certainement dans ce fait qu'il
faut chercher l'origine de la dénomination vulgaire
d'*âge de retour* appliquée à la ménopause.

Il est encore un fait intéressant sur lequel je désire
appeler votre attention : c'est que les femmes sont ordinairement réglées d'autant plus longtemps qu'elles
l'ont été pour la première fois à un âge moins avancé. Je
ne puis vous fournir à ce sujet des chiffres ou des statistiques ; mais c'est là un fait d'observation bien connu
et admis par tout le monde. On s'accorde également à
reconnaître que les femmes qui ont eu des grossesses
multiples, ayant évolué sans accidents, sont réglées
plus tard que celles qui n'ont jamais eu d'enfants.

Enfin, je dois vous citer une opinion qui a été soute-
nue devant le Congrès médical de Paris en 1867, par

M. Cowie, des îles Shetland. D'après cet observateur, il existerait un rapport constant et direct entre la longévité et l'apparition tardive de la ménopause ; c'est-à-dire que plus une femme serait réglée longtemps, plus elle aurait de chances d'arriver à un âge avancé.

A l'appui de cette assertion, M. Cowie a cherché à établir que, aux îles Shetland, où les cas de longévité sont assez fréquents, l'âge moyen auquel se produit la ménopause est compris entre cinquante-deux et cinquante-trois ans. La différence n'est pas grande avec les chiffres que nous vous avons fait connaître ; aussi la théorie exposée par M. Cowie ne nous semble-t-elle pas définitivement établie, et nous pensons que les faits qu'il invoque à l'appui ne sont pas de nature à porter la conviction dans tous les esprits.

Nous avons vu pourquoi la ménopause est souvent désignée sous le nom d'âge de retour, mais elle est aussi considérée comme un *âge critique ;* la plupart des femmes s'imaginant que, à cette période de leur vie, elles sont exposées à des accidents graves et à de sérieux dangers. Cette opinion si accréditée, si universellement répandue, doit évidemment reposer sur quelques fondements sérieux ; elle peut ne pas être absolument exacte, mais elle ne doit pas non plus être regardée comme entièrement fausse ; elle exprime un fait d'observation courante, tout en consacrant une erreur d'interprétation.

En effet, un certain nombre de maladies sérieuses débutent, ou deviennent plus graves vers l'âge de cinquante ans : tels sont par exemple les cancers du sein et de l'utérus ; telles encore les tumeurs fibreuses, qui fréquemment subissent à cette époque une évolution plus rapide. On conçoit aisément que les femmes, qui voient ces affections survenir au moment où leurs règles cessent de se montrer, aient voulu établir une relation de cause à effet entre ces deux phénomènes, reliés par une simple coïncidence, et considèrent cette période de leur existence comme remplie de menaces et de dangers. C'est là évidemment une erreur ; mais ce qui est plus exact et plus scientifique, c'est que les femmes privées brusquement de cette hémorrhagie mensuelle se trouvent placées dans des conditions physiologiques différentes de celles qu'elles présentaient auparavant; nous vous rappellerons à ce sujet que les analyses du sang pratiquées par Andral et Gavarret, et dont nous vous avons entretenus précédemment, ont démontré qu'après la ménopause la quantité d'acide carbonique exhalé devient plus considérable.

Il se produit donc à ce moment, chez la femme, un changement d'habitude organique; la congestion qui jusque-là se manifestait périodiquement, chaque mois, du côté de l'utérus, peut alors se trouver déviée et se porter vers d'autres organes au niveau desquels elle devient l'origine de troubles plus ou moins marqués ; c'est ainsi que peuvent se produire des poussées de congestion pulmonaire accompagnée d'hémoptysies.

Voilà ce qu'il y a de vrai dans ces dangers si universellement redoutés de la ménopause; vous voyez que s'ils ont été de beaucoup exagérés, cependant la dénomination d'*âge critique* donnée à cette période de la vie n'est pas absolument fausse et mérite à certains égards d'être conservée.

QUATRIÈME LEÇON

MENSTRUATION (suite)

L'ovulation dans ses rapports avec la menstruation et la fécondation. — Historique. — Il n'y a pas de menstruation sans ovaires. — Cessation des règles après l'ablation *totale* des *deux* ovaires. — Absence de menstruation lorsque l'utérus fait défaut ou dans le cas d'*utérus pubescent*, bien que l'ovulation se produise. — Discussion des théories émises au sujet de la *corrélation* ou de la *disjonction* des phénomènes d'ovulation et de menstruation. — Interprétation que comportent les exceptions apparentes à la loi de corrélation. — Corrélation entre la menstruation et la fécondation. — Époque à laquelle le coït a le plus de chances d'être fécondant. — Période *génésique*. — Période *agénésique*. — Exceptions qu'elle comporte. — Maturité hâtive des ovules sous l'influence d'excitations amoureuses. — Retour de l'ovulation et des règles après la ménopause. — Grossesses tardives. — Retards dans l'évolution de l'ovule à l'époque des premières règles et après la grossesse.

MESSIEURS,

Dès l'antiquité la plus reculée, on a reconnu la similitude des phénomènes qui caractérisent la période menstruelle de la femme avec ceux qui se produisent, au moment de l'époque du rut, chez certaines espèces animales.

Cependant, depuis le jour où Hippocrate a constaté que « la femme n'est devenue propre à la fécondation qu'après la première apparition des règles », plus

de vingt siècles se sont écoulés, avant qu'on soit
parvenu, non pas seulement à expliquer, mais même
à pressentir la nature du lien étroit qui, en physiologie, unit ces deux phénomènes : *menstruation et
fécondation*. Malgré l'obscurité du sujet, les opinions
les plus divergentes, on peut même dire les plus
contradictoires, n'ont pas manqué de se produire, à
toutes les époques ; et lorsque Hippocrate, dont je
viens de citer l'autorité, établissait, — ce qui a été
confirmé depuis par l'expérience de tous les siècles, —
que la fécondation ne s'opère qu'au moment de la
période menstruelle, plutôt à la fin qu'au commencement, il ne se doutait probablement pas qu'il se
mettait en contradiction avec Moïse, dont la loi in-
terdisait les rapports sexuels au moment des règles.
La fécondité des Hébreux prouve, du reste, que l'o-
béissance à cette loi a été bien souvent transgressée.

A ces deux faits d'observation hippocratique —
auxquels il convient d'ajouter la connaissance acquise pendant le moyen âge de la congestion dont
l'ovaire est le siège pendant la durée des règles —
se borna, jusqu'à la fin du XVIIᵉ siècle, tout ce que
l'esprit humain avait pu élucider dans cet acte si
mystérieux de la fécondation. Et encore, les travaux
si remarquables de Régnier de Graaf, de Jean de
Horne, de Swammerdam, ses contemporains et ses
émules, tout en éclairant d'un jour tout nouveau
l'anatomie et la physiologie de l'ovaire, laissèrent-ils
dans une obscurité profonde le mécanisme de l'acte
même de la fécondation, sur lequel la lumière n'a
commencé à se faire qu'environ deux cents ans plus
tard, c'est-à-dire tout à fait de nos jours.

C'est à Négrier (d'Angers), il faut bien le reconnaître, que nous devons ce que nous savons aujourd'hui de net et de précis sur cet intéressant et délicat sujet. Il a eu des précurseurs qui peut-être ont préparé son œuvre ; il a eu surtout des continuateurs qui l'ont perfectionnée, en vulgarisant ses doctrines ; mais c'est bien réellement à lui, à lui seul, qu'appartient l'honneur d'avoir exposé scientifiquement la doctrine de l'*ovulation,* dans ses rapports avec la *menstruation* et la *fécondation;* doctrine qu'il a appuyée sur des faits rigoureusement observés et sur des démonstrations dont les recherches ultérieures n'ont fait que confirmer la rigoureuse exactitude.

Régnier de Graaf nous avait montré le travail qui se passe au moment de la déhiscence de l'ovule, dans le follicule auquel il a donné son nom, et il nous avait fait assister aux modifications qui se produisent dans l'ovaire quand s'effectue cette déhiscence. Allant plus loin, Négrier a établi qu'un ovule arrive à maturité pour se détacher à chaque époque menstruelle, et que c'est seulement à ce moment précis où l'ovule, mûr, déhiscent, opère sa migration, en quittant l'ovaire pour se diriger vers l'utérus, qu'il peut être fécondé.

J'ai dit qu'il avait eu des précurseurs :

Déjà Themmen soutenait, en 1781, devant l'université de Leyde, une thèse (1) dans laquelle il posait les premières bases de la théorie de l'ovulation, telle qu'elle a été développée depuis, en assimilant les corps jaunes aux restes d'un fœtus qui aurait été expulsé.

(1) Themmen, *De mensibus ex materia quadam peculiari ovariis secreta oriundis.* Trad. par Chereau, *Gazette hebdomadaire,* 11 juin 1875.

Il attribue la cause de la menstruation à un travail qui se passe dans l'ovaire et dont il décrit l'évolution périodique et régulière. Il a remarqué que l'imprégnation devient plus facile pendant le cours de ce travail, sous l'influence duquel il se forme dans la cavité utérine une membrane, qui disparaît s'il n'y a pas conception ; qui, dans le cas contraire, est destinée à recevoir le germe, à l'empêcher de tomber au dehors, en lui fournissant le support sur lequel il vient se greffer.

Après lui, Power, en 1821 (1), avait bien parlé de l'évolution périodique de l'ovule, doctrine dont le Dr Girdwood constatait la réalité en 1826 ; mais les travaux de ces deux médecins étaient demeurés inconnus, même en Angleterre, comme celui de Themmen en Allemagne, et personne ne songeait à en tirer les déductions qui nous paraissent aujourd'hui devoir en découler si naturellement.

L'œuvre de Négrier peut donc, à bon droit, être considérée comme une véritable découverte, à dater de laquelle seulement la théorie de l'ovulation spontanée chez la femme a pris rang dans la science. Dès 1827, ce dernier auteur professait, dans ses cours, qu'une vésicule ovarienne se rompt chaque mois, chez la femme nubile ; et, en 1831, il communiquait cette théorie à la Société de médecine d'Angers. Plus tard, en 1839, il déposait un mémoire sur ce sujet à l'Académie des sciences ; il le faisait imprimer l'année suivante (1840) ; et les idées qu'il exposait parurent alors assez séduisantes pour qu'on ait tenté de

(1) Power, *Essai sur l'économie de la femme*.

lui en contester la priorité, qu'il a su établir d'une façon irréfragable (1).

Au premier rang de ses continuateurs, il convient de ranger Raciborski, sans cependant lui attribuer une part aussi grande qu'il le prétend dans le mouvement qui se produisit alors. Nous devons, en effet, faire remarquer que ses travaux ne datent que de 1844, et que les pièces anatomiques ainsi que les planches déposées par lui au musée Orfila ne remontent pas au delà de l'année 1847, et sont ainsi postérieures de vingt ans aux premières recherches de Négrier et de huit ans à leur publication. Nous devons, en outre, retenir ce fait que Raciborski, en 1841, se montra l'adversaire des idées de Négrier et qu'il chercha à les amoindrir, en les indiquant comme postérieures aux travaux de Gendrin.

Du reste la doctrine n'avait pas alors pris dans la science le rang qu'elle y a occupé depuis, car, en 1842, Brierre de Boismont (2), tenant à peine compte des recherches de Négrier, se contentait d'y faire une très discrète allusion en appelant la théorie du professeur d'Angers, une *ingénieuse hypothèse*.

Grâce à cette hypothèse, cependant, un fait capital est désormais acquis et établi sur les bases les plus irrécusables, c'est que l'évolution du follicule de de Graaf, qui se termine par la rupture et la déhiscence

(1) Les prétentions de Gendrin à cette priorité ne pouvaient pas être prises au sérieux, et il en a été fait de suite bonne justice, comme le prouvent les lettres échangées entre Négrier et lui, et publiées dans la *Gazette médicale* en 1839.

(2) Brierre de Boismont, *De la menstruation, influence que cette fonction exerce sur les maladies et celle qu'elle en reçoit* (*Mém. de l'Acad. de méd.*, 1841, t. IX, p. 104).

de l'ovule, — constituant ce qu'on a si justement
appelé la « *ponte spontanée* », — est un phénomène
périodique, qui s'accomplit d'une façon régulière, à
intervalles déterminés, d'environ un mois ou à peu
près, et que l'écoulement sanguin qui se fait par les
voies génitales, d'une façon également périodique,
se produit exactement aux mêmes époques. Cette
coïncidence a permis d'établir une corrélation véritable entre les deux phénomènes, et voici comment
la question s'est posée :

Ce phénomène de l'écoulement du sang par les
organes génitaux est-il bien réellement la conséquence
du travail qui se passe dans l'ovaire au moment de la
ponte, et y a-t-il entre eux une solidarité telle qu'ils
ne puissent pas se produire l'un sans l'autre : la déhiscence de l'ovule ne pouvant se faire sans provoquer
l'écoulement sanguin auquel on a donné le nom de
règles; les règles ne pouvant apparaître que si elles
sont sollicitées par le travail qui s'opère dans l'ovaire
au moment de la maturité de l'ovule ?

Cette question, qui paraissait parfaitement résolue
d'une façon affirmative, a été de nouveau remise
en question dans ces derniers temps, et elle a
donné lieu à des controverses assez retentissantes
pour que nous nous trouvions dans la nécessité
de la discuter à fond, et de rechercher, d'après les
faits eux-mêmes, dans quel sens il convient de la
résoudre.

Il est un premier point sur lequel tout le monde
est à peu près d'accord, c'est qu'il n'y a pas de
menstruation sans ovaire. Ce qui permet de penser
tout d'abord que le flux menstruel est bien sous la

dépendance du travail physiologique qui se passe dans cet organe.

Ouvrons les ouvrages les plus classiques, soit que par le nom même de leurs auteurs ils fassent autorité, soit que, plus modestement, ils n'aient d'autre prétention que de résumer les points définitivement acquis à la science, et nous y verrons que :

D'après Courty, « l'hémorrhagie menstruelle, l'hypersécrétion muqueuse qui la précède et qui la suit, sont pour le physiologiste des indices ou plutôt des symptômes, pour ne pas dire des signes irrécusables, du travail qui s'accomplit dans tout l'appareil génital, concurremment avec la maturité et l'expulsion spontanée de l'œuf, en prévision d'une conception prochaine (1). »

« Le moment où cesse l'écoulement sanguin coïncide avec celui de la rupture de la vésicule de de Graaf et de l'expulsion de l'œuf » (2).

Suivant Barnes (3), « si les ovaires font défaut ou sont peu développés, les filles ne sont pas menstruées.... La première rupture d'un follicule correspond à la première apparition des règles. »

Mathias Duval reconnaît que « sans ovaires il n'y a pas de menstruation » (4).

Scanzoni (5) est du même avis : « Sous le nom de menstruation, on comprend communément, dit-il, une

---

(1) Courty, *Traité pratique des maladies de l'utérus, de l'ovaire et des trompes*, page 414.

(2) Courty, page 413.

(3) Barnes, *Traité clinique des maladies des femmes*, traduction par Cordes, p. 133.

(4 Mathias Duval, *Nouveau dictionnaire de médecine et de chirurgie pratiques*, t. XXV, p. 437.

(5) Scanzoni, *Traité des maladies des organes sexuels*, p. 259.

série de phénomènes se manifestant dans l'organisme féminin, et ayant pour cause première l'evolution périodique qui a lieu dans une vésicule de de Graaf. »

Enfin Le Bec (1), — qui, dans un travail tout récent, a recherché quel retentissement les opérations d'ovariotomie, pratiquées avec succès, peuvent avoir par la suite sur la santé de la femme, — définit ainsi la menstruation : « C'est un afflux sanguin déterminé par une congestion intense de la muqueuse de l'utérus et des trompes de Fallope, coïncidant avec l'ovulation qui s'accomplit exactement au temps de la menstruation. »

Je pourrais multiplier ces citations, mais à quoi bon ? Examinons plutôt les faits sur lesquels repose la doctrine.

L'influence de l'ovaire sur la menstruation se démontre par ces deux faits : 1° que la fonction ne s'établit pas chez les femmes qui, congénitalement, sont privées d'ovaires, et les observations nombreuses consignées dans la science ne laissent aucun doute à cet égard ; 2° qu'elle cesse aussitôt, si les ovaires sont complètement détruits par une maladie, ou enlevés par une opération.

C'est ce qu'on a eu assez souvent occasion de faire dans ces dernières années, pour que je n'aie que l'embarras du choix parmi les nombreux exemples à vous citer de la suppression des règles après l'ablation *complète* des deux ovaires.

Sans nous arrêter à l'observation de ce châtreur de porcs qui enleva les deux ovaires à sa fille pour

---

(1) Le Bec, *Recherches sur les suites éloignées des opérations d'ovariotomie* (*Archives générales de médecine*, 1882).

mettre fin à ses débordements, occupons-nous d'exemples plus scientifiques.

Des faits multiples plaident en faveur de cette idée que l'ovulation doit précéder l'écoulement du sang menstruel. Les filles castrées enfants, citées par les auteurs anciens, celles vues par Roberts dans l'Inde n'avaient pas de règles. Les femmes qui ont subi l'opération de Battey ont perdu leurs règles.

Tout le monde connaît le cas de la malade de Percival Pott (1), qui avait une double hernie ovarique. Les deux ovaires furent extirpés ; à dater de ce moment, la malade cessa d'être réglée.

Puech (2), dont on connaît les remarquables travaux sur tout ce qui a trait tant à l'anatomie qu'à la physiologie des ovaires, après avoir dit que « l'absence de menstruation est, aussi bien que la stérilité, un caractère constant de l'absence des ovaires », a soin d'ajouter : « Non seulement les faits exposés l'établissent, mais encore il est confirmé par *tous* les cas dans lesquels on a dû pratiquer l'extirpation de ces organes. »

Kœberlé a écrit à cet auteur que « dans tous les cas d'ovariotomie double il y a aménorrhée et santé parfaite (3). »

Et nous voyons cet habile chirurgien maintenir la même opinion dans ses écrits personnels, en disant (4) :

« Lorsque les deux ovaires ont dû être enlevés, il survient de l'aménorrhée et une stérilité absolue. L'o-

(1) Percival Pott, *Œuvres chirurgicales*, t. I, p. 492. Paris, 1777.
(2) Puech, *Des ovaires et de leurs anomalies*. Paris, 1873.
(3) *Ibid.*, Lettre particulière reproduite p. 122.
(4) Kœberlé, *Nouveau dictionnaire de médecine et de chirurgie pratiques*, t. XXV, p. 595.

variotomie double est, en quelque sorte, suivie immédiatement de la ménopause, sans que, d'ailleurs, l'état physique et physiologique de la femme se ressente d'une manière spéciale de la mutilation qu'elle a subie. »

Le même auteur ajoute que si quelquefois la menstruation persiste, c'est qu'une portion d'ovaire est restée au-dessous du clamp. Il a vu le fait se produire deux fois.

Péan (1) a également remarqué que « si un seul ovaire est enlevé, la menstruation continue régulière par la suite, et la quantité de sang écoulé ne paraît pas diminuée.

« Mais, lorsque les deux ovaires ont été excisés, il est exceptionnel de voir persister l'écoulement menstruel. Toutefois celui-ci ne se supprime pas toujours brusquement, dès le premier mois qui suit l'opération ; on voit au contraire un effort hémorrhagique se produire souvent pendant plusieurs mois, en même temps que l'on constate qu'il perd sans cesse d'intensité. »

Après avoir résumé et analysé toutes les observations publiées, Le Bec arrive à cette conclusion (2) : « Dans la pratique de nos maîtres, nous trouvons la preuve de cette aménorrhée à la suite d'une double ovariotomie. Il est avéré que c'est une règle générale, et c'est peut-être la raison qui fait que ces observations ne sont pas plus souvent publiées.

« Le professeur Duplay, qui a déjà pratiqué un grand nombre d'ovariotomies, a eu la bonté de nous

---

(1) Péan, *De l'ablation des tumeurs du ventre, considérée dans ses rapports avec la menstruation, les appétits vénériens, la fécondation, l'état de grossesse et l'accouchement* (*Gazette médicale*, 1880).

(2) Le Bec, *loc. cit.*

communiquer quelques-uns de ces cas, où l'absence totale de menstruation nous montre que c'est là la règle générale, on pourrait presque dire absolue. »

Et lorsque, à côté du résultat de ces grandes opérations nécessitées par une lésion organique grave et étendue des ovaires, on cherche ce qui se produit à la suite de cette opération non moins hardie, à laquelle Battey a donné son nom, et qui consiste dans l'ablation d'ovaires considérés comme sains, on voit que sur 59 ovariotomies doubles il y a eu :

Ménopause....................... 53 fois.
Flux irréguliers...................   4 —
Ovaire retiré en partie.............   1 —
Menstruation restant parfaite........   1 —

Ce qui revient à dire que, sauf un seul cas, sur la signification duquel nous aurons à nous expliquer par la suite, cette opération, — comme une ovariotomie double pratiquée dans d'autres conditions, pourvu qu'elle soit complète, — conduit à un même résultat précis et inévitable, à la ménopause.

Il est inutile d'aller plus loin dans cette démonstration, et les faits que je viens de rapporter suffiraient, alors qu'ils ne seraient pas corroborés, comme ils le sont par les données physiologiques, pour établir la vérité de cette proposition, que : *sans ovaire, il n'y a pas de menstruation.*

D'autre part, les notions anatomiques et physiologiques que nous avons exposées dans les précédentes Leçons nous autorisent à compléter cette proposition par la suivante : s'il n'y a pas de menstruation sans ovaire, il n'y en a pas davantage sans utérus.

Puech (1) va même plus loin et dit que, dans l'*uté-rus pubescent*, il y a absence de menstruation, parce que l'utérus est mal conformé, quoique l'ovaire soit sain et présente des cicatrices indiquant qu'il y a eu ovulation.

Ceci est indiscutable. Aussi, pour qui veut bien se rendre compte de ce qu'est physiologiquement l'acte de la menstruation, est-il indispensable de l'étudier des deux côtés à la fois et de voir, non pas, — comme trop d'auteurs ont eu le tort de le faire, — soit ce qui se passe dans l'ovaire, soit ce qui se passe dans l'u-térus, mais bien ce qui se produit simultanément dans l'un et l'autre de ces organes.

Je vous ai montré déjà (2) comment l'ovule se com-porte dans l'ovaire, et quelles modifications subit la muqueuse utérine au moment des règles, je n'ai à m'occuper maintenant que de la corrélation qui peut exister entre ces deux ordres de phénomènes pour savoir s'il y a entre eux *dépendance* ou *disjonction*.

La corrélation se déduit en quelque sorte *a priori* de ce grand fait d'observation vulgaire : que les femmes ne sont menstruées que pendant la durée de leur période d'activité sexuelle. Elles ne le sont pas encore tant que leur ovaire n'a pas acquis son entier développement ; elles ne le sont plus dès qu'il cesse de fonctionner.

Cependant, un certain nombre d'objections ont été formulées, pour combattre la théorie de Négrier, par

_____

(1) Puech, *De l'utérus pubescent* (*Annales de gynécologie*, t. I, 1874, p. 278).
(2) Leçon IIe, p. 50 et suiv.

les auteurs qui se sont déclarés partisans de la *disjonction* entre l'ovulation et la menstruation.

On a prétendu d'abord que le travail qui se fait dans l'utérus et celui qui se fait dans l'ovaire sont tout à fait indépendants l'un de l'autre. Les deux phénomènes peuvent accidentellement concorder, mais ce n'est pas la règle, et ils s'effectuent chacun de son côté, à l'état normal. Si bien que la muqueuse se développe et s'exfolie d'une façon périodique et régulière, tandis que la maturité et la déhiscence des ovules s'opèrent d'une façon permanente, sans aucune régularité. C'est l'opinion de Reeves Jackson (1) et même de Scanzoni (2), pour qui la ponte ovulaire se continuerait même pendant le cours de la grossesse.

Ritchie (3) affirme avoir trouvé des traces de ponte ovulaire dans la première et dans la seconde enfance, dans l'aménorrhée, pendant la grossesse et l'allaitement, jusqu'à l'âge le plus avancé. Ce fait d'ailleurs est contredit par l'affirmation de Puech (4) qui déclare n'avoir jamais rencontré de cicatrices folliculaires pigmentaires sur les ovaires de filles non encore menstruées, bien qu'il les ait minutieusement recherchées, non seulement chez l'enfant, mais encore chez l'individu impubère.

D'autres, allant plus avant encore, ont prétendu que, loin d'être sous la dépendance de l'ovaire, le travail qui se passe du côté de la muqueuse utérine tiendrait au contraire le phénomène de l'ovulation

---

(1) Reeves Jackson, *American Journ. of obstetrics*, octobre 1876, p. 529.

(2) Scanzoni, *Lehrbuch der Gebursthülfe*, 3ᵉ édit., Wien, 1855, p. 320

(3) Ritchie, *Edinburgh med. and surg. Journal*, 1845.

(4) Puech, *loc. cit.*, p. 34 (note).

sous sa propre dépendance. Si bien que la menstruation, loin d'être la conséquence de la maturité de l'ovule, la provoquerait et en déterminerait la chute. Cette doctrine a conduit à une théorie assez étrange d'Aveling (1), baptisée d'un nom plus étrange encore, celui de « *nidation* ». Dans cette hypothèse, la muqueuse utérine s'épaissirait, se boursouflerait, formerait dans ses replis une sorte de nid, où viendrait se loger l'ovule, lequel ne serait sollicité à quitter l'ovaire que quand ce nid serait tout prêt à le recevoir ; tandis qu'un travail en quelque sorte régressif s'opérerait en sens inverse, si l'ovule n'était pas fécondé et ne se trouvait pas disposé à occuper le nid qui lui aurait été ainsi préparé. Le fait est absolument exact en lui-même, mais l'auteur n'oublie qu'une chose, c'est que sa métaphore elle-même, si séduisante qu'elle soit, est la contradiction la plus formelle de sa doctrine. Il est très vrai que la construction du nid précède toujours la ponte, mais où a-t-il vu que les oiseaux pondent uniquement parce qu'ils ont leur nid préparé ? N'est-ce pas le contraire qui est vrai, et le nid ne se prépare-t-il pas uniquement parce que la ponte va se faire, et que l'œuf, prêt à sortir, a besoin de trouver ce nouvel asile ?

Ces théories ont, comme je l'ai déjà dit (2), été combattues par Léopold lui-même, dans des travaux plus récents.

John Williams (3) a également abordé cet intéressant sujet. Bien que cet auteur ne cherche pas à savoir

---

(1) Aveling, *On nidation in the human female, History of the menstruation decidua* (*London Obstetr. Journ.*, 1874).

(2) IIe leçon, p. 76.

(3) John Williams, *loc. cit.*

quelle peut être la cause de la menstruation, ni à déterminer aucune théorie concernant la conception, il incline toutefois à croire que le follicule se rompt et que l'ovule est expulsé peu de temps avant le début du flux menstruel ; tandis qu'Engelmann (1) pense que la rupture se fait dans les premiers jours du flux et considère que l'ovule fécondé appartient à la menstruation précédente.

La question est, comme on le voit, loin d'être entièrement résolue. Il y a peu d'années, elle a été examinée d'une façon remarquable par Mundé, de New-York (2), qui l'apprécie en ces termes :

« Cette théorie (celle de Négrier, appuyée par Coste, Bischoff, Pouchet) était certes très plausible, et tellement même qu'un grand nombre d'excellents observateurs, encore aujourd'hui, répugnent à l'abandonner. Malheureusement, depuis un certain nombre d'années, des faits, qu'on ne peut révoquer en doute, sont venus la contredire et montrer qu'on ne peut accepter comme loi, que la menstruation et l'ovulation sont inséparables l'une de l'autre.

« Voici les faits qui contredisent la théorie :

« 1° Si un follicule de de Graaf se rompt à chaque menstruation, nous devons trouver les traces de cette rupture dans toute autopsie de femme morte pendant la menstruation ou aussitôt après.

« Malheureusement, cette rupture n'a pas toujours été observée. Des observateurs très minutieux tels

(1) Engelman, *American Journ. of obstetrics*, mai 1875.
(2) Mundé, *Rapport sur les progrès de la gynécologie en 1875 (American J. of obstetrics*, 1876, p. 129, et trad. par Cordes, *Annales de gynécologie*, 1876).

que Coste, Ritchie, Ashwell, Paget, Bischoff, Williams et d'autres encore, n'ont pas toujours trouvé cette rupture.

« 2° Souvent l'ovulation se produit sans menstruation, comme par exemple lorsque la conception se produit pendant la lactation ou chez les femmes qui n'ont jamais été menstruées ; des auteurs (Scanzoni) vont jusqu'à prétendre que l'ovulation se produit pendant la grossesse. Il n'y a pas de doute que des ovules soient expulsés à des périodes variables entre les époques menstruelles.

« 3° Dans ces dernières années, les faits se sont multipliés dans lesquels, après une double opération d'ovariotomie, la menstruation a néanmoins continué régulièrement pendant des années, et souvent même après l'âge ordinaire de la ménopause. Goodman, dans un excellent mémoire (1), a recueilli 27 cas de cette catégorie, dans 10 desquels la menstruation ne fut troublée en aucune façon après l'opération. Dans l'une des observations de cet auteur, le flux augmenta, et dans une autre il subit une certaine diminution ; dans 2 cas il se produisit à des intervalles irréguliers.

« On a attribué alors la continuité de l'écoulement à la *force de l'habitude*, mais c'est là une explication qui ne satisfait pas et qui n'a rien de scientifique ; l'habitude, telle que celle qui se produit dans la défécation (Goodman) (2), a une cause que l'on peut analyser.

« Où donc est la cause de la menstruation, quand

(1) Goodman, *Richmond and Louisville medical Journal*, décembre 1875.
(2) Goodman, *The cyclical theory of menstruation* (*American journ. of obstetrics*), 1878.

les ovaires qui président à la formation de l'ovule et partant à la menstruation ont été enlevés ?

« Si donc la menstruation persiste après l'ablation des ovaires, il faut bien admettre que cette fonction ne dépend pas de l'ovulation.

« A cause de ces objections sérieuses et insurmontables à la vieille théorie, et de l'importance scientifique du sujet, il n'est pas étonnant que des travaux considérables aient été publiés en vue de découvrir ce mystère. »

A ces objections ainsi formulées par un auteur justement estimé nous pourrions opposer l'opinion d'autres auteurs également recommandables qui, comme Gaillard Thomas, par exemple, font également autorité dans la science, et nous abriter derrière des déclarations aussi nettes et catégoriques que les suivantes :

« Il y a encore actuellement quelques auteurs qui mettent en doute les rapports qui existent entre les deux phénomènes (ovulation et menstruation), mais ils sont certainement en minorité, et la théorie ovulaire est généralement acceptée (1).

« Les quelques faits qui ont été publiés contre la théorie ovulaire ne me paraissent pas suffisants pour la faire abandonner » (2).

Mais je crois plus convenable, dans l'intérêt même de la vérité, de reprendre la discussion et de rechercher jusqu'à quel point les arguments dirigés contre la théorie, qui met la menstruation sous la dépendance immédiate et directe de l'ovulation, peuvent être fondés.

(1) Gaillard Thomas, *Traité clinique des maladies des femmes*, p. 528. Paris, 1879.
(2) *Id.*, p. 524.

C'est ce que nous allons faire, en passant successivement en revue, d'abord les cas où il y a eu persistance de la menstruation en l'absence des ovaires, puis ceux où l'ovulation, se produisant manifestement, n'a pas déterminé le moindre écoulement menstruel.

De ce que chez un certain nombre de femmes, auxquelles on a enlevé les ovaires, on voit se produire un écoulement sanguin par les voies génitales, il ne faut pas se hâter de conclure à la persistance du flux menstruel.

Péan (1) et Terrillon (2) ont fait remarquer, avec raison, que ces pertes sanguines n'ont rien de commun avec les règles, car elles sont le plus souvent passagères, se montrent à des époques irrégulières et présentent surtout ceci de particulièrement remarquable qu'elles se produisent après la plupart des grandes opérations, quel qu'en soit le siège, aussi bien qu'après l'ovariotomie.

Péan ajoute que si les ovaires ont été enlevés *en totalité*, la ménopause est la conséquence forcée de l'opération, tandis que si un seul ovaire a été extirpé, les règles ne sont pas habituellement troublées, parfois même elles reviennent plus régulières qu'avant l'opération. L'aménorrhée et les autres troubles de la menstruation, qui sont causés par l'altération de la santé générale due à la présence du kyste ovarique, ne tardent pas à disparaître lorsque la guérison s'ef-

(1) Péan, *De l'ablation des tumeurs du ventre*, etc. (*Gaz. médic.*, 1880).

(2) Terrillon, *Des troubles de la menstruation après les lésions chirurgicales ou traumatiques et après l'ovariotomie* (*Annales de gynécologie*, septembre 1882).

fectue à la suite de l'ablation de ce dernier. L'ovaire sain reprend alors ses fonctions d'une façon normale, et la menstruation se rétablit avec sa régularité physiologique.

Les cas dans lesquels les choses se passent ainsi ne sont pas rares, et Le Bec en a pu relever d'assez nombreux exemples.

Mais si cette explication est parfaitement valable dans les cas où un seul ovaire a été enlevé, elle ne peut plus être invoquée lorsqu'il s'agit de ceux dans lesquels on a pratiqué l'ablation *totale* des deux organes ovariques. Je souligne avec intention ce mot *totale*, car si l'on examine avec une suffisante attention tous les faits invoqués comme exemples de persistance de la menstruation après extirpation des deux ovaires, on reconnaît que ces faits peuvent se ranger dans deux catégories.

Dans les uns, où tout permet de supposer que l'ablation a été réellement complète, *absolue*, l'écoulement sanguin ne s'est reproduit que d'une façon irrégulière, à des époques indéterminées, séparées par des intervalles plus ou moins éloignés et sans présenter la périodicité régulière ni les autres signes caractéristiques d'une véritable menstruation. De ces faits, dont Péan et Terrillon nous ont donné la véritable explication, nous n'avons pas à nous occuper plus longtemps; ils n'ont aucune valeur dans la discussion à laquelle nous nous livrons en ce moment.

Restent ceux où, à la suite de l'opération, les règles se sont reproduites avec la même régularité que par le passé. Mais, dans aucun de ces cas, on n'a la preuve certaine, évidente, incontestable, que les deux

ovaires ont bien été réellement enlevés *dans leur
totalité*. Et ce qui justifie les doutes que je me crois
autorisé à élever à ce sujet — malgré toute la confiance
que m'inspirent les opérateurs qui ont procédé à ces
extirpations — c'est que le fait ne s'est jamais produit
à la suite des opérations les plus simples, où il est si
facile de voir et de reconnaître tout ce qu'on enlève.
On l'a vu se produire seulement après ces opérations
laborieuses et pénibles, qui consistent en de véritables
dissections dans lesquelles, au milieu de nombreuses
adhérences, on coupe des lambeaux de l'utérus ou de la
trompe, sans être bien sûr qu'on n'a pas laissé de plus
ou moins gros fragments de l'ovaire. Or, vous savez,
Messieurs, qu'il suffit qu'une très petite portion de
l'ovaire soit respectée pour que le travail de l'ovulation se reproduise et sollicite sur la muqueuse utérine l'exhalation sanguine de la menstruation, et cela
en dépit de toutes les mutilations que peut avoir subies la trompe de Fallope.

Permettez-moi, pour justifier cette manière d'interpréter la persistance de la menstruation après une
ovariotomie double, d'examiner avec vous quelques-
uns des faits qui ont été cités parmi ceux que l'on a
considérés comme les plus concluants.

Storer (1) a rapporté l'exemple d'une femme de
trente-cinq ans, réglée à quatorze ans, ayant eu trois
accouchements à terme et trois fausses couches, qui
subit plus tard l'ablation des deux ovaires. « Les
trompes, dit Storer, furent cependant respectées, et
par une dissection attentive on parvint à les séparer

---

(1) Storer, *De la menstruation sans ovaires* (*Archives de physiologie*, t. I, 1re série, p. 376).

des ovaires malades. » Les règles survinrent dès le lendemain de l'opération, trois semaines après l'époque précédente. L'auteur ajoute que, plus d'un an après l'opération, la menstruation persistait avec une régularité *presque* absolue, l'intervalle étant ordinairement d'un mois, quelquefois de deux.

Dans cette observation, nous devons relever la dissection minutieuse des trompes durant laquelle il est bien permis de supposer que quelque portion de l'ovaire a pu échapper au bistouri du chirurgien, tout en faisant remarquer que la prétendue menstruation observée ensuite n'a eu qu'une régularité approximative, les intervalles séparant deux époques étant quelquefois de *deux mois*.

Un fait très remarquable de menstruation régulière a été publié tout dernièrement par Engelmann (1). L'opération, qui porta sur les deux ovaires, présenta des difficultés considérables, à cause d'adhérences nombreuses. Ce qui autorise encore à penser qu'une portion d'ovaire a fort bien pu rester après l'opération.

Battey (2), dans un mémoire communiqué à la *Gynecological Society*, en 1876, admet que la ménopause est la règle quand les ovaires ont été extirpés en totalité. Il a vu à la vérité, à la suite d'ovariotomies doubles, pratiquées par lui, la menstruation se continuer, mais il fait remarquer que l'opération avait été rendue très difficile, et voici comment il rend

(1) Engelman, *Ovariotomy; difficulties diagnostic and operative; continued menstruation after double ovariotomy* (American J. of the medical sciences, avril 1882).

(2) Battey, *Extirpation of the functionally active ovaries for the remedy of otherwise incurable diseases*, in *Gynecological transactions*, 1877.

compte des conditions dans lesquelles elle a été pratiquée : « Les tissus environnants étaient si adhérents aux ovaires dégénérés, et il me fut si difficile d'amener les organes sous les yeux, *qu'il m'est impossible de dire si la glande tout entière fut comprise dans la ligature.* »

Après cet aveu, il se déclare d'autant plus enclin à admettre que l'ablation a été incomplète que, chez une des malades, qu'il a opérées dans ces conditions, les phénomènes douloureux qui existaient avant l'opération ont persisté par la suite, ce qui n'a pas eu lieu chez ses autres opérées, au nombre de 53, dont il est sûr d'avoir parfaitement enlevé les deux ovaires *en totalité*, et chez lesquelles la ménopause est survenue, sans le moindre retard, comme conséquence immédiate de cette ablation.

Et ne croyez pas, Messieurs, que ce soit là une pure hypothèse, une explication imaginée pour les besoins de la cause et ne reposant que sur de simples vues de l'esprit.

Cette explication est confirmée par un fait d'observation clinique, aussi probant et aussi démonstratif que possible. Nous en devons la connaissance à Hegar, qui le rapporte de la façon suivante :

« Weinlechner m'a raconté un fait intéressant. Il fit « une ovariotomie double à une jeune fille qui n'avait « eu ses règles que trois fois. Les règles se montrèrent « pendant *huit* ans après l'opération. Il se développa « alors une tumeur grosse comme une tête d'adulte « qu'il fallut extirper. *C'était un kyste formé dans* « *les débris restants de l'ovaire gauche* » (1).

(1) Fait rapporté dans le travail de M. Le Bec.

Cette observation, fait remarquer Le Bec, quoique bien courte, rapprochée des difficultés opératoires d'une ovariotomie double, peut nous permettre de comprendre bien des écoulements réguliers, inexplicables sans cela. En tout cas, elle justifie nos réserves et elle nous autorise à nous associer à cette appréciation de l'auteur qui l'a rapportée :

« Je ne puis croire facilement au retour des règles après une ovariotomie double, car les sources d'erreurs me semblent trop nombreuses. Un fragment d'ovaire sain, ou en partie seulement dégénéré, peut être oublié, car le pédicule est souvent un produit unique de l'art. Il en résulte qu'une partie de l'ovaire, formant paroi d'un kyste, peut parfaitement être oubliée par la ligature, et ce fragment permet de retrouver des vésicules de de Graaf. Le fait est certain et c'est ce qui est arrivé à Waldeyer, qui en rencontra dans un pédicule d'ovariotomie. »

Des faits semblables auraient du reste, au dire de Le Bec, été observés par Kœberlé, Panas et Peaslee ; ils nous suffisent pour nous donner le droit d'exiger que l'on ne considère comme de véritables exemples de persistance de la menstruation après extirpation complète des deux ovaires, que les cas dans lesquels on se sera assuré de la réalité de cette *ablation complète*, par l'examen anatomique des parties laissées dans le ventre de la femme, aussi bien que de celles qui en ont été enlevées. Et je ne connais, jusqu'à présent, aucun fait scientifique qui donne cette double démonstration.

A côté de ces exemples empruntés à la pratique

chirurgicale, je pourrais vous en citer de tout aussi nombreux, ayant un caractère exclusivement médical, et qui me permettraient de vous montrer que la destruction pathologique des ovaires conduit à la ménopause tout comme leur extirpation, sans que les exceptions invoquées puissent en rien infirmer cette règle dont la rigueur est absolue. C'est ainsi que Aran — qui a tenu, je ne sais trop pourquoi, à inscrire son nom parmi les partisans de l'indépendance de l'ovulation et de la menstruation, quand tout le portait à conclure dans un sens opposé, comme j'aurai à constater, dans un instant, qu'il l'a fait du reste, — Aran, dis-je, a cru pouvoir citer comme aidant à démontrer cette indépendance le fait suivant observé chez une femme de soixante-quatre ans, affectée de rétrécissement de l'orifice mitral, avec insuffisance de la valvule bicuspide : « Après s'être suspendues depuis l'âge de quarante-huit ans jusqu'à l'âge de cinquante-deux ans, les règles avaient reparu de nouveau régulièrement *toutes les trois ou quatre semaines.* A l'autopsie on trouva les deux ovaires atrophiés, sans aucune trace d'ovulation, l'utérus volumineux, ramolli, la membrane muqueuse hyperhémiée et la cavité utérine contenant un caillot de récente formation. »

J'admettrai difficilement qu'on vienne me présenter comme un exemple de menstruation régulière cet écoulement sanguin qui se fait avec une périodicité plus que douteuse, *toutes les trois ou quatre semaines,* chez une femme ayant dépassé depuis longtemps l'époque de la ménopause et qui est atteinte de maladie du cœur. Il me faudrait des observations plus

concluantes et j'estime qu'il faut être bien à court
pour ne pouvoir en apporter d'autres. Aran était
peut-être de mon avis, car il n'a pas osé insérer
cette observation dans son texte, et il l'a reléguée
dans une simple note, attendant sans doute, pour
l'en faire sortir, des faits plus concluants, qui ne se
sont jamais produits.

Tout au plus pourrait-on, en forçant outre mesure
les analogies, rapprocher de cette observation celle
qui a été présentée en 1876, à la Société de Biologie,
par de Sinéty (1).

Il s'agit d'une jeune hystérique, âgée de vingt et
un ans, qui était entrée à la Salpêtrière, dans le service de Charcot, en 1872. Elle avait eu sa première
attaque à l'âge de seize ans. L'écoulement menstruel, qui s'était montré pour la première fois à
treize ans, était *irrégulier*, une ou deux époques
manquant souvent. Les attaques avaient lieu surtout
au moment des règles, qui étaient abondantes et ne
duraient, en général, qu'un ou deux jours. Les attaques hystériques étaient arrêtées facilement par la
compression de l'ovaire droit; la malade présentait
de l'hyperesthésie ovarienne du côté droit.

Au moment de la mort, qui fut due à une tuberculose pulmonaire, la muqueuse utérine présentait
tous les caractères qu'elle revêt ordinairement au
début de la période menstruelle, indiquant, dit l'auteur, que l'écoulement menstruel était sur le point
de se produire, quoiqu'il n'y eût sur aucun des deux
ovaires de follicule de de Graaf à sa période ascension-

(1) De Sinéty, *Menstruation sans ovulation* (*Archives de physiologie*,
1876, p. 803).

nelle, non seulement arrivé à maturité, mais même n'ayant pas dépassé l'état de follicule primordial.

Est-ce à dire que cette femme fût menstruée sans qu'il se fît aucun travail d'ovulation dans ses ovaires ? En aucune façon, et, pas plus que pour la vieille femme cardiaque de Aran, il n'est permis de considérer comme de véritables règles les métrorrhagies dont cette tuberculeuse, hystérique, a été affectée à des époques tout à fait irrégulières.

Mais, nous dit-on, la muqueuse utérine présentait tous les signes caractéristiques de l'imminence d'une prochaine irruption menstruelle. Qu'en sait-on ? Est-ce que l'état de la muqueuse, à la veille de l'apparition des règles, est assez bien connu pour que, sans la moindre hésitation, on puisse, en l'examinant, annoncer leur arrivée à une date fixe ? Est-ce que la métrite interne, si fréquente chez les tuberculeuses, n'imprime pas à cette membrane des modifications ressemblant, à s'y méprendre, à celles qui se produisent pendant le molimen menstruel et qui pourraient en imposer, même à un histologiste aussi compétent que l'est de Sinéty ? J'ai tout lieu de le penser, et c'est pour cela que je n'attribue pas plus de valeur à cette observation qu'à celle qui a été rapportée par Aran.

Si des cas dans lesquels les règles ont paru se produire en l'absence du travail de l'ovulation, c'est-à-dire en dehors de l'influence physiologique de l'ovaire, nous passons à ceux dans lesquels ce travail s'est opéré sans avoir provoqué l'écoulement menstruel, nous allons voir que, tout en étant susceptibles

d'une autre explication, ceux-ci ne sont pas plus que
ceux-là suffisants pour établir l'indépendance de ces
deux phénomènes, l'ovulation et la menstruation,
qui restent toujours intimement liés l'un à l'autre.

Parmi les faits qui ont été invoqués, je m'arrête à
celui qui a été considéré comme le plus probant.

Une femme meurt de phthisie pulmonaire dans un
hôpital de Paris. Il y avait plusieurs mois qu'elle
n'avait été réglée, et cependant, en faisant son autopsie, on trouva sur l'un de ses ovaires un corps
jaune de nouvelle formation, témoignage irrécusable
de la déhiscence toute récente d'un ovule arrivé à
maturité et dont l'évolution ni la ponte n'avaient cependant pas déterminé l'apparition du flux cataménial.

Les cas de cette nature, sans être communs, ne
sont pas excessivement rares et nous en trouvons au
moins un tout pareil dans l'excellente thèse de mon
ancien interne, Vermeil (1) ; mais ils ne méritent
pas le bruit que l'on a fait autour d'eux, pour arriver à conclure que la menstruation n'est pas sous la
dépendance de l'ovulation et que les deux phénomènes sont étrangers l'un à l'autre. Ils signifient une
seule chose, c'est que, dans certaines conditions, —
chez les femmes épuisées par une diathèse, par une
chlorose, par une convalescence pénible qui les a rendues anémiques, — l'organisme n'a plus assez de
force ni de ressort pour répondre, par une hémorrhagie, aux sollicitations de l'ovaire ; et que l'effort
du *molimen* — qui, pendant le travail de l'ovulation, attire le sang dans le système génital et le

(1) Vermeil, *Des lésions des organes génitaux chez les tuberculeuses.* Paris, 1880, obs. I, p. 15.

congestionne jusqu'à déterminer d'habitude la rupture des capillaires de la muqueuse utérine, — peut
manquer de l'énergie nécessaire pour arriver à ce
dernier résultat et s'épuiser, en quelque sorte, avant
que l'hémorrhagie ne se produise. Et la preuve, c'est
que souvent ce *molimen* se traduit par une hypersécrétion de la muqueuse et que l'on voit alors
survenir de véritables *règles blanches*, à la place
des règles rouges qui ont fait défaut.

C'est cependant sur des faits de cette nature que
de Sinéty s'est fondé pour arriver à conclure que :

« Toute théorie générale relative à cette fonction
est encore prématurée, dans l'état actuel de nos connaissances. Il est certain que le plus souvent, chez
les femmes mortes au moment des règles, on trouve,
sur l'un des deux ovaires, un follicule rompu ou sur
le point de se rompre. La congestion excessive que
subissent à ce moment les organes génitaux explique parfaitement la déchirure du follicule, pour peu
qu'il s'en rencontre un assez développé, et l'ovaire,
dans ce cas, n'a qu'un rôle tout à fait passif. Mais n'y
eût-il qu'une seule exception, et aujourd'hui elles
sont nombreuses, qu'on ne pourrait plus, à notre
avis, admettre la théorie ovarienne telle que nous
la trouvons formulée dans la plupart des livres classiques. Nous dirons donc, pour résumer notre pensée, que *l'ovulation et le flux menstruel sont deux
phénomènes ordinairement connexes, mais non
liés nécessairement l'un à l'autre* » (1).

On remarquera que, tout en admettant une vérité
qui s'impose malgré lui à son esprit, l'auteur de ce,

(1) De Sinéty, *Traité pratique de gynécologie*, p. 546.

passage cherche à renverser, en quelque sorte, les termes du problème en soumettant les actes qui se passent dans l'ovaire à l'influence des phénomènes congestifs observés dans l'ensemble du système génital. Mais alors, il devrait nous dire d'où vient cette congestion, qu'est-ce qui la sollicite, si ce n'est pas le travail même de l'ovulation effectué dans l'ovaire?

Aran (1), qui, avant lui, s'était mis aussi en opposition avec la doctrine de l'ovulation, s'était exécuté de bien meilleure grâce, lorsqu'après examen attentif des faits il s'était vu forcé de déclarer que :

« C'est seulement à partir du moment où l'on a « reconnu que la production de l'écoulement mens-« truel était liée à la présence des ovaires que l'on a « pu proposer des explications de quelque valeur. »

Aussi, après ce premier aveu, n'a-t-il pas hésité à ajouter : « Je suis tout disposé à admettre d'une « manière générale l'exactitude de la théorie de « la ponte spontanée. *Sans les ovaires, sans le* « *développement régulier des ovules, les femmes* « *ne seraient certainement pas réglées.* »

Et pour ne nous laisser aucun doute sur sa pensée, il a terminé la discussion par cette conclusion bien significative : « A mes yeux, l'ovulation est aussi un « phénomène de premier ordre; *sans le travail qui* « *s'accomplit dans l'ovaire, jamais l'impulsion ne* « *serait donnée à la fonction menstruelle.* »

Que nous faut-il de plus? et jamais ceux qu'il a appelés les *enfants perdus de la théorie* en ont-ils dit davantage? Tenons-nous-en donc là, et considé-

(1) Aran, *Leçons cliniques sur les maladies de l'utérus et de ses annexes*, pages 280 et suivantes.

rons comme un fait désormais incontestable que *c'est le travail de l'ovulation qui donne l'impulsion à la fonction menstruelle.*

Cette corrélation entre l'ovulation et la menstruation explique celle qui existe entre la menstruation et la fécondation et qui, je vous l'ai déjà dit, est constatée depuis Hippocrate. Seulement, nous avons l'explication du phénomène qui manquait aux anciens, et nous savons que, si le moment où a lieu l'écoulement menstruel, plutôt la fin que le commencement, est l'époque la plus favorable pour la conception, c'est parce que s'opère alors la déhiscence de l'œuf, arrivé à maturité. Et cette explication est acceptée même par de Sinéty (1), dans le passage suivant, que je tiens à citer textuellement :

« Quoique la rupture d'un follicule de de Graaf et l'expulsion d'un ovule ne résultent pas forcément de chaque époque cataméniale, il n'en est pas moins vrai que la fécondation paraît plus probable dans les quelques jours qui suivent les règles ; ce qui se comprend facilement, car, comme nous l'avons dit, l'expulsion de l'ovule, *tout en n'étant qu'un phénomène passif*, accompagne le plus souvent la congestion menstruelle. »

D'après cela, on serait tenté de conclure : 1° que les femmes non menstruées ne peuvent pas être fécondes ; 2° que la fécondation ne peut s'opérer qu'au moment même de la menstruation. Ce serait aller trop loin, car nous venons de voir que, dans certains

(1) De Sinéty, *Manuel pratique de gynécologie*, p. 551.

cas, l'ovulation se fait régulièrement sans que l'hémorrhagie cataméniale se produise. Il est vrai que
l'écoulement sanguin est souvent alors remplacé par
un écoulement simplement muqueux, et en tenant
compte de cette particularité, on pourrait dire, avec
Themmen, que les femmes qui n'ont aucun écoulement par les parties génitales sont absolument stériles. Mais cet écoulement muqueux ne peut-il pas
manquer lui-même et ne se pourrait-il pas faire que
le mouvement fluxionnaire, n'atteignant même pas
la muqueuse utérine, ne sollicitât aucun travail sé-
crétoire de ce côté, alors même que l'ovulation s'ef-
fectuerait régulièrement? C'est ce que je ne saurais
dire, tout en reconnaissant que les tuberculeuses à
l'autopsie desquelles on a trouvé des corps jaunes
auraient parfaitement pu concevoir, quoique n'étant
pas réglées (1).

Ce sont là des questions que nous aurons à traiter
lorsque nous nous occuperons de l'*aménorrhée*, et à
propos desquelles j'aurai à emprunter de précieux do-
cuments à un excellent travail que mon ancien interne
André Petit (2) a publié sur cet intéressant sujet.

Nous reconnaissons donc que les femmes peuvent
être fécondes sans être menstruées, par cela seul que
l'ovulation, tout en s'effectuant dans des conditions
régulières, peut, dans certains cas exceptionnels, ne
pas provoquer l'écoulement sanguin, auquel elle
donne lieu d'habitude.

(1) Gallard, *Sur la conception dans le cours de l'anémorrhée* (*Annales de gynécologie*, mars 1882, p. 161).
(2) André Petit, *De la conception au cours de l'aménorrhée*. Paris,
1883.

Il n'en reste pas moins nettement prouvé, par les faits que nous venons de passer en revue, que, dans l'immense majorité des cas, chez la femme normalement constituée, la menstruation régulièrement établie est l'indice de l'aptitude à la fécondation, puisque chaque hémorrhagie mensuelle est le phénomène extérieur qui révèle la ponte d'un ovule parvenu à maturité.

En rappelant que depuis les temps les plus reculés tous les observateurs sont tombés d'accord sur ce point que c'est au moment des règles que le coït peut être suivi de fécondation, je ne puis m'empêcher de revenir de nouveau sur l'analogie frappante qui existe entre la période cataméniale et le rut des animaux. On sait, en effet, que c'est l'époque à laquelle, dans les diverses espèces animales, s'opèrent l'accouplement et la reproduction. Des recherches physiologiques ont même permis à Coste de constater que si l'on force une femelle à subir les approches du mâle en dehors de l'époque du rut, les zoospermes glissent sur l'œuf sans pouvoir y pénétrer, à cause de la couche d'albumine qui le recouvre et le garantit. D'ailleurs, il est incontestable que, chez les animaux, l'appétit sexuel fait défaut en dehors des époques de rut et que cette absence de désirs porte la femelle à repousser le mâle. La même répulsion n'existe pas, il est vrai, chez la femme, et c'est là, d'après Rabelais, ce qui distingue l'homme de l'animal ; mais il faut reconnaître cependant que si « le propre de l'espèce humaine est de pouvoir faire l'amour en tout temps », c'est surtout au voisinage des époques menstruelles que le besoin du coït se fait sentir pour la femme. C'est là, du reste, une heureuse disposition au point de vue de la perpétuité de l'espèce, puisque c'est à ce moment que la fécondation a le plus de chance de se produire.

Une des conséquences les plus importantes de ce fait, depuis longtemps admis par la plupart des physiologistes, est le conseil rationnel de pratiquer le coït au voisinage des règles, afin d'obtenir plus sûrement la fécondation. La tradition rapporte que, d'après ce conseil, formulé par Fernel, Catherine de Médicis, stérile depuis onze ans, eut, enfin, un enfant de Henri II.

Nous pourrions citer un certain nombre d'exemples du même genre, mais nous croyons plus utile de rechercher s'il faut accorder une plus grande confiance, au point de vue de la conception désirée, au coït pratiqué immédiatement avant ou après les règles.

Bien qu'Hippocrate n'eut aucunes notions relatives à la maturité de l'ovule, dont il ignorait même l'existence, il.avait résolu cette question dans des termes auxquels nous avons modifié peu de chose, malgré les immenses progrès réalisés en physiologie relativement à la connaissance exacte des fonctions de reproduction. « La femme, disait-il, au commencement de ses règles pourra user du coït, ou mieux encore à la fin, avant leur totale cessation » ; et, dans une autre partie de ses œuvres : « Elle prendra pour règle de cohabiter avec son mari toujours vers la fin de ses règles, ou bien au commencement; mais, ainsi que je l'ai déjà observé, la fin est préférable au commencement (1). »

(1) Hippocrate, *Des maladies des femmes*, l. I

Boerhave, cité par Raciborski (1), avait également constaté la plus grande fréquence de la conception à la fin des règles : « *Feminæ concipiunt post ultima menstrua et vix ullo alio tempore.* » C'est encore la même opinion que l'on retrouve émise par Haller dans le passage suivant : « *A primo congressu post menses, feminæ sanæ possumus tempora gravididatis demetiri.* »

Ces faits d'observation ont été pleinement confirmés, et ont reçu leur explication physiologique, depuis que nos connaissances relatives à l'ovulation et à ses rapports si directs avec la menstruation ont acquis le degré de précision et de certitude qu'elles présentent aujourd'hui. C'est ainsi que vous trouverez, dans la plupart des auteurs modernes, la question qui nous occupe exposée dans des termes qui ne sont qu'un commentaire plus scientifique de la proposition formulée par Hippocrate.

J'emprunte à Raciborski le passage suivant qui résume d'une façon très nette les notions que je viens de vous exposer : « Les époques de rut et les époques « menstruelles constituent absolument la même « fonction destinée à mener les ovules à maturité « et à préparer dans l'utérus les conditions nécessai- « res pour leur développement ultérieur, en cas de « fécondation... Les rapprochements sexuels ayant « lieu dans un de ces moments favorables sont ordi- « nairement suivis de conception et le principal but « de l'ovulation se trouve atteint. »

Nous avons vu, d'ailleurs, précédemment que la

---

(1) Raciborski, *Traité de la menstruation*, p. 113.

fécondation de l'ovule, parvenu à maturité et déhiscent, est le résultat de sa rencontre avec les zoospermes au niveau de l'ovaire ou dans le tiers supérieur du canal tubaire, et que cette rencontre, par suite de la vitesse inégale d'ascension des zoospermes et de descente de l'ovule, peut résulter d'un coït pratiqué même deux jours après la rupture de la vésicule de de Graaf. Aussi, nous est-il facile de comprendre pourquoi les rapports sexuels amènent plus sûrement la fécondation lorsqu'ils sont pratiqués à la fin des règles : c'est qu'en effet, pendant la durée de l'écoulement menstruel, la conception est rendue plus difficile à cause du flux sanguin qui entraîne le sperme au dehors, si bien qu'au moment de la rupture du follicule ovarien, qui se produit le plus souvent à la fin de la période cataméniale, l'ovule ne rencontre plus de spermatozoaires sur son passage. D'un autre côté nous savons que les rapports sexuels sont rarement pratiqués pendant la durée de l'écoulement sanguin, par suite d'un sentiment de pudeur chez la femme, et de la crainte exagérée qu'éprouvent presque tous les hommes à l'égard des propriétés irritantes et nocives du sang menstruel.

Nous trouvons, au contraire, réalisées, à la fin du flux cataménial, toutes les conditions les plus favorables pour la fécondation : rupture du follicule, ovule mûr au niveau du pavillon de la trompe, ascension facile des spermatozoaires. Est-il besoin d'insister davantage pour démontrer que c'est dans de semblables circonstances que le coït a le plus de chances d'être suivi de conception, et pour faire ressortir les conséquences pratiques que doit en tirer le médecin, au point de vue des conseils que réclameront si souvent près de lui les femmes jusque-là stériles et désireuses d'arriver à la maternité.

Raciborski (1), sur quinze femmes ayant pu donner des renseignements précis relativement à la date des rapprochements sexuels qui ont été fécondants, a trouvé 5 cas dans lesquels l'imprégnation eut lieu un peu avant les règles, qui apparurent cependant, mais moins abondantes et moins longues que d'habitude. Une seule femme fut fécondée alors que l'écoulement sanguin avait déjà commencé; chez elle, la menstruation se suspendit aussitôt. Dans 8 autres cas, le coït avait eu lieu dans les deux jours qui suivirent la cessation du flux menstruel. Enfin, dans un dernier cas, la fécondation s'était produite dix jours après la fin de la menstruation : mais chez cette femme, qui au premier abord semble faire exception à la loi que nous avons établie, il y avait eu arrêt brusque du flux sanguin au second jour des règles, sous l'influence d'une vive émotion morale. Puis elle s'était livrée à son amant, pour la première fois, dix jours plus tard, dans des conditions de grande excitation. Elle accoucha, jour pour jour, neuf mois après ce coït unique.

Raciborski pense que, dans ce cas, l'ovulation a été suspendue, avant la déhiscence, en même temps que le flux sanguin, par suite de la cessation de l'orgasme vénérien sous l'influence d'une vive inquiétude, et que l'excitation du coït, dix jours plus tard, a achevé le développement et la rupture du follicule dont le contenu a été aussitôt fécondé.

(1) Raciborski, *Traité de la menstruation*, p. 117.

On pourrait également donner de ce fait une autre
interprétation, et dire que c'est un second ovule,
arrivé plus rapidement à maturité, qui a rencontré
les spermatozoaires au moment du coït.

Les faits qui précèdent permettent de conclure
qu'il existe chez la femme une période, voisine des
règles, durant laquelle la fécondation est plus fréquente qu'à tout autre moment, et que l'on pourrait
appeler *période génésique*. C'est Négrier qui a surtout contribué à fournir l'explication physiologique
de ces faits d'observation, en démontrant la réalité
de l'ovulation spontanée et ses relations avec les règles. Conséquent avec lui-même, et suivant sa
théorie dans toutes ses conséquences, il est allé
jusqu'à prétendre qu'en dehors du moment où se fait
spontanément la déhiscence d'un ovule arrivé à maturité, — c'est-à-dire en dehors des jours qui précèdent
ou qui suivent l'éruption des règles, — la conception
n'est pas possible. Il existerait donc une *période agénésique* pendant laquelle le coït ne serait jamais suivi
de fécondation ; nous allons rechercher jusqu'à quel
point cette doctrine peut être admise et s'il n'y a pas
une explication plausible à donner aux exceptions
qui sont venues parfois lui opposer un démenti for-
mel, au moins en apparence.

Proposée par Négrier, puis défendue par Avrard,
cette théorie de la *période agénésique* a été acceptée
tout d'abord par un certain nombre d'auteurs qui ont
cru bientôt, en présence de faits contradictoires, devoir modifier leur opinion.

Ainsi Raciborski, après avoir posé en principe

que « il y a des moments où les rapports sexuels doi-
« vent être absolument stériles », n'ose plus dans
sa seconde édition être aussi affirmatif.

« Nous ne croyons pas, dit-il, que dans l'état actuel
de nos connaissances, on soit autorisé à affirmer qu'il
y a des jours où l'*agénésie* soit une loi absolue. Ce
serait une témérité impardonnable de la part d'un
médecin, que de se fier aux assertions contraires, lorsqu'il s'agirait, par exemple, d'empêcher absolument,
pendant quelque temps, une femme mariée de devenir
enceinte, quand sa vie pourrait en dépendre » (1).

En effet, les personnes qui se sont fiées trop aveu-
glément aux théories de Négrier et d'Avrard, relativement à la période agénésique, ont eu parfois à s'en
repentir ; et on prétend même qu'il y a eu des mé-
comptes jusque dans la famille du premier de ces pro-
pagateurs de la doctrine. Est-ce à dire pour cela qu'ils
soient absolument en dehors de la vérité et que les
faits d'observation sur lesquels ils se sont fondés pour
déduire les conseils pratiques, auxquels ils ont eu
peut-être tort de donner une formule trop absolue,
soient complètement faux ? En aucune façon.

La doctrine pose cet axiome : *Il ne peut y avoir
de conception qu'au moment de la déhiscence d'un
ovule arrivé à maturité*. L'observation confirme cette
donnée théorique, puisqu'elle nous montre que le
moment le plus favorable pour la conception est justement celui qui correspond à la maturité de l'ovule
et à sa déhiscence ou *ponte spontanée*, — phénomène
intime qui se révèle à nous par ce signe extérieur
éclatant, l'éruption des règles.

(1) Raciborski, *loc. cit.*, p. 120.

Ce premier fait établit d'une façon indéniable qu'il y a un moment favorable entre tous pour la conception, et que ce moment, durant depuis les jours qui précèdent jusqu'à ceux qui suivent immédiatement les règles, peut à juste titre être appelé la période génésique par excellence.

Mais y a-t-il, comme l'a prétendu Avrard, une période complétement agénésique qui durerait depuis le quatorzième jour qui suit le début de la menstruation jusqu'à la fin de l'époque suivante; et peut-on affirmer, comme il l'a fait après Négrier, qu'une femme peut durant tout ce temps se livrer impunément aux rapports sexuels, avec la certitude absolue de ne pas être fécondée? Non, Messieurs; il y aura moins de chances de fécondation, cela est incontestable, mais la femme sera encore parfaitement apte à concevoir. Il faut donc que les maris qui craignent de voir trop rapidement augmenter leur famille ne comptent pas trop sur ce moyen de la maintenir dans les limites qu'ils ont préalablement fixées, car je connais d'assez nombreux exemples de conceptions opérées dans ces conditions. Peut-on expliquer ces conceptions, en quelque sorte insidieuses, et les mettre d'accord avec la théorie de l'ovulation? Rien de plus simple à mon avis.

La maturité de l'ovule est, ai-je dit déjà et répété bien des fois, une condition nécessaire, essentielle, indispensable pour la fécondation. Cette maturité, qui préside aux manifestations extérieures de la menstruation, se fait en général d'une façon périodique et régulière, et nous voyons le phénomène physiologique de la ponte spontanée s'opérer à des époques fixes, séparées par des intervalles dont je vous ai fait connaître la durée. Mais vous devez vous rappeler que ces intervalles sont variables, ce qui permet de penser qu'à de certains moments il y a des œufs qui mûrissent plus vite que d'autres.

A quelles circonstances peut-on attribuer la maturité plus ou moins hâtive des ovules?

En premier lieu, à toutes celles que je vous ai déjà signalées comme étant de nature à contribuer à la précocité de la première apparition des règles, correspondant à la déhiscence du premier ovule arrivé à maturité; et vous n'avez pas oublié qu'au nombre de ces conditions se trouvent toutes les excitations physiques et morales qui peuvent contribuer au développement du sens génésique.

Supposons qu'elles agissent avec une certaine activité, et nous comprendrons facilement comment il se pourra faire que, dans ces conditions, un ovule arrive plus hâtivement que d'habitude à maturité, et fasse renaître pour la femme l'aptitude à la conception, à un moment où elle n'était pas attendue.

Permettez-moi, à cet égard, une comparaison qui vous fera bien saisir ma pensée.

De même que, cultivés en pleine terre, les fruits et les légumes n'apparaissent qu'à des époques fixes, régulièrement espacées, tandis qu'en serre chaude on en obtient dans toutes les saisons, de même, chez la femme, on pourra obtenir une maturation hâtive de l'ovule, dans certaines conditions. de *surchauffage*, réalisées par des excitations amoureuses prolongées qui favorisent la congestion de ses organes génitaux et la rupture prématurée du follicule ovarien.

Les faits de ce genre ne sont pas rares. J'ai cité
ailleurs (1) l'exemple d'une jeune femme qui, parfaitement réglée jusque-là, a vu, à son grand étonne-
ment, ses règles revenir en avance de quinze jours, à
un moment où elle était activement courtisée, et où,
bien décidée à succomber, elle se laissait aller aux
douceurs d'une résistance, destinée seulement à
donner plus de prix à sa défaite. Après l'avoir interrogée avec soin et avoir reçu d'elle les confiden-
ces les plus complètes, je demeurai convaincu que,
pendant le cours des épanchements amoureux auxquels elle s'était abandonnée, il s'était fait du côté de
ses organes génitaux internes, et en particulier de ses
ovaires, un travail physiologique qui avait hâté la
maturité d'un ovule et provoqué le retour précipité
de la menstruation.

Supposons qu'au lieu de prolonger ainsi, à plaisir,
sa résistance, cette femme eut cédé vingt-quatre ou
quarante-huit heures plus tôt, elle aurait parfaitement
pu devenir enceinte en pleine période agénésique.

C'est à cette maturité hâtive des ovules, sous l'influence des excitations amoureuses, que l'on doit
attribuer également les fécondations précipitées qui
surviennent aussitôt après le mariage, ou le retour
inopiné des règles dans les mêmes conditions — deux
phénomènes qui ne s'expliqueraient pas sans cela,
car les mères de famille, soucieuses de la santé de
leurs enfants, ont toujours l'attention de faire fixer la
date du mariage vers le milieu de l'intervalle qui sépare deux époques de règles, c'est-à-dire en pleine

_____

(1) T. Gallard, *Des hématocéles péri-utérines spontanées*. In *Arch.
gén. de méd.* 5e série, t. XVI, oct., nov. et déc. 1860.

période agénésique. Félicitons les maris capables de triompher de ces mauvaises conditions.

Il faut rapprocher des faits de ce genre ceux dont je vous ai déjà entretenus, et dans lesquels on voit la menstruation se montrer de nouveau chez des femmes qui, depuis un temps plus ou moins long, avaient cessé de voir leurs règles et s'étaient crues, à bon droit, arrivées en pleine ménopause, cette suppression de l'hémorrhagie mensuelle étant apparue vers l'âge de quarante à quarante-cinq ans. Ces retours du flux caténial sont un indice évident de la maturation et de la déhiscence de nouveaux ovules, développés dans l'ovaire resté depuis un certain temps silencieux ; et les grossesses tardives, survenues dans ces conditions, viennent bien démontrer la réalité du fait. Ces cas ne sont pas rares et Puech (1) cite plusieurs exemples de femmes qui sont devenues grosses après la ménopause et qui, toutes, avaient revu leurs règles au moment de la conception.

C'est encore ici à l'influence d'une excitation vive et prolongée du sens génital, que l'on peut attribuer ces retours de l'ovulation et de la congestion active des organes sexuels : ainsi Michel Lévy rapporte qu'Esquirol aurait connu une dame de cinquante ans qui, après avoir cessé d'être réglée depuis un an, aurait vu ses règles reparaître et durer plusieurs années sous l'influence d'une passion amoureuse (2).

Il faut d'ailleurs, Messieurs, prendre garde de confondre ces menstruations tardives, dépendant d'un travail d'ovulation également tardif, avec les simples

(1) Puech, *loc. cit.*, p. 22.
(2) Michel Lévy, *Traité d'hygiène*, 4ᵉ édit. 1862, t. I, p. 126.

métrorrhagies si fréquentes à cette époque de la vie, et qui, malgré leur périodicité apparente, n'ont rien de commun avec la menstruation véritable.

Les variations que peut présenter, à un moment donné, sous l'influence de causes déterminées, l'évolution des vésicules ovariennes, n'ont, du reste, rien de surprenant, et il ne faut pas s'étonner de voir parfois des ovules arriver à maturité plus rapidement que d'autres, puisque le fait contraire s'observe communément. Je vous ai dit, en effet, que bien souvent un intervalle assez long sépare la première menstruation des suivantes : la seule explication rationnelle de cette irrégularité dans le retour des règles est fournie par le plus long temps dont le second ovule a besoin pour acquérir son entier développement. La période agénésique, dans ce cas, au lieu d'être abrégée, se trouve, au contraire, plus ou moins prolongée.

Il en est de même après l'accouchement; nous avons vu que chez la femme qui n'allaite pas, le retour des règles après les couches se fait ordinairement vers la sixième semaine, ou, en d'autres termes, que le premier ovule qui arrive à maturité après la terminaison de la grossesse met six semaines à acquérir son complet développement. La femme est donc pendant ce temps dans une période d'agénésie. L'évolution plus lente de l'ovule à ce moment est le résultat de la torpeur de l'ovaire qui, resté inactif et anémié pendant tout le cours de la gestation, ainsi que je vous le dirai bientôt, a besoin d'un certain temps pour reprendre son fonctionnement régulier.

CINQUIÈME LEÇON

AMÉNORRHÉE

Définition. — Division. — Aménorrhée complète ou incomplète ;
permanente ou transitoire. — Aménorrhée congénitale (absence
des ovaires ou de l'utérus). — Rétention du flux menstruel.
— Aménorrhée des affections utérines. — Des phlegmasies
péri-utérines. — Aménorrhée *congestive*. — Aménorrhée par
atrophie des ovaires. — Par suppression de la ponte ovulaire.
— Aménorrhée transitoire *physiologique :* du début de la menstruation et de la ménopause ; de la grossesse et de la lactation.
— Sa pathogénie. — Menstruation pendant la grossesse. — Pendant la lactation. — Aménorrhée par état général anémique.
— Au cours des affections aiguës. — Dans les maladies chroniques. — Son mode de production. — Évolution incomplète
des follicules de de Graaf. — Règles blanches. — Aménorrhée
dite *essentielle*. — Aménorrhée des jeunes pensionnaires. —
Aménorrhée *a frigore*. — Aménorrhée de cause *psychique*. —
Grossesses nerveuses. — L'aménorrhée est toujours symptomatique d'un état général ou d'une lésion locale.

MESSIEURS,

En étudiant, comme nous venons de le faire jusqu'ici, les divers phénomènes de la menstruation régulière, chez la femme en santé et normalement
constituée, nous avons traité, en quelque sorte, le
côté physiologique de la question. Il me reste à vous
faire connaître les perturbations diverses que peut

présenter la fonction menstruelle, à aborder, en un mot, la pathologie de la menstruation.

Il s'en faut de beaucoup, en effet, que cette fonction s'accomplisse aussi régulièrement que pourrait le faire croire le tableau que nous en avons tracé; il est, au contraire, peu de phénomènes physiologiques qui soient sujets à des troubles plus fréquents et plus variés, et le grand nombre des femmes présentent, à un degré plus ou moins accentué, des désordres menstruels. Vous comprenez aisément que ces troubles de la menstruation revêtent une forme et une allure pouvant varier à l'infini, suivant les circonstances dans lesquelles ils se produisent, suivant l'âge, le genre de vie, la constitution de la femme chez laquelle ils se montrent. Mais il est possible, cependant, de ranger tous ces troubles, si variés en apparence, dans trois grandes divisions principales, suivant que la fonction menstruelle est troublée : 1° par absence, retard ou diminution; 2° par excès ou augmentation de l'écoulement sanguin; 3° par perturbation de son mode de sécrétion.

Telle est, d'ailleurs, la division adoptée par Astruc (1) sous une forme aphoristique reproduite dans le Dictionnaire en trente volumes (2) : « *Menstruatio aboletur, imminuitur, intenditur, depravatur.* »

A son exemple nous rangerons, dans une première classe, tous les cas où il existe soit une diminution importante, soit une suppression complète du flux menstruel : c'est ce que l'on a nommé l'*aménor-*

---

(1) Astruc, *Traité des maladies des femmes*. Paris, 1770.
(2) Desormeaux et P. Dubois, *Dict. de médecine en trente volumes*, art. MENSTRUATION.

rhée, à laquelle il convient de rattacher l'écoulement blanc de la *leucorrhée*, qui, parfois, remplace le flux sanguin cataménial.

Dans la deuxième, prendront place tous les cas dans lesquels on constate une augmentation de l'hémorrhagie mensuelle, et où il y a anomalie par excès : c'est la *métrorrhagie* ou *ménorrhagie*.

Dans la troisième, viendront se ranger tous les autres désordres de la menstruation, tels que les irrégularités dans le retour des règles ; leur suppression brusque ; leurs déviations consistant dans l'apparition d'un flux sanguin périodique au niveau d'organes autres que les voies génitales, tandis que celles-ci ne sont le siège d'aucune hémorrhagie, c'est-à-dire les *règles supplémentaires ;* et enfin les accidents qui résultent de l'éruption difficile et douloureuse du sang au moment des époques, à laquelle on a donné le nom de *dysménorrhée*.

Parlons d'abord de l'*aménorrhée*. C'est un trouble de la menstruation caractérisé par le retard ou l'absence de l'exhalation périodique du sang menstruel. On pourrait la définir plus simplement, avec Courty, *l'absence de menstruation* ou mieux encore, avec de Scanzoni, *l'absence du symptôme principal de la menstruation, c'est-à-dire de l'hémorrhagie pendant l'âge nubile ;* mais il me paraît indispensable de bien établir dès l'abord que l'aménorrhée est plus souvent constituée par un simple retard que par une suppression complète de l'écoulement menstruel.

On n'a pas manqué de donner des différentes sortes

d'aménorrhée des classifications nombreuses, basées tantôt sur le cortège symptomatique de ce trouble menstruel, tantôt sur la nature, plus ou moins exactement déterminée, des causes multiples qui peuvent lui donner naissance. Mais il faut reconnaître qu'il est assez difficile d'établir une bonne division de ce groupe pathologique. L'aménorrhée peut, tout d'abord, comme cela résulte de notre définition, être *complète* ou *incomplète*, suivant que le flux menstruel est entièrement supprimé ou seulement diminué d'une façon notable. Nous admettrons également deux grandes classes, selon que l'aménorrhée est continue ou, au contraire, ne se montre que d'une façon accidentelle, pendant quelques mois : *aménorrhée permanente* ou *radicale*, et *aménorrhée transitoire*. Enfin, il est impossible de ne pas établir une distinction entre l'*aménorrhée par rétention*, résultant de l'impossibilité de l'évacuation au dehors du sang exhalé à la face interne de l'utérus, par suite de malformations congénitales ou de lésions acquises, et l'*aménorrhée proprement dite*, caractérisée seulement par l'absence de l'hémorrhagie qui devrait se produire à la surface de la muqueuse utérine.

L'aménorrhée est véritable, absolue, radicale chez les jeunes filles privées congénitalement d'ovaires ou d'utérus. Ce que je vous ai dit précédemment, Messieurs, au sujet de la corrélation qui existe entre l'ovulation et la menstruation, me dispense d'insister davantage sur l'absence complète des règles lorsque les ovaires font défaut; c'est à cette forme d'aménorrhée que l'on a plus spécialément réservé le nom de *radicale*. Ordinairement due à une malformation congé-

nitale, elle peut, ainsi que nous l'avons vu (1), être la
conséquence de l'ablation des deux ovaires, pratiquée
à un âge plus ou moins avancé ; elle peut aussi résulter
d'une altération pathologique de ces organes, et de
la cessation de leur fonctionnement périodique. Nous
aurons bientôt à revenir sur ce point important.

Vous comprenez, d'ailleurs, aisément que si l'u-
térus fait défaut, bien que les ovaires existent et soient
le siège d'une ovulation normale, l'aménorrhée sera
la conséquence de cette malformation. J'ai observé
plusieurs exemples de ce genre et je puis mettre sous
vos yeux les pièces anatomiques provenant de l'autopsie d'une femme, morte à 60 ans, sans avoir
jamais eu d'écoulement menstruel (2). Les ovaires
sont normaux et recouverts de cicatrices, traces indélébiles de nombreuses pontes ovulaires, mais l'utérus
n'existe qu'à l'état absolument rudimentaire représenté par une mince bandelette musculaire.

Parmi les divers cas que j'ai observés, mais auxquels manque le contrôle de l'autopsie, l'un des plus
remarquables est sans contredit celui d'une jeune
fille de 29 ans que nous avons examinée et interrogée
ensemble à différentes reprises. Comme celle dont
vous venez de voir les pièces anatomiques, elle n'a
ni utérus ni vagin, et cependant elle est bien femme
dans toute l'acception du mot, trop femme même, à
en juger par les impressions qu'elle ressent et les
désirs qu'elle voudrait pouvoir assouvir. Ce qui lui

(1) Voir plus haut, page 134 et suiv.
(2) T. Gallard, *Leçons cliniques sur les maladies des femmes*,
p. 175.

donne ce caractère incontestable de femme c'est que,
tout en étant privée d'utérus, elle a des ovaires sur
l'existence et la parfaite organisation desquels on ne
peut conserver aucun doute.

Cette fille, née dans les Vosges, est petite, mais
bien conformée ; son bassin est large ; ses fémurs ont
la courbure ordinaire, ses seins sont assez développés ;
sa vulve est normale, le pénil est couvert de poils.
Rien ne lui manque extérieurement pour constituer
une femme. Lorsqu'elle est venue nous voir, elle se
plaignait de douleurs lombaires avec sensation de
plénitude dans le petit bassin. Je pratiquai alors l'examen des organes génitaux et voici ce que je constatai :
le doigt introduit dans l'orifice vaginal est presque
immédiatement arrêté, il se trouve dans un cul de
sac infranchissable. Remarquant alors que l'orifice de
l'urèthre était assez large, j'y introduisis une sonde,
puis mon doigt. Je fis alors pénétrer un autre doigt
dans le rectum et je pus nettement constater qu'une
mince lame de tissu seulement séparait mes deux
doigts. Il n'y avait donc pas de vagin se continuant
avec le cul-de-sac, pas d'utérus. Mais a-t-elle des
ovaires? Je viens de dire que j'en suis convaincu. On
ne les sent ni par le palper, ni par le toucher, mais,
vous le savez, lorsqu'ils sont sains on ne peut les
trouver au moyen d'une simple exploration physique.
Mais ils ont révélé leur présence par leur action physiologique, comme le prouve l'histoire que cette
jeune fille nous a racontée. Vers l'âge de 15 ans,
au moment de la puberté, elle éprouva des troubles,
des malaises, elle eut des hémorrhagies. A 15 ans,
la peau se couvrit de purpura qui dura deux jours,

puis disparut pour être remplacé par des épistaxis.
L'épistaxis arrivait à un moment donné, se montrait
deux nuits de suite, et ne reparaissait plus qu'un
mois après. Une fois, dit-elle, elle eut grand froid,
l'épistaxis ne parut pas, mais fut remplacée par un
écoulement de sang assez abondant par l'oreille gauche. Cela dura ainsi pendant six mois, puis les hémorrhagies nasales, d'abord périodiques et mensuelles, ne revinrent plus qu'irrégulièrement.

A l'âge de 27 ans, en 1879, au mois d'août, elle
ressentit des douleurs lombaires assez vives s'irradiant
vers le petit bassin. Elle alla consulter un médecin
qui l'examina avec un spéculum et lui fit grand mal.
Le soir, elle observa un léger écoulement de sang
par la vulve. Au mois de novembre de la même année,
nouvelles douleurs lombaires, nouvel écoulement
par l'orifice vaginal, mais fort peu abondant. Au
mois de février 1880, les douleurs reparaissent dans
les lombes, s'accompagnant de difficulté d'uriner et
de cuisson ; puis un petit écoulement de sang se fait
par la vulve, il dure deux jours et tout disparaît jusqu'au 7 septembre 1881, où ces phénomènes se reproduisent.

Ces écoulements sanguins peuvent-ils être considérés comme des règles ? Rien ne s'oppose à ce que
nous leur accordions une semblable signification,
puisque nous avons établi précédemment que la muqueuse vaginale peut contribuer, pour une faible part,
à l'exhalation sanguine cataméniale ; mais il n'en reste
pas moins évident que nous sommes en présence d'un
cas d'aménorrhée de cause organique, dont la pathogénie se trouve établie d'une façon trop évidente par

l'absence nettement constatée de l'utérus. Il ne s'agit pas ici d'une simple rétention des menstrues résultant d'une imperforation du vagin, mais bien d'une véritable aménorrhée par absence congénitale de la matrice, chez une femme qui possède des ovaires normaux.

L'utérus peut, d'ailleurs, exister et se rapprocher plus ou moins complètement du type normal, tout en restant insuffisamment développé pour entrer en jeu et fournir un flux sanguin au moment de la ponte ovulaire : ce sont les faits que Puech a étudiés sous le nom d'*utérus pubescent* (1).

A côté de ces faits, qui établissent la transition entre l'absence des organes génitaux internes et leur malformation plus où moins complète, viennent se ranger ceux dans lesquels l'aménorrhée est le résultat non plus du défaut d'hémorrhagie utérine, mais d'un obstacle à l'issue au dehors du sang exhalé à la face interne de l'utérus : il s'agit, vous le voyez, d'une aménorrhée plus apparente que réelle.

On trouve, en effet, des femmes qui, paraissant normalement constituées, sont soumises tous les mois au molimen cataménial, mais ne présentent aucun écoulement sanguin à la vulve : chez elles le molimen s'accompagne de douleurs violentes dans le ventre, irradiées aux lombes et aux cuisses, de malaise général avec nausées, abattement, phénomènes nerveux marqués, enfin d'une distension de l'abdomen plus ou moins considérable. Si on pratique

(1) Puech, *De l'utérus pubescent* (*Annales de gynécologie*, t. I, 1874).

la palpation de l'hypogastre, on constate, dans la plupart des cas de ce genre, une tumeur rénitente, ovoïde, émergeant du petit bassin et formée par l'utérus distendu. A ces divers signes, vous reconnaîtrez que vous êtes en présence d'un cas de rétention des règles par atrésie des voies génitales.

Vous devrez toujours, dans ces circonstances, pratiquer un examen complet et minutieux, d'autant plus indispensable que, suivant le siège et la nature de l'obstacle à l'écoulement du sang, vous aurez à modifier le procédé d'intervention opératoire, grâce auquel vous obtiendrez, le plus souvent, la cessation de tous les accidents.

Chez ces femmes, en effet, l'ovaire fonctionne régulièrement, la muqueuse utérine est le siège d'une exhalation sanguine normale, mais le sang s'accumule dans la cavité des organes génitaux, les distend, et ne peut trouver issue au dehors ; parfois même, refluant par les trompes utérines, préalablement dilatées, il se déverse dans le péritoine et donne lieu à la formation d'une hématocèle, dite par rétention.

L'obstacle à l'écoulement du flux menstruel peut être congénital ou acquis. Dans le premier cas, on observe les accidents d'aménorrhée à l'époque où devrait se faire la première apparition des règles, lors de la puberté, et on en trouve la cause dans une imperforation de l'hymen, du vagin ou du col de l'utérus. On reconnaît à première vue l'imperforation de l'hymen et la distension de cette membrane par le sang accumulé au-dessus et dont on aperçoit, par transparence, la teinte violacée.

Si l'hymen est normal, le toucher, que l'on peut

presque toujours pratiquer sans inconvénient, en y apportant quelques précautions et quelques ménagements, fait reconnaître l'imperforation vaginale siégeant fréquemment vers le tiers supérieur du conduit vaginal, en ce point où se fait la jonction de ce que, d'après les notions d'embryogénie que je vous ai précédemment exposées, nous avons appelé le vagin supérieur et le vagin inférieur(1). Enfin, le même mode d'exploration, uni à l'examen au spéculum, parfois nécessaire pour le diagnostic et que vous devrez proposer alors comme indispensable, montrera l'atrésie du col utérin; l'hymen, il est vrai, sera sacrifié, mais il devrait, dans tous les cas, être forcément déchiré dans les manœuvres opératoires nécessaires pour rétablir la perméabilité des voies génitales.

Si la femme a eu déjà des rapports sexuels, l'examen ne souffre plus aucune difficulté. Il en est ordinairement de même dans les cas d'atrésie acquise, succédant à des plaies ou à des brûlures du vagin ou de la vulve, suivies de cicatrices vicieuses, soit encore à une oblitération du col utérin consécutive à des déchirures produites pendant l'accouchement, ou à des cautérisations intempestives.

Plus souvent, peut-être, rencontrerez-vous l'aménorrhée sous la dépendance des maladies des organes génitaux internes.

Elle est, en effet, un symptôme assez constant de la métrite parenchymateuse *aiguë*, c'est-à-dire de l'inflammation du parenchyme même de l'utérus; j'ai

(1) T. Gallard, *loc. cit.*, p. 156.

insisté ailleurs (1) sur cet important sujet et fait voir
l'opposition qui existe à cet égard entre l'inflammation
des parois utérines et celle de la muqueuse, ou
métrite interne, dans le cours de laquelle, c'est au
contraire la métrorrhagie que l'on observe le plus généralement. Du reste, dans la métrite parenchymateuse
elle-même, les troubles menstruels varient de fréquence et d'intensité suivant les phases de la maladie;
pendant la première période de la métrite parenchymateuse *chronique*, alors que le tissu utérin est le siège
d'une congestion et d'une vascularisation assez marquées, l'aménorrhée n'existe pas ou se montre rarement : tandis que, pendant la seconde période, caractérisée par la prolifération conjonctive et l'atrophie
des vaisseaux consécutive à la sclérose, la suppression
ou la diminution des règles devient un phénomène
à peu près constant. Elle est évidemment le résultat
prochain de l'anémie utérine ; Scanzoni, qui avait
fort bien compris ce mécanisme, et qui l'a très nettement exposé, se montre surpris, avec raison, que
tant d'auteurs, au lieu de voir dans l'inflammation de
l'utérus la cause directe de l'aménorrhée, aient attribué au contraire la métrite à la suppression des règles.

L'inflammation des organes péri-utérins exerce une
influence de même ordre sur la production de l'aménorrhée ; c'est ainsi que toute inflammation aiguë
des trompes, des ovaires, ou même du péritoine pel-
vien, peut s'accompagner de la disparition de l'hémorrhagie cataméniale : disons de suite, cependant,
que le fait est loin d'être constant, et que, parfois,

_____

(1) T. Gallard, *loc. cit.*, p. 604.

on voit se produire, dans ces circonstances, des mé-. trorrhagies alternant avec l'aménorrhée.

Quoi qu'il en soit, l'aménorrhée des inflammations aiguës de l'utérus ou de ses annexes est, en général, transitoire et s'accompagne de douleurs s'irradiant dans les lombes et les aines, de gêne, de pesanteur dans le petit bassin, tous symptômes qui doivent être rapportés bien plutôt à la lésion des organes génitaux qu'au trouble de la menstruation en lui-même. C'est cette variété d'aménorrhée qui a été décrite sous le nom d'*aménorrhée congestive ;* je ne puis, pour ma part, accepter cette dénomination, et je vois dans des cas semblables, une *métrite* ou une *ovarite* avec aménorrhée, car je n'hésite nullement à rapporter à la phlegmasie la disparition temporaire des règles.

La métrite chronique n'agit pas seulement en tant que lésion utérine pour produire l'aménorrhée. Vous savez, en effet, que toutes les maladies chroniques du système génital interne sont des affections de longue durée, qui retentissent puissamment sur l'organisme tout entier et qu'elles engendrent facilement l'état chloro-anémique ; nous verrons par la suite qu'une semblable modification de la santé générale est une des grandes causes de l'aménorrhée.

Mais, dans ces phlegmasies chroniques, les lésions ovariennes elles-mêmes peuvent aussi être assez fréquemment incriminées : lorsque l'inflammation propre du tissu de l'ovaire, ou les néoplasies dont il est le siège, ou encore les productions plastiques, les adhérences péritonéales au centre desquelles il se trouve englobé, ont atrophié ses éléments normaux au point de suspendre la ponte ovulaire, l'aménorrhée absolue est la conséquence inévitable de semblables lésions. Vous trouverez ce fait nettement mentionné par Morgagni (1) qui regarde comme fatale la suppression des menstrues lorsqu'il existe une atrophie des ovaires avec disparition des follicules.

C'est là l'aménorrhée *radicale organique* de Raciborski (2) qu'il distingue avec raison de l'*aménorrhée radicale fonctionnelle* dans laquelle l'ovaire existe et renferme des ovules sains, mais ne conduit plus à maturité, chaque mois, un follicule de de Graaf « *par suite de la dépression des conditions vitales inhérentes à son fonctionnement* » : c'est l'aménorrhée par anémie générale, que nous aurons bientôt à étudier. Il est d'ailleurs bien évident, Messieurs, que dans les différents cas que nous venons de passer successivement en revue, la durée du trouble des fonctions menstruelles sera commandée par la persistance de la lésion dont elle dépend ; *permanente* lorsqu'elle est engendrée par une malformation ou une lésion contre lesquelles sont impuissantes les ressources de la thérapeutique, elle sera *transitoire* si sa cause réside dans un état pathologique justiciable d'un traitement approprié.

L'aménorrhée transitoire peut, du reste, avoir une toute autre origine et résulter d'un simple trouble fonctionnel ; elle mérite alors la qualification de *physiologique*. Telle est par exemple l'aménorrhée passagère que l'on observe fréquemment aux deux périodes extrêmes de la vie sexuelle de la femme,

(1) Morgagni, *Recherches anatomiques sur le siége et les causes des maladies*, vol. VII, Lettre 46. Paris, 1824.
(2) Raciborski, *loc. cit.*, p. 571.

lors de l'instauration cataméniale, et aux approches de la ménopause.

Nous avons vu, en effet, dans une précédente Leçon, que l'apparition de la première hémorrhagie menstruelle ne se fait pas à une époque absolument fixe et qu'elle peut être retardée, pendant un temps plus ou moins long, par suite de conditions diverses qui n'ont rien de pathologique ; de même aussi, le flux sanguin, après s'être montré une première fois, peut faire défaut aux époques suivantes, pendant un ou plusieurs mois, avant d'être soumis à des retours régulièrement périodiques. Il est bon que vous soyez bien pénétrés de ces faits, car vous serez souvent consultés, dans votre clientèle, par des mères de famille inquiètes de ne pas voir la menstruation apparaître chez leurs filles âgées de 16 ou 17 ans, alors qu'elles-mêmes avaient été réglées à 14 ou 15 ans.

Ne vous laissez pas émouvoir plus qu'il ne convient par le récit de leurs alarmes, sachez patienter et ne vous laissez pas entraîner à une intervention thérapeutique inopportune tant que les jeunes aménorrhéiques n'offriront aucun symptôme morbide, aucune altération évidente de la santé générale. Rappelez-vous que l'absence de menstruation est parfaitement compatible avec un état normal des organes sexuels, et avec une constitution excellente, jusqu'à l'âge de 18 à 20 ans. Vous réserverez au contraire votre sollicitude et vos soins médicaux pour les jeunes filles qui éprouveront chaque mois des douleurs abdominales vives, irradiées aux reins et aux cuisses et accompagnées d'un état de malaise et de souffrance générale, sans que le flux cataménial fasse son apparition.

Les mêmes irrégularités, les mêmes suppressions passagères des règles se montrent chez un grand nombre de femmes vers l'âge de la ménopause, sans que l'on soit en droit d'y voir autre chose qu'un trouble fonctionnel, faisant présager la cessation prochaine et définitive des phénomènes congestifs dont l'ovaire et l'utérus étaient jusqu'alors le siège à chaque époque menstruelle.

L'absence, dans la plupart des cas de ce genre, de toute réaction générale, de tout symptôme morbide, prouve bien, contrairement à l'opinion émise par Aran, que l'aménorrhée n'est pas, par elle-même, une maladie, et que la femme n'est pas fatalement exposée à des accidents graves par suite de la suppression momentanée de l'écoulement sanguin des règles. Le plus souvent en effet, ainsi que le dit Courty, l'aménorrhée est bien supportée et n'a pas un retentissement marqué sur la santé générale (1). Si nombre d'auteurs ont émis une opinion entièrement différente, c'est qu'ils ont renversé les termes du problème, ainsi que je vous le démontrerai bientôt, et considéré l'aménorrhée comme cause des affections plus ou moins graves, dont elle est au contraire la conséquence ordinaire.

Il nous est d'ailleurs facile de prouver d'une façon évidente que l'absence d'écoulement menstruel ne constitue pas un danger pour la santé de la femme, en nous appuyant sur deux circonstances physiologiques que vous êtes à même d'étudier tous les jours et qui s'accompagnent d'aménorrhée transitoire,

(1) Courty, *loc. cit.*, 2ᵉ édit., p. 382.

je veux parler de la grossesse et de la lactation.

Vous savez, en effet, que la cessation des règles chez la femme enceinte et chez la nourrice est un fait d'observation vulgaire, qui comporte bien peu d'exceptions.

La pathogénie de ces deux variétés d'aménorrhée n'est pas un des problèmes les moins obscurs de la gynécologie, et, en particulier pour ce qui concerne la grossesse, on a émis tour à tour les opinions les plus opposées. Trois théories ont été successivement formulées. La plus ancienne est basée sur un fait de physiologie absolument inexact, et qui est en contradiction formelle avec les notions les plus élémentaires d'embryologie ; les anciens auteurs prétendaient, en effet, que le sang menstruel ne s'écoule pas au dehors pendant la grossesse parce qu'il est employé à nourrir le fœtus. Cette proposition ne saurait évidemment être prise en considération que d'une façon très indirecte ; il faut admettre qu'elle signifie seulement que le sang n'est plus exhalé par l'utérus parce que l'économie a besoin de ménager toutes ses ressources pour subvenir au développement de la matrice et du fœtus qu'elle renferme. Nous ne pensons pas d'ailleurs que telle soit la cause véritable de l'aménorrhée de la grossesse.

On a également cherché à expliquer cette aménorrhée par la présence de l'embryon et de ses annexes dans la cavité de l'utérus que ces produits oblitèrent, et dont la muqueuse, ainsi transformée, ne peut plus fournir le sang menstruel.

Enfin, suivant d'autres auteurs, il est permis de rapporter cette aménorrhée de la grossesse à la sup-

pression des fonctions de l'ovaire pendant la gestation, c'est-à-dire à l'absence de la ponte ovulaire
et des phénomènes congestifs périodiques de tout
le système génital.

Je vous ai déjà fait voir (1) que l'accord n'est point
établi relativement à l'état de congestion ou d'a-
némie de l'ovaire pendant la grossesse et que l'on a
tour à tour affirmé son atrophie ou sa turgescence
durant la période de gestation. D'ailleurs cette turgescence de l'ovaire, en admettant même qu'elle
existe réellement, ne prouverait rien relativement à
la suractivité de la circulation dans cet organe, car
elle peut bien plutôt être considérée comme étant la
conséquence d'une congestion passive, analogue à
celle que l'on observe, à la même époque, du côté du
vagin et du col de l'utérus. L'existence de cette congestion dassive se concilie, du reste, très bien avec
l'idée d'une moindre vitalité, d'une sorte d'atonie de
l'ovaire, dont nous pouvons, d'autre part, trouver
la preuve dans la lenteur de formation des corps
jaunes de la grossesse qui mettent, ainsi que nous
l'avons vu précédemment, trois à quatre mois à évoluer, tandis que les autres accomplissent leur évolution en moins de six semaines. L'aménorrhée de la
gestation s'explique donc plus encore par l'état de
l'ovaire que par celui de l'utérus ; elle constitue une
règle qui nous paraît absolue.

On a signalé cependant à cette loi un assez grand
nombre d'exceptions et vous trouverez dans la littérature médicale des observations considérées comme

(1) Voir IIᵉ leçon, p. 71.

des cas de persistance des règles pendant la grossesse. On ne peut nier, en effet, que certaines femmes enceintes perdent du sang par les voies génitales pendant le cours de leur grossesse ; l'écoulement
sanguin se reproduit même, parfois, avec une apparence de régularité qui, au premier abord, peut en
imposer pour une menstruation véritable.

Mais si l'on y regarde de plus près, et que l'on calcule
exactement l'intervalle qui sépare ces flux sanguins,
on reconnaît aisément que leurs retours sont loin
d'offrir une périodicité parfaite, et que, de plus, la
quantité de l'écoulement est presque toujours extrêmement variable : tantôt il est à peine appréciable,
tantôt, au contraire, il se présente avec l'abondance
d'une véritable perte.

On peut, d'ailleurs, faire une grave objection à
toutes les observations de faits analogues, jusqu'ici
publiées, c'est qu'elles sont très incomplètes et man-
quent des détails indispensables pour établir la réalité
d'une véritable menstruation. Telle est par exemple
l'observation, bien connue, rapportée par Aran,
d'une femme qui a eu neuf enfants, et qui n'a jamais
été réglée que pendant ses grossesses.

Puech a vu un cas semblable, chez une femme
qui a eu trois enfants, et il a recueilli soixante
observations analogues, éparses dans la littérature
médicale, mais toutes sont rapportées d'une façon
trop succincte pour que nous puissions en retirer
grand profit.

On a voulu expliquer ces faits anormaux en admettant que l'utérus ne se vascularise assez complètement pour donner naissance à une hémorrhagie

que lorsqu'il a subi les modifications que la gestation lui imprime ; il resterait à trouver la raison de la périodicité plus ou moins parfaite de cette vascularisation alors que l'ovulation mensuelle est suspendue. Faut-il avec Courty invoquer l'habitude ? Mais ce serait une manière trop facile de sortir d'embarras à la faveur d'un mot bien vide de sens en pareil cas, puisqu'il s'agit de femmes ordinairement aménorrhéiques.

Ce que nous pouvons retenir de ces observations, c'est la condamnation formelle de la théorie d'Aran sur les dangers auxquels la suppression de l'hémorrhagie mensuelle expose la femme, puisque celles dont parlent Puech, et Aran lui-même, étaient capables, quoique aménorrhéiques, de mener à bien des grossesses multiples.

Pour moi, après avoir dépouillé tous les faits analogues, je reste convaincu qu'il s'agit de métrorrhagies plus ou moins régulièrement répétées au cours de la grossesse, mais qu'il n'existe jamais chez la femme, pendant toute cette période, une véritable menstruation.

C'est là, du reste, l'opinion d'un grand nombre de gynécologues et d'accoucheurs dont les noms font autorité, et je ne puis mieux faire, pour vous amener à la partager, que de rechercher avec vous la véritable signification de quelques-uns des faits considérés comme les plus concluants parmi ceux qu'on lui a opposés. Elsaerfer(1), donne le résumé de cinquante observations dans lesquelles il y aurait eu menstruation pendant la grossesse ; mais lorsqu'on entre dans

(1) Elsaerfer, *Zeitschrift fur die Staats arsneikunde.*

le détail des faits, on voit que l'écoulement sanguin s'est produit seulement :

1 fois, chez 8 femmes.			5 fois, chez 6 femmes.		
2	—	11	8	—	5
3	—	12	9	—	2
4	—	4			

Ces deux dernières sont donc les seules qui pourraient être considérées comme ayant été réellement réglées pendant toute la durée de la gestation.

Dans deux autres cas, on manque de renseignements précis.

D'ailleurs, l'auteur lui-même formule les réserves les plus expresses, puisqu'il « prévient en terminant qu'il est important de rechercher si le sang qui s'écoule est produit par une véritable menstruation ou s'il est le résultat d'une hémorrhagie utérine (1). »

De son côté, Lévy (de Munich) a fait des recherches sur la menstruation pendant la grossesse, et il est arrivé à cette conclusion que les écoulements sanguins qui se produisent chez les femmes enceintes ne sont pas des règles véritables, mais des hémorrhagies dues à des causes variées (2).

Stoltz n'est pas moins affirmatif à cet égard : « En « résumé, dit-il (1), nous ne croyons pas qu'on puisse « considérer comme menstruation une perte de sang « pendant la grossesse, quelque périodique que soit « cette perte ; mais nous pensons qu'elle est toujours

(1) *Gazette médicale de Paris*, 31 juillet 1858, p. 484.
(2) Lévy (de Munich), *Archiv. fur Gynœkologie*, t. XV, p. 3. Analysé in *American Journal of obstetrics*, vol. XIII, p. 665.
(3) Stoltz, *Nouv. Dict. de méd. et de chir. pratiques*, art. MENSTRUATION, Paris, 1876, t. XXII, p. 318.

« l'effet d'une cause pathologique, et nous disons
« que la grossesse suspend l'ovulation et la men-
« struation qui n'en est qu'un épiphénomène ou un
« phénomène concomitant. »

Les cas de prétendue menstruation pendant la
grossesse ont donc besoin d'être recueillis et contrô-
lés avec grand soin pour acquérir une valeur scientifique qui leur manque jusqu'ici, et pour entraîner
la conviction.

L'aménorrhée de la lactation dépend d'un tout
autre ordre de causes. On ne peut admettre, en effet,
que, chez les nourrices, l'ovaire soit aussi constamment silencieux que chez la femme enceinte. Certes
l'afflux sanguin qui se produit du côté des mamelles
pourrait, à la rigueur, expliquer l'anémie relative des
organes génitaux, en particulier de l'ovaire, et, par
suite, la cessation des phénomènes d'ovulation périodique ; mais cette interprétation serait chaque jour
battue en brèche par des arguments irréfutables
fournis par l'observation.

En effet, cette aménorrhée de la lactation n'est pas
absolument constante, et si un certain nombre de
nourrices ont un écoulement menstruel, il faut bien
admettre qu'elles sont également soumises à la ponte
ovarienne ; de plus, nous verrons par la suite que la
conception n'est pas absolument rare, non seulement
chez les nourrices réglées, mais encore chez celles
qui sont aménorrhéiques : comment nier dans ces
cas la déhiscence d'un ovule ?

Nous sommes, en conséquence, conduits à admettre une pathogénie toute différente, et que nous re-

trouverons bientôt en étudiant une autre variété
d'aménorrhée très fréquente. Si nous voyons ordinairement les femmes être privées de leurs règles
pendant la lactation, c'est qu'une partie de leur sang
est utilisée pour fournir la sécrétion des glandes
mammaires et que la femme se trouve, par ce fait,
dans un état d'anémie relative. La menstruation
cesse parce que l'organisme ne peut faire face à deux
causes de déperdition : la sécrétion lactée et l'hémorrhagie périodique.

Il existe cependant, vous ai-je dit, un certain nombre de nourrices fortes, vigoureuses, très saines, qui
sont réglées pendant l'allaitement; chez elles, la
menstruation reparaît d'ordinaire quatre mois à peine
après l'accouchement, mais sans suspendre la sécrétion mammaire. Au moment où l'utérus fournit le
flux cataménial le lait est peut-être un peu moins
abondant et d'une qualité un peu moins bonne, la
femme est peut-être un peu plus fatiguée, le nour-
risson souffre bien de quelques coliques légères, mais
tous ces accidents, minimes, disparaissent en quelques jours sans laisser aucune trace.

Il résulte d'analyses faites par M. Charles Marchand (1) que la lactine, ou sucre de lait, diminue
pendant la durée de la menstruation pour reprendre
ensuite son taux normal ; les matières albuminoïdes
au contraire subissent une légère augmentation.
D'après Raciborski, qui s'est livré à d'intéressantes
recherches sur ce sujet, « la seule particularité que

(1) Ch. Marchand, De la diminution de la lactine dans les affections
de l'utérus et pendant la menstruation (Annales de Gynécologie, t. I,
p. 400).

présentent les nourrices réglées consiste en ce que
leur lait paraît être généralement moins riche en
crème pendant la durée de l'évacuation menstruelle
que dans l'intervalle des époques des règles (1). »

Contrairement au préjugé qui règne dans le monde
à cet égard, je suis persuadé que les nourrices menstruées sont de très bonnes nourrices, sinon les meilleures ; tel est également l'avis de Faye, de Seux, de
Raciborski et de la plupart des auteurs qui ont étudié
la question. En effet, le retour de la menstruation
chez ces femmes. indique qu'elles sont assez robustes
et possèdent une constitution assez vigoureuse pour
suffire à une double déperdition sans en être épuisées.

Dans ma pratique, j'ai été bien souvent consulté
à ce sujet, et j'ai toujours conseillé de garder ou de
prendre de telles nourrices, sans avoir jamais eu à
regretter un semblable conseil, j'ai même vu l'une
d'elles, très exactement réglée, allaiter successivement, dans la même famille, deux nourrissons dont
la santé a toujours été excellente et le développement absolument normal.

Les détails dans lesquels nous sommes entré relativement à l'interprétation de l'aménorrhée physiologique de la grossesse et de l'allaitement, nous amènent tout naturellement à vous parler de l'*aménorrhée
secondaire*, si fréquente au cours des affections générales aiguës ou chroniques, et qui reconnaît une pathogénie analogue à celle que nous venons d'étudier.

Le fait en lui-même, a été constaté de tout temps,
et nous le trouvons énoncé en substance dans cet

(1) Raciborski, *Traité de la menstruation*, p. 148.

aphorisme bien connu de Paul d'Egine : « *Retinen-*
tur menstruæ quando corpus totum non est sanum. »
C'est aujourd'hui une proposition banale qui est admise sans conteste par tous les observateurs.

Au début des maladies aiguës, Hérard a depuis
longtemps signalé l'aménorrhée; elle se produit surtout lorsque l'affection fébrile se montre peu de
temps avant une époque de règles : le plus souvent,
en effet, dans ces circonstances, le flux sanguin at-
tendu n'apparaît pas. On comprend aisément qu'un
travail pathologique d'une certaine intensité (suractivité circulatoire et processus fébrile) produise une
sorte de *dérivation* à la congestion des organes génitaux qui accompagne, dans l'état de santé, l'ovulation
normale, et puisse amener, par ce mécanisme, la
suppression des phénomènes menstruels.

Il n'y a rien de commun, je tiens à vous le dire,
entre cette aménorrhée du début des affections fébriles et la métrorrhagie si fréquente à la période d'invasion des fièvres continues, et que Gubler a désignée
sous le nom si juste et si expressif d'*épistaxis*
utérine. Cet écoulement sanguin n'est qu'une simple
hémorrhagie, ayant pour siège les capillaires de
la muqueuse utérine, de la même façon que l'épistaxis
nasale a pour siège les capillaires de la pituitaire,
mais ce n'est point une menstruation véritable.

Si l'aménorrhée qui accompagne le début des maladies aiguës est un fait incontestable, il n'en est pas
moins relativement assez rare, et je ne pourrais en ce
moment vous montrer aucun cas de ce genre parmi les
malades soignées dans notre service. Il en est tout
autrement de l'aménorrhée qui se produit lors de la

convalescence des affections graves, ou pendant le
cours des maladies chroniques. Vous pouvez voir
dans nos salles plusieurs femmes qui présentent cette
variété d'aménorrhée ; elles sont convalescentes de
fièvre typhoïde, de rhumatisme articulaire aigu, plusieurs sont atteintes de tuberculose pulmonaire à divers degrés, enfin l'une d'entre elles est manifestement chlorotique.

C'est qu'en effet, Messieurs, toutes les maladies
chroniques qui s'accompagnent d'anémie ou de cachexie, la tuberculose, le cancer, la syphilis, le mal
de Bright, le diabète, la maladie de Basedow, déterminent, comme l'anémie et la chlorose, une aménorrhée plus ou moins persistante, plus ou moins
rebelle. Transitoire lorsqu'elle se montre pendant
la convalescence, ou pendant une affection à marche
chronique, mais curable ; elle est au contraire assez
souvent définitive, si elle apparaît au cours et surtout vers la fin d'une cachexie qui doit fatalement se
terminer par la mort.

S'agit-il, dans des cas semblables, d'une *aménorrhée ovarienne fonctionnelle* ou d'une *aménorrhée
utérine ?* Y a-t-il, en un mot, suppression de l'ovulation périodique, ou bien continuation de l'ovulation, mais sans réaction utérine suffisante pour déterminer une hémorrhagie ?

Les deux cas peuvent se présenter, et il me suffira
de vous montrer ce qui se passe dans la tuberculose,
que nous prendrons comme type, pour vous faire
comprendre les conditions diverses qui président à
l'aménorrhée des anémiques.

Quelques tuberculeuses sont, il est vrai, menstruées

jusqu'à leur dernier jour, et l'on n'observe chez elles qu'une diminution progressive de la quantité du flux sanguin ; mais ce sont là des exceptions assez rares.

L'aménorrhée est au contraire la règle dans la tuberculose, à tel point que Louis, dont les recherches sont si complètes et si instructives, affirme n'avoir vu qu'une seule fois, sur mille cas environ, la menstruation persister régulièrement chez une femme phthisique (1). Vous savez d'ailleurs, Messieurs, l'importance que l'on attribue, avec raison, à ce symptôme pour le diagnostic de la tuberculose pulmonaire dans les cas douteux.

Il est bien évident que, chez ces malades, l'ovaire participe à l'alanguissement général et que sa vitalité est diminuée ; il est donc probable qu'il existe à son niveau un ralentissement marqué des phénomènes trophiques, et que, souvent, cet organe est impuissant à parfaire le développement complet d'un follicule de de Graaf et à mener à bien la déhiscence d'un ovule parvenu à maturité. On est, par suite, conduit à admettre que, dans ces circonstances, un assez grand nombre d'ovules disparaissent sans avoir été expulsés ; et de fait, de Sinéty a signalé un état anatomique spécial de l'ovaire correspondant à ce travail incomplet de l'ovulation spontanée. Il serait caractérisé par la présence, dans la couche ovigène, de follicules à contenu granuleux, non coloré, et à parois plissées et recroquevillées, facilement reconnaissables. Ce seraient, d'après cet observateur, des follicules atrésiés, c'est-à-dire entrés en voie de régression, sans que l'ovule qu'ils renferment ait été expulsé.

(1) Louis, *Recherches sur la phthisie*, p. 334. Paris, 1843.

D'un autre côté, je vous ai cité déjà (1) des exemples incontestables de ponte ovulaire sans flux menstruel, révélée par la présence de corps jaunes récents
dans les ovaires de· femmes tuberculeuses, mortes
après une période plus ou moins longue d'aménorrhée.
Il est donc bien prouvé que, dans un grand nombre
de cas, l'ovulation continue à se faire chez les tuberculeuses, alors même que l'état de cachexie est assez
prononcé pour que l'utérus ne puisse plus répondre
par une hémorrhagie à l'incitation partie de l'ovaire.
On peut même constater parfois, durant ·la vie, tous
les phénomènes subjectifs qui constituent le molimen
menstruel, et leur apparition est un bon signe de la
persistance du fonctionnement de l'ovaire : la femme
éprouve toutes les sensations qui lui étaient habituelles au moment de ses époques de règles, seul le
flux sanguin fait défaut. Dans quelques cas, on voit un
écoulement blanc plus ou moins abondant apparaître
à la vulve et remplacer pour ainsi dire l'hémorrhagie
cataméniale par de véritables *règles blanches* : la
muqueuse utérine, sollicitée par l'excitation ovarienne,
ne peut se congestionner suffisamment, par suite de
l'état anémique de la malade, pour fournir les éléments d'une hémorrhagie, mais elle devient cependant le siège d'une hypersécrétion glandulaire qui
donne lieu à un flux muqueux abondant.

Dans un travail où il étudie l'influence de l'ovulation sur la marche de la tuberculose, Georges
Daremberg (2) dit avoir constaté des poussées con-

(1) Voir IVe leçon, p. 143.
(2) Daremberg, *De l'influence de la fonction menstruelle sur la
marche de la phthisie pulmonaire* ; 1881.

gestives pérituberculeuses survenant au sommet des poumons, à chaque époque menstruelle chez les jeunes femmes phthisiques, et il a signalé leur nocuité plus grande chez celles qui sont aménorrhéiques. On comprend en effet que l'hémorrhagie utérine puisse représenter une crise salutaire de l'éréthisme général qui accompagne la ponte ovulaire. G. Daremberg tire de ces faits la conclusion pratique qu'il faut, chez les tuberculeuses, loin de redouter l'hémorrhagie cataméniale comme cause d'affaiblissement et de déperdition des forces, chercher à la ramener lorsqu'elle vient à disparaître, et cela en vue même de la thérapeutique de l'affection pulmonaire.

Nous pourrions, Messieurs, tenir un raisonnement analogue à celui que je viens de vous exposer, relativement à toutes les anémies graves, à toutes les cachexies. Ceci me conduirait à vous montrer qu'il est une forme d'aménorrhée symptomatique de tout état général d'épuisement et de faiblesse, que l'on observe au cours des affections chroniques ou pendant la convalescence des maladies aiguës, alors que l'état anémique est assez prononcé pour que la congestion utérine cataméniale ne puisse se terminer par une hémorrhagie.

Cela dit, nous nous trouvons avoir parcouru, Messieurs, toute la série des états morbides divers qui peuvent engendrer l'aménorrhée. Mais, après avoir agrandi, autant que l'exactitude des faits nous le permettait, le cadre dans lequel se trouve renfermée la pathogénie de ce trouble menstruel, ne devons-nous pas nous demander néanmoins s'il n'existe pas

des cas dans lesquels l'aménorrhée constitue la maladie tout entière, en un mot s'il n'est pas une
aménorrhée idiopathique ou *essentielle ?*

La discussion, depuis bien longtemps engagée sur
ce sujet, n'est point encore terminée, et vous trouverez à cet égard, dans les auteurs, les opinions les
plus opposées : ne voyons-nous pas Scanzoni affirmer
que l'aménorrhée dépend toujours d'une cause morbide préexistante, tandis que Courty admet que la
fonction menstruelle peut être troublée par une perturbation de cause légère, « *qui a porté directement
son influence sur cette fonction* », sans que les
organes génitaux internes participent à ce trouble.

Il paraîtra toujours difficile de croire qu'une fonction puisse être troublée sans que les organes dont
elle dépend aient subi quelque altération pathologique
plus ou moins appréciable à nos moyens actuels d'investigation. Mais, si le fait n'est pas complètement
inadmissible en ce qui concerne certains autres troubles morbides, il ne s'applique pas à l'aménorrhée, car,
en examinant de près les cas dans lesquels on a voulu
admettre l'aménorrhée *idiopathique*, on peut parvenir
sans peine à les faire rentrer dans l'une des différentes
classes que nous avons établies au cours de cette Leçon.

On a placé au premier rang des suppressions de
règles idiopathiques l'aménorrhée des jeunes pensionnaires. On a fait remarquer, à ce propos, qu'un grand
nombre de jeunes filles, bien portantes d'ailleurs,
placées dans des maisons d'éducation dans lesquelles
la nourriture est très suffisante, l'hygiène bien en-
tendue, l'exercice en plein air, dans les jardins, sa-
gement réparti, sont aménorrhéiques, tant qu'elles

restent à la pension, et voient, aussitôt en va-
cances, leurs règles apparaître régulièrement pour se
supprimer de nouveau à la rentrée suivante. Et cependant, disait-on, à part une liberté un peu plus complète et un bien-être un peu plus grand, leur vie n'a
pas subi de modifications importantes en quittant le
pensionnat pour la maison paternelle. Cette objection
semble très sérieuse au premier abord, mais il faut
tenir compte, pour résoudre le problème, d'une foule
de conditions accessoires dont on ne me paraît pas
s'être suffisamment préoccupé.

La jeune pensionnaire, en effet, trouve dans sa
famille plus de liberté, mais aussi elle y trouve plus
de distractions de tout genre, nous pourrions dire
même plus d'excitations. Il est évident que la fré-
quentation du monde, les soirées, la danse, la musique, la lecture sont autant de plaisirs qui retentissent
sur l'organisme tout entier de la jeune fille ; elle a plus
d'appétit, elle dort mieux, elle prend de l'embonpoint,
sa circulation se fait plus active, elle arrive en un mot
à un état qui est la santé, comparé à l'état dans lequel
elle se trouvait en pension, et qui était l'anémie. Il
en est de même de l'aménorrhée des religieuses, sur
laquelle j'ai déjà suffisamment insisté (1).

Vous voyez donc qu'il est rationnel de faire rentrer l'a-
ménorrhée des pensionnaires dans la grande classe des
aménorrhées symptomatiques de l'anémie générale.

Il est une autre forme d'aménorrhée dite *essen
tielle*, qui a été décrite par tous les auteurs et rattachée à l'impression brusque du froid humide soit sur
les extrémités des membres, les pieds et les mains,

(1) Voir IIIe leçon, p. 97.

soit sur le corps tout entier. Les observations en sont nombreuses ; mais dans toutes, aussi, les auteurs n'hésitent pas à rapporter à la suppression des règles survenue par cette cause, la distension du ventre, les douleurs abdominales et lombaires, les sensations de pesanteur dans le petit bassin, la fièvre, tous signes qui caractérisent un état morbide évident, une phlegmasie non douteuse des organes génitaux internes, utérus, ovaires ou tissus péri-utérins.

Il n'est pas douteux pour moi que, chez un grand nombre de femmes, l'action du froid retentit assez puissamment sur leur système génital pour y développer des accidents inflammatoires. Ces phlegmasies du petit bassin sont, en général, assez bénignes et de courte durée, c'est incontestable, mais elles doivent être, du moins, rapportées à leur véritable cause, l'impression du froid.

Aran, qui admet cette forme d'aménorrhée, a cependant soin d'ajouter : « J'ai pu *souvent* trouver dans l'ovaire ou dans l'utérus des traces de congestions. » Il n'est pas impossible que, dans les quelques cas où il ne les a pas rencontrées, l'aménorrhée tînt à une autre cause, passée inaperçue, mais suffisante pour faire classer la suppression des règles dans l'un des groupes de l'aménorrhée symptomatique.

Et ne croyez pas, Messieurs, que je ne m'appuie sur aucun fait, et que je me contente d'assertions vagues et d'hypothèses sans fondements pour admettre cette interprétation, car je trouve dans le livre d'Aran lui-même la preuve de ce que j'avance. — Il donne, en effet, l'observation d'une jeune fille morte d'encéphalite après une suppression de règles due à l'impression du froid, et il dit qu'il a touché la malade et qu'il a « cru sentir l'ovaire du côté droit adhérent à « la partie la plus inférieure de l'utérus (1). »

Voilà la lésion bien nettement reconnue, car on ne peut jamais sentir l'ovaire sain par le toucher vaginal. Lorsque le doigt parvient à l'atteindre, c'est qu'il existe une inflammation soit de l'organe seul, soit en même temps des tissus péri-utérins. Nous sommes donc autorisés à admettre qu'Aran a désigné, dans ce cas au moins, sous le nom d'essentielle ou idiopathique, une aménorrhée symptomatique d'une lésion matérielle de l'ovaire.

On a voulu, pour interpréter le mécanisme de cette aménorrhée *a frigore*, prétendue essentielle, comparer l'action du froid, dans ce cas, à celle qu'il exerce dans la suppression de toutes les hémorrhagies. On pourrait, à la rigueur, admettre une semblable explication pour la première époque de règles qui fait défaut, mais elle ne peut plus être invoquée aux époques suivantes, alors que le flux menstruel reste suspendu pendant un nombre de mois plus ou moins considérable.

Et d'ailleurs, n'avons-nous pas journellement sous les yeux des exemples nombreux de femmes brusquement soumises à l'impression du froid humide au moment de leurs règles, et qui n'en éprouvent aucun inconvénient? Est-ce que les blanchisseuses ne plongent pas leurs mains et leurs bras dans l'eau froide en tout temps? Est-ce qu'au bord de la mer les pêcheuses de crevettes, les baigneuses n'en-

---

(1) Aran, *loc. cit.*, p. 292.

trent point dans l'eau pendant leurs règles ? Est-ce
que toutes les malades soumises à l'hydrothérapie
depuis un certain temps interrompent toujours leur
traitement durant la période menstruelle ? Et pourtant, nous ne voyons pas toutes ces femmes être plus
fréquemment que les autres frappées d'aménorrhée.

Il vous faudra donc être fort sceptiques au sujet
de ce *saisissement*, occasionné par le froid, que les
malades invoqueront souvent comme cause déterminante de l'arrêt de leurs règles, et ne pas augmenter
le nombre de ces médecins de trop bonne composition qui se montrent tout disposés à admettre cette
explication facile, lorsqu'ils ne réussissent point à
trouver une lésion locale à laquelle ils puissent
rapporter l'aménorrhée; vous devez demeurer bien
persuadés qu'en semblable occurrence, la lésion
matérielle existant, vous arriverez le plus souvent à
la reconnaître, si vous apportez tous vos soins dans
sa recherche.

Il me reste encore à vous parler d'une autre variété de l'aménorrhée, dite idiopathique, et que l'on
a attribuée à des phénomènes d'ordre *psychique*.

Je passe rapidement sur les suppressions plus ou
moins prolongées des règles que l'on observe assez
fréquemment chez les hystériques; cet arrêt de la
menstruation perd beaucoup de son importance, chez
ces femmes, au milieu de tous les autres troubles si
marqués des diverses fonctions, qui caractérisent cette
singulière névrose. D'ailleurs, toute hystérique est
doublée d'une chlorotique, et c'est à l'influence prépondérante de l'état général qu'il faut rappor-

ter certainement l'aménorrhée de ces névropathes.

Mais la véritable forme d'aménorrhée par cause psychique dont je veux vous entretenir, et sur laquelle nul auteur n'a plus insisté que Raciborski, comporte une tout autre discussion. Il nous faut, pour l'étudier, la diviser, à l'exemple de Raciborski lui-même, en plusieurs genres.

Il range dans le premier, l'aménorrhée des femmes qui, à la suite d'une faute secrète, sont terrifiées par la crainte de la possibilité d'une grossesse venant révéler à tous l'entraînement coupable auquel elles ont succombé. « Cette aménorrhée, dit Raciborski, existe bien réellement, elle est la conséquence d'une émotion vive, mais sa durée n'est pas longue. » Il s'agit, en effet, bien plutôt de retards dans l'apparition des règles, que d'une aménorrhée véritable, mais ces retards n'en paraissent pas moins bien longs aux malheureuses femmes torturées par une angoisse cruelle et qui comptent avec effroi les jours et les heures écoulés depuis l'instant où leurs règles auraient dû paraître, se confirmant à chaque minute davantage dans la conviction d'une grossesse accusatrice.

Ces retards, Messieurs, n'attirent le plus souvent l'attention des femmes et des médecins qu'en raison des circonstances graves au milieu desquelles ils se produisent ; ils sont en effet bien fréquents et n'inquiètent en rien les femmes que leur conduite régulière n'expose pas à de semblables tourments. Je vous ai montré précédemment que l'intervalle qui sépare deux époques de règles consécutives est loin d'avoir une précision mathématique, et que le flux sanguin peut fort bien présenter, dans ses retours périodiques, un écart de six ou huit jours, sans que l'on soit en droit d'admettre un trouble organique ou fonctionnel.

J'admets volontiers, cependant, qu'une émotion morale vive puisse contribuer activement à retarder l'écoulement des règles ; mais je ne puis lui accorder le pouvoir de les supprimer entièrement. « Quoi de surprenant, dit Raciborski (1), « qu'une impression morale aussi profonde puisse « opérer sympathiquement dans les ovaires une « espèce de syncope, en paralysant pour quelque « temps les appareils érectiles qui se préparaient à « entrer en mouvement pour les besoins de l'orgasme « menstruel. Tout cela peut se laisser comprendre, « jusqu'à un certain point, par l'action du grand « sympathique sur les nerfs vaso-moteurs de la por- « tion bulbeuse des ovaires. »

Cette interprétation des faits est tout au moins rationnelle, et c'est avec raison que le même auteur compare l'état de ces femmes à certains états nerveux, résultant d'une préoccupation morale, qui paralysent parfois, chez les hommes les mieux constitués, la puissance génésique dans des circonstances où ils désireraient au contraire le plus ardemment faire preuve de toute la vigueur dont ils sont doués.

S'il est indéniable que, chez l'homme, le sang refuse parfois de s'accumuler dans les corps caverneux sous l'influence d'une préoccupation de l'esprit, et qu'il existe, par ce fait, une sorte d'anaphrodisie temporaire, il semble naturel d'admettre que des causes d'ordre analogue pourront déterminer l'a-

(1) Raciborski, *loc. cit.*, p. 581.

némie momentanée de l'ovaire ou de la muqueuse
utérine. Mais il ne faut pas voir là une aménorrhée
véritable ; les règles, après un retard de quelques
jours, feront enfin leur apparition, ou bien vous as-
sisterez à une suppression, toute physiologique, qui
durera neuf mois.

La seconde forme d'aménorrhée psychique, admise
par Raciborski, tout en reconnaissant une pathogénie d'ordre analogue, est le résultat d'une préoccupation morale absolument opposée. Il s'agit, en
effet, de la suppression des règles qui s'observe chez
les femmes tourmentées par l'ardent désir, jusqu'a-
lors irréalisé, de devenir enceintes.

Vous verrez, assez fréquemment, des jeunes femmes, mariées depuis quelques mois ou quelques années, n'ayant point d'enfants et appelant la maternité
de tous leurs vœux, être un beau jour au comble de
la joie et se persuader qu'elles ont enfin obtenu la
réalisation de leurs plus chères espérances. En effet,
les règles qui devaient régulièrement apparaître à ce
moment ont fait défaut ; puis bientôt le ventre augmente de volume, les seins deviennent légèrement
douloureux et tendus, enfin la plupart des symptômes
fonctionnels de la grossesse se montrent successivement dans l'ordre habituel. La jeune femme sent
même *remuer* le fœtus qu'elle croit porter dans son
sein, et fait partager à tous ceux qui l'entourent sa
conviction et ses espérances.

Toute cette joie ne tarde pas d'ailleurs à s'évanouir,
et, le plus souvent au bout de quelques mois, tous
ces phénomènes trompeurs disparaissent en peu d'instants : les règles se montrent de nouveau, les in-

testins, distendus par des gaz, reviennent sur eux-
mêmes, et toute illusion s'envole en même temps
que le météorisme qui contribuait à l'entretenir.

Des faits semblables, auxquels on a réservé la dénomination de *grossesses nerveuses* ou *fausses
grossesses*, ne s'observent que chez des femmes hystériques et presque constamment atteintes de chlorose ; ce sont des *malades* véritables, et l'aménorrhée
qu'elles présentent ne peut être, à bon droit, considérée comme essentielle. Il faut, croyons-nous, la
classer parmi les aménorrhées symptomatiques d'un
état général.

Vous voyez, Messieurs, qu'après avoir étudié successivement la pathogénie et la marche des différentes
formes d'aménorrhée décrites par les auteurs, nous
sommes conduits à vous répéter ce que nous vous
disions au commencement de cette leçon : l'aménorrhée n'est pas une entité morbide, elle ne constitue
pas par elle-même une maladie; l'aménorrhée idiopathique ne peut être appuyée sur aucun fait probant, si l'on soumet les observations invoquées pour
la défendre à un examen minutieux et à une critique
sérieuse ; l'aménorrhée est toujours symptomatique
d'une affection générale ou locale, d'un trouble fonctionnel du système génital; elle n'a, par elle-même,
aucune influence néfaste sur la santé de la femme et
ne comporte, en général, d'autre pronostic et d'autre
traitement que ceux des affections sous l'influence
desquelles elle se produit.

SIXIÈME LEÇON

AMÉNORRHÉE (SUITE) — LEUCORRHÉE

MESSIEURS,

S'il existe, vous ai-je dit, des cas d'aménorrhée sans grossesse simulant, par l'ensemble des autres symptômes concomitants, la conception tant désirée et vainement attendue, on rencontre, d'autre part, un certain nombre de faits dans lesquels la fécondation a eu lieu et a été suivie de l'évolution normale d'une grossesse, chez des femmes antérieurement aménorrhéïques.

Il est inutile de rappeler, à ce propos, les observations rapportées par Aran, Puech et divers autres auteurs, de femmes qui, non seulement avaient été menstruées pendant le cours de leurs grossesses, mais même n'avaient eu leurs règles que pendant la durée de leur gestation. Il est de toute évidence que, dans ces faits exceptionnels, sur la signification desquels j'ai déjà eu l'occasion de m'expliquer (1), la conception a eu lieu au cours d'une aménorrhée persistant depuis un certain temps. Mais ce ne sont pas les seuls cas dans lesquels semblable fait puisse se produire, et chaque fois qu'il s'en présente un pareil à mon observation, je l'étudie avec le plus grand soin, pour voir s'il vient confirmer ou contredire la théorie que je vous ai exposée, de la menstruation dans ses rapports avec l'ovulation et la ponte spontanée.

C'est à ce point de vue que nous allons examiner ensemble la malade couchée au n° 6 de ma salle Sainte-Marie, et que j'ai fait entrer à l'hôpital, non pas en vue d'une intervention thérapeutique dont je n'avais pas reconnu l'utilité, mais pour pouvoir étudier plus à loisir les conditions pathologiques dans lesquelles elle se trouve, conditions des plus intéressantes relativement au sujet qui nous occupe.

Il s'agit d'une femme âgée de 24 ans, paraissant n'offrir aucun antécédent diathésique héréditaire; son

(1) Voir p. 177.

père et sa mère sont encore vivants et se portent bien.
La mère a dépassé l'âge de la ménopause et n'a souffert à cette époque que de quelques métrorrhagies
sans importance, qui ne se sont pas renouvelées depuis. Je dis que notre malade *paraît* avoir des antécédents héréditaires exempts de tout vice constitu-
tionnel ; en effet, si du côté des ascendants nous ne
constatons rien, nous trouvons, au contraire, parmi
les collatéraux, des manifestations diathésiques non
douteuses, fait assez fréquent dans l'histoire des diathèses. De ces parents, considérés comme sains, sont
nés sept enfants ; cinq sont morts avant deux ans,
après avoir présenté des convulsions qui ont duré,
paraît-il, plusieurs semaines et se sont accompagnées
de contracture vers la fin de la maladie ; l'un d'eux,
au dire de la malade, aurait poussé des cris plaintifs,
qui devaient très probablement être des cris hydren-
céphaliques. Il y a donc lieu de penser que ces enfants
sont morts de méningite tuberculeuse. La sœur qui a
survécu a eu le *carreau* dans son enfance; elle a été bien
réglée, mariée à 20 ans, mais n'a pas eu de grossesse.

Nous voyons donc que cette femme appartient à
une famille tuberculeuse. On peut en effet étudier
l'influence diathésique héréditaire, non seulement
chez les ascendants, mais aussi chez les collatéraux et les descendants. Pour la tuberculose, par
exemple, on voit assez souvent des parents n'ayant
jamais présenté aucune manifestation tuberculeuse,
engendrer des enfants qui meurent phthisiques. Peut-
on dire qu'ils donnent ce qu'ils n'ont pas? Non, messieurs; ils donnent ce qu'ils ont, et la preuve en est
parfois fournie par l'éclosion chez eux de la tubercu-

lose à une époque postérieure, plus ou moins éloignée de la mort de leurs enfants. Notre malade elle-même a eu un enfant qui est mort en nourrice à 2 mois 1/2 ; il n'a pas présenté de symptômes convulsifs, mais il est mort d'épuisement, d'anémie, sans diarrhée, si bien que, sans pouvoir repousser absolument l'athrepsie consécutive au manque de soins, nous avons tout lieu de supposer que la diathèse tuberculeuse n'a pas été étrangère à cette mort prématurée.

En ce qui concerne les antécédents personnels de la malade, elle nous affirme n'avoir jamais été souffrante pendant son enfance ; elle n'a jamais eu de tuméfactions ganglionnaires, jamais d'affections cutanées, de croûtes, d'abcès, auxquels les enfants strumeux sont si souvent sujets. Peut-être pourrait-on élever un léger doute sur l'exactitude de ces renseignements, car elle prétend aussi n'avoir jamais eu de fièvre éruptive, ce qui peut paraître plus surprenant. D'après ses renseignements, elle aurait eu seulement des essoufflements et des palpitations cardiaques, dus, suivant toute probabilité, à un état chlorotique ; elle a eu des rhumes assez fréquents, qui ont augmenté d'intensité depuis deux ans, mais elle n'a pas eu d'hémoptysies, à peine quelques rares filets de sang dans ses crachats ; à diverses reprises sa voix a été enrouée et, actuellement encore, elle présente un timbre qui s'accorde à merveille avec sa profession de marchande de poissons, à la Halle.

Cette femme a été réglée à 12 ans, à Paris où elle est née ; sa première menstruation a été un peu douloureuse, puis les règles sont revenues, les mois suivants, irrégulières et inégales au point de vue de la quantité du sang et de la durée de son écoulement. Cet état persista jusqu'à l'âge de 18 à 19 ans, époque à laquelle elle eut une aménorrhée de 14 mois, sans qu'un état maladif quelconque, autre que sa constitution chloro-anémique, pût en donner l'explication ; à partir de ce moment apparut de la leucorrhée. Vous savez, Messieurs, toute l'importance que j'attache à la leucorrhée, au point de vue de la suppléance de l'écoulement sanguin menstruel ; aussi ai-je interrogé avec grand soin la malade pour savoir si, aux époques où ses règles auraient dû paraître, elles n'avaient pas été remplacées par un flux leucorrhéïque, accompagné de douleurs lombaires et constituant de véritables *règles blanches;* mais elle n'a jamais remarqué cette particularité.

Elle était ainsi aménorrhéïque et leucorrhéïque depuis plus d'un an, lorsqu'elle se maria, à l'âge de 20 ans; c'est de cette époque que datent ses premiers rapports sexuels. Le mariage semble avoir été pour elle un assez bon remède, car, un mois après, les règles reparurent; elles furent, dès lors, irrégulières dans leur retour, mais moins douloureuses qu'avant le mariage, et la leucorrhée diminua d'une façon notable. En somme, la santé générale semblait être satisfaisante, lorsque eut lieu la première grossesse, qui se termina par un accouchement à terme, le 18 mai 1880. La conception remontait donc au mois de septembre 1879, et cependant la malade n'avait pas vu ses règles, ni en juillet, ni en août ; elle était donc devenue enceinte au cours d'une aménorrhée datant de deux mois. Cette grossesse fut normale et l'accouchement, bien qu'un peu long, n'exigea aucune intervention obstétricale ; l'enfant était du sexe masculin. Les couches ne furent pas suivies d'hémorrhagie; les lochies, peu abondantes, furent teintées de sang pendant trois ou quatre jours seulement et le retour de couches ne se montra pas. Elle vit néanmoins apparaître, au bout de deux mois, un écoulement roussâtre, sanguinolent, de courte durée.

Depuis cette époque, les règles n'ont jamais reparu, aucun flux sanguin ne s'est montré à la vulve; les flueurs blanches ont augmenté, mais n'ont pas présenté de paroxysmes mensuels réguliers, accompagnés de poussées congestives vers le petit bassin et de douleurs lombaires. Cette femme a cependant ressenti quelques douleurs hypogastriques et lombaires à des intervalles très irréguliers, et ces douleurs ont augmenté depuis quatre ou cinq mois; en même temps, elle a éprouvé, vers le mois de septembre dernier, un malaise tout particulier, des nausées et des vomissements qui ne lui étaient pas habituels et qui ressemblaient de tout point, nous dit-elle, à ceux qui s'étaient montrés au début de sa première grossesse. Son ventre a, depuis lors, graduellement augmenté de volume et la leucorrhée a diminué; les seins se sont gonflés, sans devenir douloureux; l'aréole a pris une coloration plus foncée et s'est parsemée de quelques tubercules de Montgomery. Ce dernier signe a certainement plus de valeur, au point de vue du diagnostic de la grossesse, chez une primipare; mais ici cependant il offre une certaine importance, en ce sens que la malade a vu ces tubercules se développer peu à peu, et que ses seins n'avaient pas été sollicités à se pigmenter autant que ceux des femmes qui ont déjà fourni une ou deux lactations.

Lorsque cette femme est venue nous consulter, elle se plaignait de la tuméfaction de son ventre et des douleurs vagues qu'elle éprouvait dans cette région ; elle affirmait, en outre, ressentir dans l'abdomen, depuis un mois environ, des mouvements qu'elle reconnaît être ceux d'un fœtus, pour les avoir perçus déjà lors de sa première grossesse. Lorsque nous l'examinons, nous trouvons, en effet, le ventre volumineux, globuleux, régulièrement arrondi ; la peau présente des vergetures, traces de la première grossesse. A la palpation, nous sentons un corps rond, occupant la ligne médiane et remontant à quatre travers de doigt au-dessus de l'ombilic ; sa limite supérieure décrit une courbe à concavité inférieure, circonscrivant une zone de matité très nette à la percussion, tandis qu'on retrouve tout autour, et dans les deux flancs, la sonorité intestinale. Cette tumeur ressemble par sa configuration à un utérus gravide arrivé à une période assez avancée, puisque vous savez que vers le cinquième mois de la grossesse son fond remonte à peine au niveau de l'ombilic. Nous n'avons pas affaire ici à une tumeur fibreuse englobant l'utérus, ou développée très régulièrement dans sa cavité, car on ne perçoit pas la consistance dure des fibromes, et le col, qui, dans ce cas, aurait conservé une certaine résistance, est au contraire mou et effacé. Ce n'est pas non plus un kyste de l'ovaire, car, si l'on sent nettement un liquide qui se déplace par la palpation, on arrive sur des bosselures arrondies, inégales, que l'on reconnaît facilement pour des extrémités fœtales ; on perçoit également sous la main des mouvements actifs du fœtus, et à l'auscultation de l'abdomen on entend, non seulement le bruit de ces mouvements, mais aussi un souffle placentaire et les battements du cœur fœtal. Ces battements, dont le nombre varie entre 135 et 140, sont très nets et ont été constatés par la plupart d'entre vous.

D'après ces différents signes, nous pouvons donc affirmer l'existence d'un fœtus qui doit être âgé de 6 mois au moins ; un dernier renseignement vient encore confirmer ce diagnostic, en nous apprenant que la malade *sent remuer* depuis cinq semaines à peu près ; or, vous savez que cette sensation est perçue par les femmes enceintes vers le demi-terme. Il n'y a donc aucun doute dans notre esprit au sujet d'une grossesse de 6 mois environ, mais si nous y trouvons la raison de l'aménorrhée actuelle, il nous reste à expliquer l'aménorrhée de 14 mois qui a précédé le mariage et à rechercher pourquoi la suppression des règles date aujourd'hui de près de 20 mois ; enfin nous aurons à étudier les conditions dans lesquelles cette conception a pu se produire, chez une femme aménorrhéïque et à voir si ce fait vient donner raison aux partisans de la théorie de la disjonction entre les deux phénomènes de l'ovulation et de la menstruation.

Toutes les fois que vous serez en présence d'une femme atteinte d'aménorrhée, vous devrez tout d'abord songer à la possibilité d'une grossesse. Ce n'est certes pas dans des cas comme celui-ci que vous éprouverez de l'hésitation, mais le diagnostic est bien autrement difficile pendant les deux ou trois premiers mois, surtout si la conception a eu lieu chez une femme qui n'a jamais été réglée.

Je vous ai déjà entretenu de ces difficultés et je vous
ai fait connaître les divers signes sur lesquels vous
pourrez asseoir votre diagnostic. Il vous suffira d'ailleurs, le plus souvent, d'avoir présente à l'esprit la possibilité d'une erreur de ce genre, sinon pour l'éviter à
coup sûr, du moins pour ne pas vous livrer à quelque
intervention thérapeutique malencontreuse, et dont les
conséquences pourraient avoir une gravité regrettable.

Vous pourrez juger de l'importance de ce précepte,
en même temps que des difficultés de diagnostic résultant du fait même de l'aménorrhée précédant la
conception, en lisant une observation consignée dans
la thèse d'André Petit, et où ces particularités se
trouvent nettement mises en lumière (1).

Il s'agit d'une femme de 23 ans, strumeuse et anémique, qui entra à l'Hôtel-Dieu pour une tumeur abdominale datant de sept à huit mois environ. Cette
malade, toujours très irrégulièrement menstruée,
n'avait pas vu ses règles depuis près de deux ans et
n'accusait aucun des phénomènes subjectifs de la
grossesse. Elle fut interrogée à l'hôpital par plusieurs
médecins et j'eus moi-même l'occasion de l'examiner
à ma consultation ; mais sans doute à cause des renseignements fournis par la malade, et peut-être aussi
par suite de la rapidité d'une exploration forcément
incomplète, la grossesse fut méconnue et on songea
à un kyste de l'ovaire ou plutôt, en raison de la consistance et des bosselures perçues à la palpation, à une
tumeur fibro-kystique de l'utérus. On songea même
à l'éventualité possible d'une opération, dont les indi-

(1) André Petit, *loc. cit.*, p. 64.

cations devaient être discutées après un examen plus attentif et plus complet. Or, Messieurs, le lendemain, la prétendue tumeur disparaissait, et cette femme accouchait, à terme, d'un enfant vivant et fort bien constitué.

Il est évident que si l'hypothèse d'une grossesse avait été sérieusement agitée et que, en dépit de cette longue aménorrhée et des réponses assez peu précises obtenues de cette femme, on eût procédé à un examen plus minutieux, dirigé en vue de reconnaître la présence d'un fœtus, l'erreur eût été évitée; mais je tenais à vous signaler ce fait pour vous montrer l'importance pratique des notions relatives à la possibilité de la conception au cours de l'aménorrhée.

Revenons à notre malade, et après avoir trouvé la cause de son aménorrhée actuelle dans son état de gestation, cherchons à expliquer l'aménorrhée antérieure à la conception. J'ai pu hésiter pendant quelque temps pour me former une opinion à ce sujet, mais aujourd'hui, après avoir de nouveau interrogé et soigneusement examiné cette femme, je ne conserve plus aucun doute ; c'est une aménorrhée due à la diathèse tuberculeuse. Nous avons affaire, en effet, à une personne d'une constitution molle, lymphatique; elle n'a pas eu d'accidents strumeux dans son enfance, il est vrai, mais rappelez-vous les antécédents héréditaires que je vous ai signalés, les nombreuses manifestations de la tuberculose qui se sont montrées dans sa famille; rappelez-vous qu'elle-même tousse depuis deux ans et que cette toux est devenue graduellement plus fréquente.

Voyons enfin les signes que nous fournit l'examen direct des organes thoraciques. Nous trouvons. à la percussion, de l'obscurité du son aux deux sommets, surtout du côté droit ; à l'auscultation, nous entendons, au sommet gauche, une expiration rude et prolongée, avec un peu de froissement pulmonaire, et, à droite, une expiration soufflante accompagnée de quelques craquements; à ce niveau, il existe du retentissement manifeste de la voix. — Il n'y a pas d'état cachectique, mais une anémie évidente, qui se révèle par l'aspect extérieur et surtout par un souffle doux, au premier temps, existant à la base du cœur. Les autres organes sont sains. — Il n'y a pas d'albumine dans l'urine; pas de lésion cardiaque organique, bien que la malade nous assure avoir eu du gonflement de la jambe droite; cet œdème doit plus probablement reconnaître pour cause la fatigue, ou la compression exercée par l'utérus gravide sur les veines iliaques.

Je crois inutile d'insister davantage pour vous démontrer que l'aménorrhée, dans ce cas, résulte de l'anémie symptomatique de la diathèse tuberculeuse; mais il nous reste une autre question à élucider, celle de savoir comment la conception a pu se produire pendant une période d'aménorrhée.

Si je vous avais enseigné qu'il ne peut y avoir ponte d'un ovule à maturité sans qu'il y ait en même temps un écoulement menstruel, nous ne saurions admettre la possibilité d'une conception dans l'état d'aménorrhée. Mais j'ai plusieurs fois insisté devant vous sur ce fait que, s'il n'y a pas menstruation sans ovulation, le phénomène inverse peut cependant se produire et le travail de l'ovulation peut, dans certains cas excep-

tionnels, avoir lieu sans s'accompagner d'écoulement
sanguin. Il faut bien vous garder d'ailleurs, de voir
là un argument en faveur de la théorie de la *disjonction* entre l'ovulation et la menstruation ; vous devez
seulement en conclure que la concordance n'est pas
toujours parfaite, et que l'utérus peut oublier quelquefois d'obéir à l'impulsion fonctionnelle qu'il reçoit de
l'ovaire, de la même façon que l'explosion d'une
arme à feu peut quelquefois manquer de se produire
après l'éclatement de la capsule, sans que pour cela il
se soit jamais trouvé personne osant prétendre qu'il
n'y a pas une corrélation intime et forcée entre les
deux phénomènes.

Il serait peut-être facile, dans le cas qui nous occupe,
de trouver une interprétation plus commode, mais, à
mon avis, moins exacte ; on pourrait admettre que
cette femme, dont la menstruation avait été déjà
irrégulière à plusieurs reprises, était sur le point de
voir ses règles se montrer de nouveau sous l'influence
de la ponte ovarienne, si le coït fécondant n'avait pas
mis une entrave à leur apparition, et supposer que
peut-être l'écoulement sanguin se fût produit le
jour suivant. Telle n'est pas mon opinion, et il nous
suffit de savoir qu'un ovule peut arriver à maturité
sans que l'utérus accuse ce travail par un flux sanguin, pour comprendre aisément ce qui s'est passé
chez cette femme.

Ce fait, curieux et important, de la conception possible chez les femmes aménorrhéiques, n'est pas le
seul que j'aie observé. Je pourrais vous en citer un
certain nombre d'autres, non moins probants et dans

lesquels la suppression des règles était sous la dépendance de causes diverses. Un des plus intéressants, par suite de l'interprétation pathogénique à laquelle il donne lieu, selon moi, est celui que M. le Dr Burdel (de Vierzon) a publié dans les *Annales de Gynécologie* (1). Il s'agissait d'une femme qui, après un premier accouchement, avait présenté une inversion complète de l'utérus, due à des tiraillements malencontreux exercés sur un placenta adhérent. La réduction de l'utérus fut obtenue, quatre heures plus tard, par M. Burdel appelé à ce moment auprès de la malade, et la guérison fut complète après une longue convalescence, · succédant à de graves accidents d'hémorrhagie, de péritonite, d'angioleucite, etc. La menstruation ne réapparut pas pendant toute la durée de la convalescence, ce qui s'explique aisément par suite de l'état d'épuisement dans lequel la malade était plongée ; mais, fait plus surprenant, elle ne se montra pas davantage lorsque la malade fut entièrement guérie ; cependant elle devint enceinte deux ans et demi après son accident, et accoucha à terme d'un enfant bien constitué, qu'elle allaita. — Elle eut depuis deux autres grossesses, également menées à terme, sans que ses règles soient jamais revenues, ni avant ses grossesses, ni après ses accouchements, pendant les quinze années qui se sont écoulées depuis que M. Burdel a réduit son inversion utérine.

Il faut, de toute nécessité, pour que cette femme ait pu avoir ses trois dernières grossesses, que les fonctions de ses ovaires aient persisté ; il n'est d'ail-

---

(1) Burdel, *Annales de Gynécologie*. 1879, t. XI, p. 129.

leurs pas probable que les trois ovules qui ont été
fécondés soient les seuls qui aient été amenés à maturité; aussi devons-nous admettre que le travail d'o-
vulation a eu lieu chez elle, comme chez les autres
femmes, à dater du jour où elle a été complètement
rétablie. Si l'utérus n'a pas répondu à l'appel des
ovaires, et s'il n'a fourni aucun écoulement sanguin,
c'est sans doute que sa muqueuse avait été profondément modifiée dans sa structure, par son exposition
à l'air et par les phénomènes morbides dont elle a été
le siège à la suite de la réduction. Peut-être les règles
ont-elles été remplacées par un flux leucorrhéique ; —
ce renseignement nous manque, — mais si ce flux lui-
même a fait défaut, c'est que l'exfoliation de la muqueuse utérine avait amené la destruction plus ou
moins complète des glandes mucipares. Malgré cela,
tout en demeurant incapable de permettre l'écoulement du sang ou de fournir une sécrétion muqueuse,
cette membrane a pu conserver les qualités nécessaires pour recevoir un germe fécondé, lui permettre
de se greffer sur elle et de s'y développer dans des
conditions parfaitement physiologiques.

Voilà trois observations qui prouvent, à n'en pouvoir douter, que les femmes aménorrhéiques ne sont
pas condamnées à coup sûr à la stérilité.

Les faits analogues à ceux que je viens de vous rapporter ne sont, d'ailleurs, pas absolument rares, et
vous en trouverez signalé un certain nombre dans les
ouvrages de Marcellus Donatus (1), de Laurent Jou-

---

(1) Marcellus Donatus, *De medica historia mirabili*, lib. sex, cap.
XXIII ; *Proles sine menstruis*. Mantoue, 1586.

bert (1), de Stark (2), de Capuron (3), de Négrier (4),
de Brierre de Boismont (5), de Beigel (6), etc. ; mais
s'ils sont mentionnés à titre d'anomalie ou de curio-
sité, il s'en faut de beaucoup qu'ils aient été le sujet
d'une discussion scientifique de quelque étendue, et
que les divers auteurs qui les ont rapportés leur aient
attribué une interprétation pathogénique univoque.
Les uns ne cherchent en rien à expliquer le fait qu'ils
regardent comme une curieuse exception ; les autres
le considèrent comme la conséquence naturelle de
l'indépendance qu'ils admettent entre les phénomènes
de l'ovulation spontanée et ceux de la menstruation.
Quelques-uns cependant, parmi lesquels je vous citerai
Cazeaux et Courty, ont donné du phénomène une explication plus rationnelle et plus exacte, basée sur la
saine appréciation des faits observés.

Je vous ai précédemment démontré qu'il n'y a pas
de menstruation sans ovaires, mais qu'il ne s'ensuit pas
forcément que la proposition inverse soit vraie, et les
développements dans lesquels je suis entré au sujet
des différentes sortes d'aménorrhée me dispenseront
de m'étendre à nouveau sur ce sujet.

Les observations que je vous ai rapportées au com-

(1) Laurent Joubert, *Erreurs populaires touchant la médecine et le
régime de santé*. Liv. II, chap. I. Rouen, 1601.

(2) Stark, *Des grossesses survenues en l'absence de la menstruation*,
in *Arch. für die Geburtshülfe*. Iéna, 1787.

(3) Capuron, *La médecine légale relative à l'art des accóuchements*.
Paris, 1821.

(4) Négrier (d'Angers), *loc. cit.*

(5) Brierre de Boismont, *De la menstruation dans ses rapports
physiologiques et pathologiques*. Paris, 1842.

(6) Beigel, *loc. cit.* Erlangen, 1874.

mencement de cette leçon vous fournissent un exemple d'aménorrhée, sans suppression de la ponte ovarienne, par lésion utérine et par état général anémique, en même temps qu'elles confirment d'une façon indiscutable, la possibilité de la conception au cours de l'aménorrhée.

Il est, d'ailleurs, bien évident que les affections graves des organes génitaux, accompagnées de destruction ou d'atrophie des ovaires, déterminent une aménorrhée fatalement accompagnée de stérilité; aussi, le médecin consulté relativement à la possibilité d'une grossesse ultérieure chez une femme aménorrhéique devra-t-il procéder à un examen sérieux et approfondi de tous les organes, et ne pas se prononcer pour l'affirmative avant d'avoir acquis la conviction que la ponte ovulaire périodique se produit, en dépit des conditions locales ou générales qui ont amené la suppression du flux sanguin cataménial.

Je vous aï déjà signalé (1) l'importance que revêt, à cet égard, chez certaines femmes atteintes d'aménorrhée, le flux leucorrhéique mensuel, symptomatique de la congestion pelvienne, qui accompagne la ponte ovulaire. Ce phénomène a été très justement apprécié par Themmen (2): « On remarque, dit-il, quelques femmes qui n'ont pas leurs mois, c'est-à-dire chez lesquelles manque l'évacuation du sang rouge et qui sont pourtant devenues mères. Je me suis donné beaucoup de peine pour savoir ce qui se passait chez ces sortes de femmes. J'en ai rencontré trois: la première avait des flueurs blanches dont l'écoulement

(1) Voir Vᵉ Leçon, p. 186.
(2) Themmen, *loc. cit.* Leyde, 1781. ·

coïncidait avec le retour habituel des règles ; les deux
autres montraient chaque mois les phénomènes des
femmes menstruées, le stade menstruel se terminait
tantôt par la diarrhée, tantôt par une urine épaisse et
trouble, tantôt par des flueurs blanches. Elles étaient
bien portantes, et toutes rendaient à la même époque,
c'est-à-dire au moment où les règles auraient dû
couler, une certaine matière par la vulve ; aussi,
oserai-je dire, avec Van Swieten, que *toutes les femmes qui ne rendent aucune matière par la matrice
sont stériles.* »

Je n'insiste pas, et je résume ce qu'il vous importe
de savoir sur ce sujet en vous rappelant que si la ponte
ovulaire peut, dans un certain nombre de cas, ne pas
s'accompagner de l'éruption menstruelle qui en est
ordinairement la conséquence immédiate, c'est souvent parce que des conditions pathologiques, locales
ou générales, plus ou moins faciles à déterminer dans
la pratique, ont mis la muqueuse utérine dans l'impossibilité de fournir un écoulement sanguin sous l'influence de l'excitation partie de l'ovaire. Cet écoulement pouvant, d'ailleurs, fréquemment être remplacé
par une hypersécrétion des glandes mucipares, constituant ce que nous avons appelé des *règles blanches*,
dont la production explique comment les femmes placées dans ces conditions peuvent être fécondées,
puisqu'un ovule parvient chaque mois dans leur cavité
utérine.

Cette question présente aussi un intérêt tout particulier relativement au mariage des jeunes filles
aménorrhéiques et de leur aptitude à la maternité.

Vous comprenez aisément avec quel soin minutieux le médecin devra, en pareille circonstance, procéder à l'examen de la malade et rechercher les moindres indices d'ovulation, avant de formuler un diagnostic dont peut dépendre l'avenir des familles qui lui ont accordé leur confiance.

S'il est parfois assez facile de se prononcer, à cet égard, il est des cas fort embarrassants et qui obligent à faire de sages réserves, au sujet des conséquences d'une aménorrhée dont la cause échappe aux recherches les plus persévérantes.

Parmi les cas de ce genre qu'il m'a été donné d'observer, celui qui a fait le plus d'impression dans mon esprit est relatif à une jeune fille de 25 ans, pour laquelle j'ai été plusieurs fois consulté. C'est une femme charmante à tous égards, fort intelligente, sans aucun vice de conformation, possédant toutes les qualités désirables pour devenir une épouse parfaite; et cependant, quoiqu'elle ait été souvent recherchée et qu'elle ait probablement le désir bien légitime de se marier, elle ne veut pas s'y décider et ses parents font tout ce qui dépend d'eux pour l'encourager dans cette résolution. En voici la raison : fort bien réglée au début pendant quelques mois, elle est devenue aménorrhéique depuis plusieurs années, sans qu'il soit possible de trouver la cause de la disparition du flux menstruel. J'ai procédé à un minutieux examen des divers organes, et je n'ai constaté aucune anomalie, aucune altération appréciable, aucune diathèse qui puisse me donner la raison de cette aménorrhée inexplicable, car cette jeune fille ne présente aucun symptôme d'affection ovarique, aiguë ou chronique, ayant pu détruire plus ou moins complètement le tissu des ovaires et supprimer leur fonctionnement physiologique.

Aux questions qui m'étaient posées par la famille, il m'a fallu répondre que la guérison était certainement possible, que peut-être le mariage aurait une influence salutaire, mais que, dans l'état actuel de la jeune malade, je ne pouvais affirmer qu'elle fût capable de devenir mère. J'ai dû répéter plusieurs fois, depuis lors, les mêmes conclusions aux prétendants qui m'étaient adressés par une mère scrupuleuse, peut-être à l'excès. Je pouvais leur affirmer que la jeune fille dont ils demandaient la main me paraissait réunir toutes les qualités voulues pour rendre un mari parfaitement heureux, et je leur conseillais, s'ils avaient au cœur un véritable amour, de donner suite à leur projet. Mais il m'était impossible de répondre aussi nettement aux questions qu'ils ne manquaient jamais de m'adresser pour savoir si, mariée, cette jeune fille pouvait avoir des enfants, ou si du moins elle avait autant de chances qu'une autre de devenir mère. Elle présente certainement moins d'aptitude à la conception qu'une femme dont les règles sont régulières et normales, mais elle en offre plus cependant que bien des femmes qui, parfaitement réglées en apparence, sont atteintes d'affections ovariques ou utérines ; et ses chances de grossesse doivent d'autant plus être physiologiquement admises qu'elle a été régulièrement menstruée pendant plusieurs mois. On ne peut d'ailleurs jamais affirmer qu'une jeune fille, même normalement constituée, soit capable à coup sûr d'avoir des enfants ; d'autre part, les exemples que je vous ai

cités prouvent bien qu'une femme peut concevoir, alors
même qu'elle n'a pas vu de flux menstruel depuis plusieurs mois, et même depuis plusieurs années. Il serait
donc regrettable qu'une jeune fille apte à devenir une
épouse charmante et, selon toute probabilité, une
bonne mère de famille, fût injustement condamnée,
de par son aménorrhée, à vivre dans le célibat.

J'ai mis en œuvre, pour obtenir la guérison de cette
jeune fille, tous les moyens thérapeutiques rationnels
dont nous disposons pour combattre l'aménorrhée ;
mais je dois avouer que je n'ai, jusqu'ici, obtenu aucun résultat satisfaisant, en dépit des divers procédés
de traitement auxquels j'ai eu successivement recours.

Cet insuccès ne m'a que médiocrement surpris,
car j'étais, dans ce cas, privé du guide le plus sûr pour
instituer une médication efficace ; je veux parler de
la notion étiologique du symptôme *aménorrhée*.

Le traitement de l'aménorrhée ne peut, en effet,
vous le comprenez aisément, être formulé comme
celui d'une entité morbide, variable seulement dans sa
forme ou son intensité. Je vous ai suffisamment
montré que l'aménorrhée est toujours symptomatique
d'un état morbide plus ou moins apparent pour qu'il
vous soit facile de saisir la thérapeutique d'après laquelle vous devrez toujours diriger votre intervention :
le traitement de l'aménorrhée doit être subordonné à
celui de la cause qui lui a donné naissance, de la maladie sous l'influence, ou dans le cours de laquelle
elle se produit.

Il devient, par suite, évident tout d'abord que l'a-
ménorrhée symptomatique de l'absence — congénitale

ou acquise, opératoire ou pathologique, — des deux
ovaires, ne réclame aucun traitement, et que toute
intervention active serait, en pareil cas, au moins
inopportune, sinon dangereuse.

Il en sera de même si l'on se trouve en présence
d'une femme possédant des ovaires dont le fonctionnement se révèle par le retour périodique du molimen menstruel, mais chez laquelle on constate, de
façon certaine, l'absence de l'utérus. Si cependant la
malade éprouvait des douleurs de quelque intensité,
revenant à l'occasion d'un molimen très marqué, le
médecin devrait satisfaire aux indications les plus
pressantes : calmer·la souffrance au moyen des applications narcotiques ou des injections sous-cutanées
de morphine ; administrer quelques légers purgatifs;
prescrire des grands bains, des cataplasmes, au besoin
même faire appliquer quelques sangsues à l'anus ou
à la vulve.

Lorsque l'aménorrhée est le résultat d'une imperforation des voies génitales et consiste, ainsi que nous
l'avons vu, en une véritable rétention des règles, elle
est justiciable du traitement chirurgical. Il faut alors,
après avoir exactement déterminé le point où siège
l'oblitération et la nature de l'obstacle, pratiquer l'incision des diaphragmes membraneux tels que l'hymen
imperforé ou une cloison vaginale, ou encore faire disparaître l'atrésie d'un des orifices du col utérin; parfois
même, il faut rétablir, au moyen d'une opération assez
délicate, les portions de ces conduits qui font défaut
ou sont remplacées par des cordons fibreux. Une dilatation graduelle et méthodique peut permettre, dans
certains cas, de remédier au simple rétrécissement de

ces conduits, et en particulier du col utérin. Je vous parlerai de ce traitement à propos de la dysménorrhée, à laquelle il est plus applicable qu'à l'aménorrhée.

Avant d'aborder les diverses indications du traitement de l'aménorrhée proprement dite, laissez-moi, Messieurs, vous prémunir contre un danger auquel vous serez certainement exposés à diverses reprises, pendant le cours de votre pratique médicale, et peut-être d'autant plus exposés que vous serez plus jeunes et que certaines femmes croiront pouvoir escompter d'avance votre inexpérience ou votre coupable bonne volonté. Ayez toujours présente à l'esprit, lorsque vous examinerez une femme aménorrhéique, la possibilité d'une grossesse; songez-y quelles que soient la condition sociale et la régularité de mœurs apparente de la malade qui réclame vos soins; — songez-y même en présence de la membrane hymen intacte, et rappelez-vous qu'il peut n'y avoir aucune corrélation entre la date déjà ancienne de l'aménorrhée et le développement à peine apparent de l'abdomen. Vous savez, en effet, que les exemples de grossesse survenue sans rupture de l'hymen au moment des rapports sexuels sont incontestables, et je vous ai fourni des preuves suffisantes de la possibilité de la conception au cours d'une aménorrhée de plus ou moins longue durée. Songez toujours à la grossesse, et si vous ne réunissez pas, tout d'abord, un nombre suffisant de preuves pour vous faire reconnaître l'état de vacuité de l'utérus, abstenez-vous de tout traitement à l'égard d'une aménorrhée dont la cause demeure pour vous au moins douteuse. Restez alors dans une réserve d'autant plus grande, que, si certaines femmes sont, en pareille circonstance, de bonne foi et ne supposent pas pouvoir être enceintes, d'autres ne savent que trop la nature des accidents d'aménorrhée dont elles se plaignent, et cherchent dans le traitement qu'elles réclament un moyen d'avortement moins compromettant.

L'ancienne pharmacopée contenait une liste assez longue de médicaments dits *emménagogues*, que l'on s'empressait, que beaucoup de médecins s'empressent encore, avec une confiance rarement justifiée, d'administrer indistinctement et successivement aux malheureuses femmes atteintes d'aménorrhée. Tels sont : l'aloës, la rüe, la sabine, l'ergot de seigle, etc. ; toutes substances ayant une action irritante manifeste et dont les inconvénients et même les dangers ne sont compensés par aucun avantage sérieux. J'y ai eu recours, comme tout le monde, et je déclare n'en avoir jamais retiré aucun profit, et le seul que je me laisse encore aller à prescrire, quand je ne puis résister aux sollicitations des malades ou de leurs familles qui exigent impérieusement l'administration d'un médicament, c'est l'apiol, cet alcaloïde extrait du persil, qui, sans avoir plus d'efficacité réelle que les autres prétendus emménagogues, peut du moins être administré sans danger, à doses modérées.

Est-ce à dire qu'il ne faille absolument rien faire ? Pas le moins du monde. D'abord, en ce qui concerne l'aménorrhée de la chlorose, il faut agir comme pour les autres maladies, guérir la chlorose pour rétablir la menstruation, et cela réussit toujours. Puis, pour les personnes chez qui la chlorose n'est pas aussi nettement accusée, on trouve presque toujours dans l'état général, plus ou moins entaché de lymphatisme, des indications d'un traitement réparateur, et, outre le fer, le quinquina, l'arsenic et l'iode — auquel son efficacité dans certains cas a fait attribuer des propriétés emménagogues qu'il ne possède pas plus que les autres, — on a toujours grand avantage à employer les modificateurs hygiéniques qui agissent si efficacement sur la constitution des jeunes sujets, quel que soit leur sexe. Je veux parler d'une bonne alimentation, de l'exercice au grand air, de la gymnastique, de l'équitation au besoin, des bains de mer, et surtout de l'hydrothérapie, qui peut être employée partout avec succès. Ce sont là les véritables, les seuls emménagogues qui puissent être conseillés dans tous les cas, avec le plus grand avantage et sans le moindre inconvénient.

S'ils échouent, c'est que la femme se trouve exceptionnellement dans des conditions telles que sa menstruation ne s'établira pas ou ne se rétablira jamais; mais alors, à quoi bon la tourmenter par une médication inutile et fatigante, surtout si sa santé n'en est pas autrement troublée? On voit assez souvent des femmes, — j'en ai vu plusieurs et je vous en ai rapporté des observations, — qui, sans que l'examen le plus attentif ait permis de reconnaître pourquoi, ne sont réglées que très tardivement, ou ne le sont jamais, ou même ne le sont plus, après l'avoir été un certain temps. Si ces femmes sont, du reste, d'une santé parfaite, si elles ne souffrent d'aucune gêne, d'aucun malaise, d'aucun trouble quelconque, pourquoi les traiterions-nous? Pourquoi entreprendrions-nous de les soumettre à une médication au moins inutile, et qui pourrait avoir un retentissement fâcheux sur leur santé jusque-là parfaite ?

Nous ne serions autorisés à intervenir que si cette aménorrhée s'accompagnait, soit d'une façon constante, soit à de certaines époques, de douleurs, de malaises localisés dans les lombes ou dans le bas-ventre, de phénomènes fébriles ou autres; mais alors ce ne serait plus à de la simple aménorrhée que nous aurions affaire, mais bien à un autre état morbide, et en particulier à la dysménorrhée, qui nécessiterait un traitement nouveau, actif, dont nous aurons bientôt occasion de nous occuper,

Il est cependant, Messieurs, dans certaines formes d'aménorrhée torpide, un moyen thérapeutique dont je crois utile de vous entretenir, ne serait-ce que pour vous apprendre la date déjà ancienne des premiers essais auxquels il a donné lieu, et vous mettre en garde contre les prétentions de quelques médecins qui s'imaginent en être les inventeurs. Je veux parler de l'électricité, qui possède un double mode d'action: — sur l'ensemble de l'organisme en stimulant les diverses fonctions ; — sur le système génital, en particulier, en combattant l'état d'atonie dans lequel il est plongé, en modifiant la vitalité des tissus et, par suite, en sollicitant leur congestion physiologique et l'exhalation sanguine qui en est la conséquence.

L'électricité dans le traitement de l'aménorrhée a été employée par Clarke en 1821, et par Andrieux en 1834 ; ces observateurs ont signalé des résultats favorables dûs à ce procédé. Depuis lors, Golding Bird prétend avoir eu 20 succès sur 24 cas, et Simpson s'est servi avec avantage de pessaires composés de cuivre et de zinc ; enfin, plus récemment, Duchenne (de Boulogne), et Onimus ont préconisé l'emploi des courants continus.

D'après Onimus, qui rapporte un certain nombre d'observations assez probantes, l'application du courant ne doit pas être faite nécessairement au niveau des organes génitaux, et l'on obtient les mêmes bons résultats en plaçant les électrodes sur le trajet du cordon cervical du grand sympathique.

J'ai moi-même employé, dans quelques cas, les courants électriques et j'en ai obtenu d'assez bons effets, principalement chez une malade aménorrhéique à la suite d'une ovarite chronique ayant détruit une partie de l'ovaire ; après l'application des courants continus les règles se sont, à nouveau, montrées plusieurs fois.

Je ne veux pas formuler encore un jugement définitif sur cette méthode, mais les faits publiés sont assez importants pour que l'on doive en tenir compte, et pour que l'on soit autorisé à mettre en œuvre un procédé thérapeutique exempt de tout danger, dont les résultats paraissent jusqu'ici assez satisfaisants.

C'est dans le même ordre d'idées que l'on peut parfois conseiller le mariage avec l'espoir, fréquemment réalisé, que les excitations sexuelles répétées détermineront du côté de l'utérus des modifications vitales et un afflux sanguin suffisants pour permettre à la menstruation de s'établir ou de se régulariser, à la seule condition que les organes soient bien conformés (1).

Enfin, Messieurs, lorsque vous serez en présence de jeunes filles ou de femmes dont les règles se mon-

(1) Voy. plus haut, p. 157.

trent irrégulières dans leur périodicité et inégales en
abondance, sans que la santé générale ou l'état local
présentent une altération pathologique de quelque
gravité, lorsque, en un mot, la menstruation semble
n'avoir besoin que d'un peu d'aide pour devenir normale, vous pouvez agir d'une façon efficace, en insti-
tuant une médication rationnelle au moment où
apparaissent spontanément les symptômes d'un molimen menstruel plus ou moins accusé.

C'est alors que les infusions chaudes de plantes
aromatiques, les excitants diffusibles trouvent leur
indication. Parmi les premières vous pouvez prescrire
la sauge, l'absinthe, l'armoise, soit comme tisane,
soit pour être employées en fumigations, — que l'on
administre facilement en faisant asseoir la femme au
dessus d'un récipient à demi rempli de l'infusion
aromatique chaude, et en ayant soin d'envelopper la
partie inférieure du corps de la patiente, ainsi que
le vase placé sous son siège, dans une vaste couver-
ture de laine, destinée à maintenir la vapeur aromatique en contact avec les parties génitales.

Les excitants diffusibles les plus utiles en pareil
cas sont : l'acétate d'ammoniaque, l'alcool, les prépa-
rations de safran.

A ces moyens, il convient d'ajouter les injections
vaginales chaudes, ou même légèrement ammonia-
cales, les cataplasmes chauds sur le bas-ventre, les
bains de siège chauds, etc. On peut ainsi faciliter
l'écoulement des règles, mais il importe d'être bien
convaincu qu'on ne saurait en déterminer à coup sûr
l'apparition.

Lorsqu'il s'agit de cette forme d'aménorrhée qui

a reçu le nom de *congestive*, l'indication thérapeutique se dégage assez précise ; il faut recourir aux
antiphlogistiques, ou aux émissions sanguines locales;
mais ces moyens s'adressent plus particulièrement
aux symptômes douloureux qui accompagnent cette
variété d'aménorrhée. Je les étudierai en détail lorsque
je vous exposerai le traitement de la dysménorrhée.

LEUCORRHÉE.

MESSIEURS,

A l'étude de l'aménorrhée se rattache d'autant
plus directement celle de la *leucorrhee* que nous la
voyons se produire en quelque sorte d'une façon
physiologique et normale au début et à la fin de
chaque période cataméniale, et que souvent cet écoulement blanc, glaireux qui précède les règles à l'état
physiologique et sain, en vient à les remplacer tout
à fait, si certaines circonstances pathologiques ne
permettent pas à la muqueuse génitale de répondre
par une véritable hémorrhagie à l'effort du *molimen
menstruel*. Je me suis assez longuement expliqué
à diverses reprises sur la façon dont se produisent
ces *règles blanches* (1) qui alternent souvent avec
des règles véritables pour ne plus avoir à y revenir
en ce moment.

Lorsquelles ne durent que quelques jours, elles
constituent une des formes de l'aménorrhée ; quand
elles se prolongent plus longtemps elles deviennent

(1) Voy. p. 186 et 213.

ce qu'il conviendrait d'appeler la *leucorrhée;* mais, par extension, on a donné ce nom à tous les écoulements blancs, ou pour mieux dire à tous les écoulements non sanguins qui se font par les voies génitales. Ces écoulements, appelés aussi *pertes blanches* ou *flueurs blanches*, sont, comme l'a fort justement fait remarquer Courty (1), aussi variés dans leur aspect, dans leur nature, que peuvent l'être les crachats, et ils ont, suivant les cas, une signification séméiologique tout aussi différente.

On les rencontre dans la plupart des maladies du système génital : tantôt fluides et ténus; tantôt épais et visqueux, empesant plus ou moins fortement le linge sur lequel ils se déposent; tantôt incolores et transparents; tantôt d'un blanc laiteux ou crémeux; tantôt d'une coloration plus ou moins sale, grise ou roussâtre; tantôt jaunâtres ou verdâtres, — et c'est dans les chapitres consacrés à l'étude de chacune de ces maladies qu'il convient de les décrire avec leurs caractères spéciaux. Reportez-vous donc à ce que je vous en ai dit à propos des inflammations de la vulve, du vagin, de l'utérus, comme aussi des fibrômes et du cancer, et à ce que je vous en dirai quand je vous parlerai des phlegmasies péri-utérines.

Comme je ne fais pas en ce moment un chapitre de séméiologie générale, je dois mettre de côté tous ceux de ces écoulements qui ont pour cause efficiente une lésion locale et m'en tenir — afin de rester dans mon sujet qui est l'étude des troubles de la menstruation — à ceux qui dépendent d'un état général, dont le reten-

(1) Courty, p. 934.

tissement se fait sentir sur la fonction menstruelle. .

La leucorrhée qui se produit alors procède de deux modes pathologiques très différents :

Dans une première forme elle a une origine nettement inflammatoire ou tout au moins irritative. C'est une hypersécrétion des glandes mucipares, comparable à celle qui se produit à la surface de toutes les muqueuses enflammées et qui persiste sous forme de catarrhe, même assez longtemps après l'apaisement de la phlegmasie qui en a été le point de départ. On en voit des exemples dans certaines bronchorrhées, et aussi dans les blennorrhées consécutives à l'uréthrite blennorrhagique.

Dans d'autres cas, on ne peut trouver aucune trace d'inflammation ni actuelle, ni antérieure ; il y a, au contraire, une sorte d'atonie générale de tous les tissus, qui ne sont pas autrement altérés, et force est bien alors de reconnaître que la sécrétion morbide est sous la dépendance d'un état général mauvais de l'ensemble de l'organisme, ou d'un vice de composition du sang. A moins que, renversant les termes du problème, on ne fasse de la leucorrhée une maladie primitive, essentielle, idiopathique, qui, par sa persistance, aura déterminé l'affaiblissement général de l'organisme et l'altération de la crase du sang en l'absence desquels on ne la rencontre pas.

Je me garderai bien d'augmenter le nombre de ceux qui professent cette dernière opinion ; et, admettant avec Courty que « *la leucorrhée est habituellement symptomatique, qu'elle est même toujours symptomatique,* » j'éviterai de commettre « l'abus de langage » qui consiste à « parler d'une leucorrhée

idiopathique » ; aussi chaque fois que je trouverai le
symptôme, je m'efforcerai de remonter à la maladie
d'où il procède.

Pour qui veut examiner les faits avec une scrupuleuse attention et sans parti pris, la chose est facile ;
mais la question a été singulièrement compliquée par
des observateurs, — trop pressés de conclure, — qui,
voyant dans un certain nombre de cas une leucorrhée
persistante précéder d'autres troubles graves de l'organisme, et en particulier la chlorose, ont admis que
cette leucorrhée devait être la cause première de
tous les accidents observés par la suite.

Le fait matériel, brutal, si je puis ainsi dire, est
clair dans un certain nombre de cas. On constate
bien que chez nombre de femmes atteintes plus tard
de chlorose, avec dyspepsie, amaigrissement, pertes
des forces, névralgies multiples, etc., etc., le premier
symptôme observé — et le seul qui ait attiré l'attention
pendant un temps souvent assez long — a été une
leucorrhée persistante ; mais quand on va au fond des
choses, quand on y regarde de plus près, on voit
que cette leucorrhée est due à une métrite ancienne,
avec ulcérations plus ou moins étendues, et je vous
ai dit quel retentissement la métrite chronique exerce
sur l'ensemble de l'organisme, au point de vue surtout de la dénutrition.

Remarquez bien que, dans tous ces cas, la métrite
— ou toute autre maladie analogue — est demeurée
ignorée, par cette simple raison qu'on ne l'a pas
recherchée, et qu'on s'est borné à traiter la leucorrhée,
prétendue idiopathique, par de simples injections ou
d'autres remèdes tout aussi innocents.

Cependant, et quoique l'on ne manque jamais de
la constater dès qu'on la recherche, il se trouve
encore des fanatiques de l'essentialité, assez convaincus pour prétendre que ce n'est pas la maladie
locale qui a engendré la chlorose, avec l'état général
subséquent, mais bien cet état général qui a fait
naître l'état local ; c'est-à-dire que la chlorose ayant
donné lieu à l'écoulement leucorrhéique, cet écoulement, par ses qualités irritantes, a ensuite causé la
métrite et les ulcérations du col utérin.

Il n'y a à cela qu'une chose à répondre, c'est que
la chlorose, qui engendre la leucorrhée, si persistante, si grave soit-elle, ne donne jamais lieu à de
la métrite et encore moins à des ulcérations du col.
Il en est de même de toutes les maladies générales
ou diathésiques, et si dans la tuberculose, dans la
scrofule, dans l'arthritis ou dans la syphilis même
on voit se produire la leucorrhée, c'est indépendamment de toute inflammation spéciale ou spécifique de
l'utérus ou de sa muqueuse.

Ce n'est pas à dire qu'il ne puisse pas y avoir de
métrite chez les femmes atteintes de phthisie, de
scrofule, de rhumatisme, de vérole, pas plus que
chez celles qui sont affectées de chlorose, et que, par
suite, leur leucorrhée ne puisse dépendre de cette
affection locale. Loin de moi une telle pensée.

Mais, dans ces cas, deux causes, l'une générale, l'autre locale, combinent leur action pour produire un
seul effet, l'écoulement leucorrhéique, et ces deux
causes réagissent l'une sur l'autre pour exercer leur
influence sur la marche de la maladie. De telle sorte
que si la métrite ne se comporte pas de la même

façon chez les phthisiques, chez les scrofuleuses, chez les rhumatisantes, que chez les chlorotiques ou que chez les femmes indemnes de toute influence morbide générale, cela ne suffit pas pour forcer à admettre que, à côté des métrites simples, il y ait des métrites tuberculeuses, scrofuleuses, rhumatismales, herpétiques, chlorotiques, etc. Décrire sous ces noms autant d'espèces morbides différentes, voilà ce qui constitue un véritable « abus de langage », dont il importe de se garder, même lorsqu'on admet, comme je n'hésite pas à le faire, que l'état général de la constitution peut retentir sur la métrite, en tant que maladie locale, de façon à lui imprimer un cachet tout particulier, tant au point de vue de la symptomatologie que de la marche et surtout du traitement.

L'écoulement leucorrhéique peut provenir de la vulve, du vagin, de l'utérus, ou même de toutes ces parties à la fois. Lorsqu'il est dû à une phlegmasie de ces organes il renferme des leucocytes ou du pus ; lorsqu'il est le résultat d'une simple hypersécrétion, dépendant d'un état général de l'organisme, on peut reconnaître son origine aux caractères physiques, chimiques et morphologiques propres aux sécrétions physiologiques de chacune des parties d'où il provient.

C'est ainsi que le liquide sécrété par les glandes vulvaires est ordinairement un mucus visqueux, filant, assez épais, renfermant un grand nombre de leucocytes. Ce liquide est nettement acide, et présente, surtout lorsqu'il se mélange à la matière sébacée vulvaire, une odeur caséeuse, aigrelette, assez caractéristique.

Le liquide vaginal offre des caractères particuliers dus à l'absence de glandes dans l'épaisseur de la muqueuse du vagin; c'est, je l'ai dit déjà (1), plutôt un produit d'exfoliation épithéliale qu'une véritable sécrétion. Il est blanchâtre, lactescent et renferme, avec quelques globules de pus, une quantité considérable de cellules épithéliales plus ou moins altérées (fig. 20). Il contient encore une certaine quantité de matière grasse, et, dans quelques cas, des infusoires tels que le *leptothrix* ou le *trichomonas*, sur la valeur diagnostique desquels je me suis suffisamment appesanti dans d'autres circonstances.

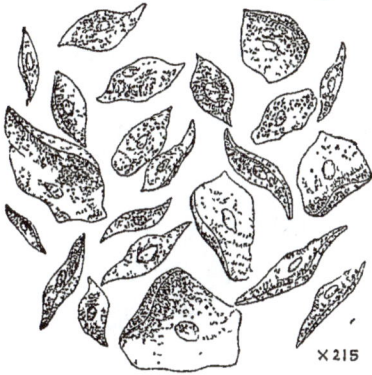

Fig. 20. — Epithélium de la leucorrhée vaginale (Beale).

Quant au liquide provenant de l'utérus lui-même, il offre des différences dans ses caractères objectifs suivant le point de la muqueuse génitale au niveau duquel il a pris naissance. J'ai déjà appelé votre attention sur ce sujet, et je vous ai fait connaître, en vous parlant de la métrite chronique (2), les caractères physiques, l'aspect et les réactions chimiques qui permettent de distinguer la leucorrhée provenant du col utérin de celle qui a son origine sur la muqueuse du corps de l'utérus; mais, si l'examen direct du

(1) T. Gallard, *loc. cit.*, p. 360.
(2) Id., *loc. cit.*, p. 622 et suiv.

liquide, au sortir de l'orifice cervical (fig. 21 et 22), fournit des renseignements très précis, on peut également en recueillir d'assez importants par l'examen des taches qu'il produit sur le linge des malades. Dans ce cas, il est vrai, les liquides vaginaux, par leur mélange au mucus utérin, modifient en partie les caractères de ce dernier, cependant on peut encore déterminer assez aisément sa provenance : le mucus cervical empèse, en effet, le linge, le rend raide et cassant, beaucoup plus que celui de la cavité du corps, qui laisse seulement des taches grisâtres, plus ou moins diffuses.

Il est encore, entre ces écoulements fournis par les deux segments de l'utérus, une différence importante au point de vue clinique, et sur laquelle je désire appeler votre attention, car elle se rattache très directement à une discussion pathogénique non encore entièrement élucidée.

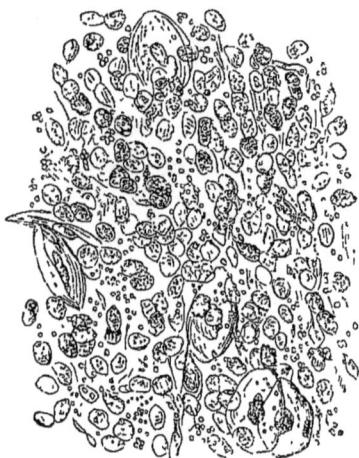

Fig. 21. — Corpuscules muqueux, cellules épithéliales, granulations graisseuses de la leucorrhée cervicale (d'après Tyler Smith et Hassall).

L'observation attentive des faits a démontré que l'écoulement, même assez abondant, du mucus utérin cervical affaiblit peu les malades, tandis qu'un flux leucorrhéique, relativement moins considérable, paraît les épuiser rapidement et les conduire plus vite à un état d'anémie très marquée : ce fait, que j'ai signalé pour la première fois il y a bien longtemps déjà, ne dépendrait-il pas uniquement de ce que, dans la métrite interne, l'écoulement, même lorsqu'il est d'aspect tout à fait blanc, est constitué par de nombreux globules sanguins? ainsi que cela résulte des observations faites par Hottenier dans mon service (1).

C'est dans les cas où elle est ainsi sous la dépendance de la métrite interne qui prend si souvent la forme catarrhale, que la leucorrhée a pu être considérée comme se produisant d'une façon épidémique et étant soumise à certaines

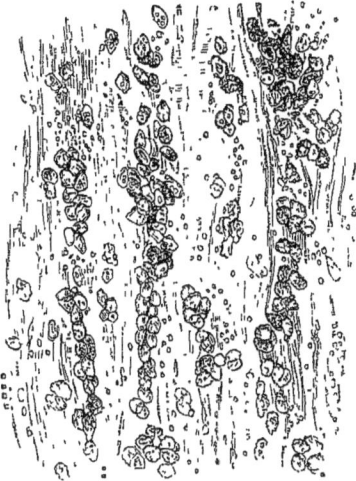

Fig. 22. — Perte muqueuse venant d'un col sain, prise dans les cryptes muqueux. Les corpuscules muqueux sont réunis en filaments par la viscosité du plasma qui les englue (d'après Tyler Smith et Hassall).

influences saisonnières de froid et d'humidité (2), comme cela a été observé chez nombre de Parisiennes, quand il était de mode d'aller faire sa promenade du soir sur le pont des Arts. Ce que j'ai

(1) Hottenier, *Société de biologie.*
(2) Raulin, *Traité des flueurs blanches avec la méthode de les guérir.* Paris, 1766. — Troussel, *Des ecoulements particuliers aux femmes.* Paris, 1842.

dit (1) d'une malade observée par West, qui était
prise de métrorrhagies chaque fois qu'elle quittait
Londres pour aller habiter dans une contrée humide
de l'Irlande, explique comment agissent le froid et
l'humidité pour engendrer la phlegmasie interne de
l'utérus avec tous ses symptômes propres, aussi bien
la métrorrhagie que la leucorrhée.

Puisque j'en suis à l'étiologie de la leucorrhée, je ne
puis pas me dispenser de rappeler celle qui lui a été
si longtemps attribuée par un grand nombre de médecins et à laquelle Lisfranc, en particulier, attachait
une réelle importance, je veux parler de l'alimentation par le café au lait. C'est un point sur lequel je me suis déjà expliqué, en montrant qu'il
s'agit là, non pas d'une action spéciale, encore
moins spécifique, mais bien d'un fait d'alimentation mauvaise, conduisant à la dénutrition et à la
chlorose.

En effet, sous l'influence du tannin contenu dans
le café, les matières albuminoïdes du lait sont trans-
formées en petits grumeaux, non digestibles, et qui
parcourent tout le tube intestinal, comme le feraient
des corps étrangers quelconques inattaquables aux
liquides intestinaux, comme le font les graines de mou-
tarde ou de lin, qui doivent leurs propriétés laxa-
tives à leur résistance à l'action des sucs digestifs.
D'autre part, le café constitue ce que l'on a nommé
un aliment d'épargne ; il *trompe* la faim en quelque
sorte, et vient se substituer, sans pouvoir le remplacer, à un repas dans lequel la femme aurait ingéré

(1) T. Gallard, *loc. cit.*, p. 505.

des aliments plus facilement assimilables et, à coup sûr, plus nutritifs.

Les conditions prédisposantes à l'égard de la leucorrhée sont pour la plupart encore mal déterminées. Courty (1) se contente de dire que « l'âge de la première période des fonctions sexuelles lui a paru y prédisposer, et qu'il l'a observée chez les jeunes filles avant l'apparition des règles ou pendant les premières années de la menstruation, et chez les jeunes femmes plus souvent que chez les femmes âgées. » D'autres auteurs ayant reconnu que, sur un certain nombre de femmes atteintes de leucorrhée, les deux tiers ont eu des rapports sexuels, et qu'un tiers seulement sont encore vierges, ont voulu conclure de ces chiffres à la plus grande fréquence de l'affection chez les femmes usant du coït. C'est là, suivant moi, un raisonnement absolument faux; car sur un nombre quelconque de femmes adultes, prises au hasard, qu'elles soient leucorrhéiques ou non, il y en a certainement plus des deux tiers qui n'ont plus leur virginité.

Ainsi envisagée, la leucorrhée n'étant, à vrai dire, qu'un symptôme, ne comporte pas de traitement qui lui soit propre. On ne peut la faire disparaître qu'en combattant les maladies diverses sous l'influence desquelles elle se produit, et je ne puis que répéter ici ce que j'ai déjà dit à propos de l'aménorrhée. Comme pour cette dernière, c'est encore au traitement général, et en particulier à l'hygiène qu'il faut le plus souvent avoir recours, tout en dirigeant contre

(1) Courty, *loc. cit.*, 2° édit., p. 667.

les maladies locales la médication topique qui leur
convient.

Comme premier élément de cette médication topique, je dois mentionner les lotions et les injections,
qui sont toujours indiquées, même lorsqu'il n'y a
aucune altération des organes génitaux autre que
l'hypersécrétion leucorrhéique. Ces lotions, qui dans
les cas d'inflammation plus ou moins prononcée
doivent être émollientes, seront, au contraire, légèrement astringentes lorsque les sécrétions ne dé-
pendront pas d'un état phlegmasique. On les fera
généralement fraîches, avec des décoctions de plantes
balsamiques, comme les feuilles d'eucalyptus, de
myrte, de matico ; ou astringentes, comme les roses
de Provins, l'écorce de chêne ; on y ajoutera un peu
de tannin, de borax ou d'alun ; on pourra même
appliquer ces dernières substances à l'état pulvéru-
lent, en les projetant dans le vagin. On les mélan-
gera alors avec une poudre inerte, comme l'amidon,
dans la proportion de un dixième par exemple, et
l'on parviendra ainsi, en renouvelant ces pansements
tous les deux ou trois jours, à procurer un grand soulagement à de malheureuses femmes dont un écoulement leucorrhéique, souvent rebelle, entretient les
parties génitales dans un état permanent d'humidité.

SEPTIÈME LEÇON

RÈGLES SUPPLÉMENTAIRES OU DÉVIÉES.

MÉTRORRHAGIE

1° RÈGLES SUPPLÉMENTAIRES OU DÉVIÉES. — Définition. — Fréquence.
— Voies diverses. — Leurs rapports avec l'aménorrhée, la dysménorrhée, la chlorose, l'hystérie. — Elles suivent la périodicité de l'ovulation. — Leur pathogénie. — Hémorrhagies périodiques chez l'homme. — Relations des troubles menstruels avec
les éruptions cutanées. — Traitement des règles déviées.
2° MÉTRORRHAGIE et MÉNORRHAGIE : Subtilité de cette distinction. —
Abondance de la perte sanguine. — Ses caractères. — La métrorrhagie est toujours symptomatique. — Diagnostic étiologique. — Causes générales. — Épistaxis utérine. — Maladies
dyscrasiques. — Troubles circulatoires. — Causes locales. —
Affections utérines et péri-utérines. — Fréquence de la métrorrhagie. — Ses retours périodiques. — Il n'y a pas de métrorrhagie essentielle. — Influence des excès de coït ou des
rapports sexuels pendant les règles. — Conséquence des troubles
vaso-moteurs de l'appareil vasculaire utérin. — Traitement. —
Traitement de la cause. — Traitement du symptôme. — Action
du froid ou de la chaleur. — Révulsifs, digitale, ergotine, trillium, etc. — Tamponnement.

MESSIEURS,

Il y a des cas où la menstruation est troublée de
telle sorte que l'écoulement sanguin, au lieu de se
faire par les voies génitales, s'effectue par un autre
point quelconque du corps, tout en conservant sa

périodicité à peu près régulière, et en étant manifestement sous la dépendance de l'acte de l'ovulation. C'est ce qu'on désigne sous le nom de *règles supplémentaires ou déviées*, de menstruation vicieuse (*menstruatio vicaria*) et qu'il conviendrait peut-être mieux d'appeler, comme l'a proposé Raciborski, l'*ataxie menstruelle*. Il y a là, en effet, un désordre fonctionnel, par suite duquel le sang, ne trouvant pas une issue aussi facile que d'habitude par la muqueuse utérine, se fait jour par d'autres surfaces. Puech, qui a fait un relevé de près de 200 cas (1) dans lesquels ce trouble de la menstruation a été observé, classe ainsi, par ordre de fréquence, les diverses parties du corps par lesquelles l'hémorrhagie s'est produite :

Hématémèse	32
Mamelles	25
Hémoptysie	24
Épistaxis	18
Membres inférieurs	13
Tronc, aisselles, dos, parois thoraciques	10
Intestin, hémorrhoïdes	10
Alvéoles dentaires	10
Yeux, paupières, caroncules lacrymales	10
Hématurie	8
Mains et doigts	7
Cuir chevelu	6
Conduit auditif	6
Ombilic	5
Glandes salivaires ou muqueuse buccale	4
Joues	3
Sièges multiples	8

Remarquons tout de suite que ces hémorrhagies

(1) Puech, *De la déviation des règles et de son influence sur l'ovulation*, 1863.

anormales, survenues à l'époque des règles, — ce qui
constitue essentiellement leur caractère de trouble
menstruel, — coïncident tantôt avec des règles ayant
conservé leur abondance ordinaire, tantôt avec un
écoulement sanguin vaginal diminué dans sa quantité,
tantôt avec une simple hypersécrétion des mucosités
génitales, qui sont plus ou moins sanguinolentes,
tantôt avec une suppression complète d'un flux génital quelconque; ce qui a permis de leur donner dans
les premiers cas le nom de règles simplement
déviées, et dans le dernier, celui de règles véritablement *supplémentaires*.

Mais cette distinction n'offre aucun intérêt, et
le fait étant admis d'une façon incontestable, la
seule chose qui doive nous préoccuper, c'est de
savoir : comment il se produit ? quelles conditions
pathologiques président à son développement ? quel
retentissement il peut avoir sur l'ensemble de l'organisme ? quelles indications thérapeutiques décou-
lent de son apparition ?

Quand on considérait l'excrétion sanguine menstruelle comme une sorte d'émonctoire, ayant pour but
d'évacuer au dehors un certain nombre de produits
nuisibles à l'ensemble de l'organisme, on devait se
préoccuper de sa suppression avec la plus vive anxiété
et considérer comme une mesure de salut l'hémorrhagie qui survenait inopinément par une autre voie,
si peu qu'elle coïncidât avec l'époque présumée des
règles. Nous n'en sommes plus là aujourd'hui, et nous
sommes loin de voir une déviation du flux menstruel
dans toute hémorrhagie survenant par un point
quelconque de l'organisme, chez une femme affectée

d'aménorrhée ou de dysménorrhée ; encore moins de considérer cette hémorrhagie comme une *crise* favorable.

C'est, en effet, chez les femmes aménorrhéiques ou dysménorrhéiques que ces hémorrhagies se montrent le plus souvent, et elles méritent bien alors le nom de *règles supplémentaires*, car elles remplacent, ou complètent, l'écoulement génital qui a été nul ou insuffisant ; et elles doivent, sans conteste, être assimilées à l'hémorrhagie menstruelle — parce qu'elles se produisent bien manifestement, comme elle, sous l'influence du travail de l'ovulation, au moment où se passent dans l'ovaire les phénomènes qui président à la maturation et à la déhiscence de l'ovule. La preuve en est, non seulement dans la périodicité que j'ai déjà signalée de ces hémorrhagies ; mais aussi et surtout dans leur coïncidence avec la ponte ovulaire, constatée par des autopsies — et par cet autre fait, non moins significatif, que chez ces femmes la fécondation peut s'effectuer et que pendant tout le cours de la grossesse, les hémorrhagies, remplaçant les règles, cessent d'avoir lieu, pour se reproduire souvent après l'accouchement. Je dis *souvent*, parce que, dans un certain nombre de cas, on a vu, après la grossesse, la menstruation reprendre son cours, régulier et normal, par les voies génitales.

Tels sont les faits. Ils n'ont rien d'extraordinaire ni de surnaturel et ils s'expliquent tout simplement de la façon la plus physiologique du monde par l'étude attentive de la constitution et des conditions organiques des sujets chez lesquels ils s'observent. Ce sont généralement des jeunes filles plus ou moins entachées de chlorose ou d'un état diathésique général, en même temps que d'un certain degré d'hystérie, qui a surtout frappé Raciborski et lui a suscité l'idée de rattacher, dans une certaine mesure, ce trouble menstruel à la classe des névroses. Je ne le suivrai pas dans cette voie et je vous dirai tout simplement : chez chacune de ces femmes il y a un état morbide antérieur, qui, plus ou moins, affecte un organe quelconque ; sous l'influence du molimen menstruel qui se fait sentir aussi bien sur l'ensemble de l'organisme que sur le système génital, — car il crée une tension générale des voies circulatoires qui peut donner lieu à des congestions diverses, — sous l'influence de cette tension générale, les vaisseaux cèdent dans le point où ils offrent le moins de résistance, et c'est par l'organe constituant ce *locus minoris resistentiæ*, que se fait l'hémorrhagie. L'exemple le plus caractéristique de cette forme de règles déviées qu'il m'a été donné d'observer m'a été présenté par cette jeune fille privée congénitalement d'utérus et de vagin, mais ayant ses ovaires, et qui, à diverses reprises, sous l'influence du molimen menstruel résultant du travail de l'ovulation, a eu des hémorrhagies par les fosses nasales, par l'oreille gauche, et par la muqueuse vulvaire (1). Cette hémorrhagie peut avoir lieu aussi bien par la surface tégumentaire, peau ou muqueuse, que dans l'épaisseur même d'un parenchyme, où elle forme parfois d'assez vastes collections sanguines, à retours périodiques.

J'ajouterai que l'hémorrhagie ainsi produite pourra

(1) Voy. V^e leçon, p. 165 et *Annales de gynécologie*, t. XVI, p. 432. 1881.

détourner souvent à son profit l'afflux sanguin qui
se faisait vers les organes génitaux et suspendre, ou
même supprimer les règles, comme le ferait, — comme
l'a fait souvent — une émission sanguine artificielle,
telle qu'une saignée, une application de ventouses
scarifiées ou de sangsues, pratiquée dans les mêmes
circonstances.

Ainsi compris, le trouble morbide qui nous occupe
perd singulièrement de son importance, non seulement au point de vue de sa valeur pathologique mais
aussi au point de vue de sa fréquence. Il faut bien,
en effet, se garder de lui attribuer toutes les hémorrhagies qui se produisent, à une époque quelconque,
chez les femmes qui ne sont pas menstruées, ou qui le
sont irrégulièrement.

Ainsi j'ai vu, en 1881, une femme qui paraissait avoir
des règles supplémentaires par le rectum, mais en
analysant bien son histoire on ne tardait pas à reconnaître que les hémorrhagies qu'elle a eues, à diverses
reprises, par la voie intestinale n'avaient aucun rapport avec le molimen menstruel et ne présentaient
même aucune régularité : Voici, en effet, comment les
choses se sont passées chez elle. Cette femme qui avait
vingt-cinq ans lorsqu'elle entra dans mon service de
l'Hôtel-Dieu au mois de novembre 1881, et qui n'a
jamais conçu, n'avait jamais eu une santé bien
florissante. Pendant son enfance, elle avait eu le
carreau, puis une fièvre, sur la nature de laquelle
elle ne s'explique pas ; et, à partir de quinze ans, des
flueurs blanches presque continuelles ; elle n'était
pas encore réglée lorsqu'elle eut ses premiers rappro-

chements sexuels, vers l'âge de dix-sept ans, et il y avait quinze jours qu'elle se livrait assez fréquemment au coït, lorsqu'elle fut prise, tout à coup, subitement, d'une hémorrhagie par le rectum. L'écoulement sanguin fut assez abondant pour que la malade, — avec l'exagération qui ne manque jamais en pareil cas, — en ait évalué la quantité à la contenance de deux cuvettes ; cette hémorrhagie n'avait été provoquée par aucune agression directe du côté du rectum ; elle fut suivie de douleurs abdominales pour lesquelles la malade alla consulter dans divers hôpitaux, et c'est alors que je la vis pour la première fois, à la Pitié. Elle avait une métrite aiguë, avec aménorrhée, et elle resta pendant quatre ans sans perdre de sang. A vingt et un ans il lui survint une nouvelle hémorrhagie par le rectum, moins abondante, mais aussi subite, aussi peu annoncée que la première, et c'est alors qu'elle commença à être réglée ; la quantité de sang qu'elle perdit par les voies génitales fut presque insignifiante, quelques gouttes à peine. Cet écoulement se reproduisit depuis, aussi peu abondant, à des époques très irrégulières et sans être précédé ou accompagné des phénomènes qui marquent le molimen menstruel ; colorant à certain moment en rouge les flueurs blanches qui étaient habituelles. Au commencement de 1881, il y eut une nouvelle rectorrhagie, la troisième, et quand j'examinai cette femme, six mois après, je ne lui trouvai aucune lésion rectale, pas même de simples hémorrhoïdes ; elle avait seulement une métrite chronique, de moyenne intensité, avec de la chlorose et des troubles dyspeptiques très marqués.

Quelle a été la cause efficiente de cette rectorrhagie, qui s'est reproduite, d'une façon si étrange, à
trois reprises différentes, dans un espace de huit ans?
je l'ignore, mais je dois reconnaître qu'il faudrait
beaucoup de bonne volonté, avec un grand effort
d'imagination, pour y voir un simple trouble menstruel pouvant être désigné sous le nom de règles
supplémentaires ou déviées.

Une semblable réserve est encore justifiée, même
dans les cas où des hémorrhagies semblables se
reproduisent avec une certaine régularité. Ne voit-on
pas, même chez les hommes, des hémorrhagies se
reproduire d'une façon presque périodique et à des
intervalles d'un mois environ, sous forme d'épistaxis
ou d'hémorrhoïdes? et de semblables écoulements
sanguins peuvent-ils avoir une autre signification
lorsqu'ils surviennent, comme cela arrive assez souvent, chez certaines femmes, soit avant, soit après la
ménopause. Mauriac, le savant traducteur de West,
a, pour permettre d'apprécier la valeur de ces faits
bizarres, rapporté le cas, emprunté à O'Kin, d'un
étudiant qui, pendant trois ans, fut affecté d'un écoulement sanguin qui se faisait tous les mois, d'une
façon périodique et régulière, par la couronne du
gland (1).

Tout autre est l'influence que les troubles menstruels pourraient exercer sur certaines éruptions
cutanées. Je ne veux pas parler ici des taches de
purpura, survenues pendant la période de molimen
menstruel, chez des femmes aménorrhéiques, — car

(1) West, *Leçons sur les maladies des femmes*. Trad. par Mauriac.
Paris, 1870, p. 47. (*En note.*)

elles rentrent dans la catégorie des règles déviées dont
je viens de m'occuper, — mais des éruptions que
Danlos (1) a signalées comme coïncidant, dans leur
apparition, avec une suppression passagère des règles.
Ce qui diminue l'importance de ses remarques à
ce sujet, c'est qu'il ne produit aucune observation
personnelle et qu'il se borne à signaler quatre faits
empruntés à divers auteurs, et dont la véritable signi-
cation est contestable. Le même auteur considère la
suppression des règles comme la cause prochaine de
diverses éruptions cutanées et principalement des
taches pigmentaires. Mais c'est encore là une assertion qui aurait besoin d'être appuyée sur des faits
nombreux et probants. Il est bien vrai que les taches
pigmentaires, constituant le masque, ne se montrent
chez les femmes enceintes que consécutivement à l'a-
ménorrhée de la grossesse. Mais vous savez combien
souvent je vous l'ai montré chez des femmes, parfaitement réglées, et atteintes de diverses affections
chroniques du système génital interne (métrite chronique, phlegmasie péri-utérine, fibrômes, etc.) et
combien je vous ai invité à rechercher la véritable
cause, encore inconnue, de son développement.

Ce que je viens de dire des conditions dans lesquelles se produit l'hémorrhagie supplémentaire, ou
complémentaire, des règles me dispense d'insister sur
le traitement à lui opposer. Il n'y a rien de plus à
faire que dans l'aménorrhée, en insistant toutefois, un peu plus que je ne vous l'ai dit alors,
sur l'emploi de légers stimulants, et des excitants

(1) Danlos, *Étude sur la menstruation au point de vue de son influence sur les maladies cutanées.* Thèse. Paris, 1874.

diffiusbles, dont l'action peut s'exercer sur l'utérus.
C'est dans ces cas surtout que de petites émissions
sanguines (sangsues ou ventouses scarifiées), pratiquées sur l'utérus ou dans son voisinage, peuvent,
en permettant au sang de sortir de ce côté, l'empêcher
d'affluer vers celui sur lequel se fait l'hémorrhagie
anormale.

Quant à cette dernière, je ne vois aucun inconvénient à la combattre par des moyens appropriés,
et si l'on a cité des exemples de femmes devenues
folles après la guérison d'une hémorrhagie constituant des règles déviées, c'est qu'elles y étaient singulièrement prédisposées. Et, du reste, les faits merveil-
leux de ce genre que racontent les auteurs des temps
passés ne s'observent plus aussi souvent de nos jours.

MÉTRORRHAGIE

Lorsque l'écoulement sanguin qui se fait par les
voies génitales est plus abondant ou plus fréquent
qu'il ne convient pour constituer les règles normales,
l'état physiologique est remplacé par un état pathologique auquel on donne le nom de *métrorrhagie*,

Prise dans son sens le plus général, cette dénomination devrait s'appliquer également à l'écoulement
menstruel, lequel n'est à vrai dire lui-même qu'une
véritable hémorrhagie; mais l'usage a prévalu de
l'en séparer. On a même tenté de distinguer l'hémorrhagie menstruelle, quand les règles acquièrent une
abondance insolite qui révèle un état morbide, en
l'appelant *ménorrhagie*, pour réserver le nom de

métrorrhagie aux écoulements sanguins exclusivement pathologiques, survenant dans la période intercalaire. C'était une façon de protester, avec les appa-
rences d'une précision scientifique, contre cette idée,
si répandue parmi les femmes, que les écoulements
sanguins se produisant par les organes génitaux sont
toujours des *règles ;* ce qui fait dire aux unes
qu'elles sont réglées plusieurs fois par mois, aux
autres que leurs règles sont revenues plusieurs années
après la ménopause, alors même que ces *pertes de
sang* se produisent sans aucune périodicité régulière.

Ce serait parfait si la prétention scientifique était
plus fondée que l'erreur populaire. Mais il n'en est
rien ; et, de même que nous voyons de véritables règles
se produire, ainsi que je vous l'ai dit (1), à des intervalles plus rapprochés que d'habitude, sous l'influence de la maturation plus hâtive d'un ovule dont
l'évolution a été plus rapide ; de même, nous voyons
aussi, et très souvent, des hémorrhagies véritablement
pathologiques, survenir, au moment des règles, dont
elles augmentent l'abondance et prolongent la durée.
C'est pourquoi la distinction scolastique que l'on a
cherché à établir entre la *ménorrhagie* et la *métrorrhagie* me paraît trop subtile pour pouvoir trouver son
application pratique ; aussi, je n'hésite pas à proposer
de rayer du langage médical ce mot de *ménorrhagie*
qui ne répond à rien et que, pour mon compte, je
n'emploie jamais. Je désigne donc, indistinctement,
sous le nom de *métrorrhagie* toutes les hémorrhagies
utérines autres que l'écoulement menstruel normal, à
quelque moment qu'elles fassent leur apparition.

(1) Voir IVᵉ leçon, p. 156 et suiv.

Mais, tout d'abord, comment distinguer le flux menstruel normal, d'une métrorrhagie? Existe-t-il une limite nettement tracée entre les règles physiolo- · giques et l'hémorrhagie? Cette dernière offre-t-elle des caractères bien définis qui permettent de la reconnaître sans hésitation?

La limite est assez incertaine et, à coup sûr, très variable suivant les cas. Vous savez, en effet, qu'il y a, au point de vue de l'abondance et de la durée des époques de règles, chez la plupart des femmes, de très grandes différences individuelles; et, sans vouloir revenir ici sur un sujet déjà traité (1), je vous rappellerai que, dans sa thèse inaugurale, Letellier (2) a montré, d'après une statistique portant sur quatre-vingt-six femmes, que la durée moyenne des règles est de trois à cinq jours, et que la quantité de sang perdu à chaque époque varie de 50 à 500 grammes et reste comprise, le plus souvent, entre 60 et 200 grammes.

Il vous faudra donc, Messieurs, avant de juger qu'il y a hémorrhagie pathologique, vous renseigner exactement sur l'habitude spéciale de la femme, puisque la même quantité de sang menstruel, normale pour celle-ci, sera excessive pour celle-là, et insuffisante, peut-être, pour une troisième. Vous devrez également vous défier des descriptions, parfois hyperboliques, mais presque toujours inexactes et exagérées, qui vous seront faites sur l'abondance de l'hémorrhagie, et réduire à des proportions plus modestes et plus vraies

(1) Voy. plus haut, p. 107.
(2) Letellier, *De la métrorrhagie symptomatique.* Thèse de Paris, 1856.

les « plusieurs litres de sang » que les malades se figurent avoir perdus. Il faut une minime quantité de sang
pour tacher bien du linge, et c'est encore là le moyen
de contrôle le plus précis auquel vous pourrez recourir :
informez-vous du nombre de serviettes salies par la
perte, et, s'il est possible, faites-vous présenter ces
linges, dont la coloration guidera votre appréciation.

Il est encore un signe qui, s'il n'est pas absolu,
peut cependant vous aider à reconnaître l'existence
d'une métrorrhagie véritable : je veux parler de
l'expulsion d'abondants caillots cruoriques. J'ai précédemment fait justice de cette erreur devenue
banale, que le sang des règles ne se coagule pas (1),
et je vous ai montré que sa composition chimique,
identique à celle du sang normal, ne permet pas
d'admettre une différence aussi radicale dans les
propriétés physiques de ce liquide ; mais je reconnais
cependant volontiers que les caillots sanguins sont
plus considérables et plus fréquents lorsque l'hémorrhagie cataméniale dépasse les limites physiologiques,
pour constituer la métrorrhagie.

Il vous sera donc facile, dans la plupart des cas,
d'établir le diagnostic symptomatique et de diffé-
rencier la perte sanguine pathologique du flux cataménial régulier. Mais il surgit alors une bien autre
difficulté, que je dois, dès maintenant, vous faire
connaître, et qu'il vous faut apprendre à résoudre :
c'est le diagnostic étiologique de la métrorrhagie.

C'est, en effet, dans la recherche de la cause
prochaine de l'hémorrhagie que réside tout l'intérêt

(1) Voy. III° leçon, p. 106 et suiv.

scientifique et pratique de la question ; c'est dans la connaissance de l'état morbide dont la perte sanguine est le symptôme que sont renfermées les indications thérapeutiques et prophylactiques, variables pour chaque cas particulier. C'est assez vous dire que je me refuse à admettre la métrorrhagie en tant que maladie primitive, essentielle, que je la considère, non pas comme une entité morbide, mais comme un symptôme, plus ou moins constant, d'affections locales ou générales multiples.

La métrorrhagie se rencontre assez fréquemment au début des maladies générales fébriles, telles que les fièvres éruptives et, surtout, la fièvre typhoïde (1); elle apparaît dans ces conditions au même titre qu'une hémorrhagie quelconque, le sang s'écoule par la muqueuse utérine de la même façon qu'il s'écoule en semblable circonstance par la pituitaire, sans que les fosses nasales ou l'utérus soient particulièrement intéressés par le processus morbide en voie d'évolution. C'est cette particularité qui a conduit Gubler à donner à ces métrorrhagies le nom si expressif d'*épistaxis utérines* (2).

On peut voir, d'ailleurs, la métrorrhagie se reproduire à une époque plus ou moins avancée des mêmes affections, mais ce cas est le moins fréquent, et n'appartient qu'aux formes graves, hémorrhagiques de ces pyrexies; la métrorrhagie, rarement très abondante, passe alors presque inaperçue au milieu des

(1) M. Hanot l'a observée dans la variole 70 fois sur 265 cas. In : Thèse de Leblond, *Du rôle des ligaments larges et de l'appareil érectile de l'utérus dans les hémorrhagies utérines*, Paris, 1870.

(2) Gubler, *Des épistaxis utérines simulant les règles au début des pyrexies et des phlegmasies (Gazette médicale de Paris*, 1862).

hémorrhagies plus sévères qui ont lieu par d'autres voies, et des phénomènes généraux alarmants offerts par les malades.

On observe encore la métrorrhagie au cours des maladies générales dyscrasiques telles que le scorbut, le purpura, l'ictère grave; West l'a signalée dans le mal de Bright, et Aran dans le diabète. Elle se montre même, bien que plus rarement à coup sûr que l'aménorrhée, chez les anémiques et les chlorotiques; on la voit assez souvent chez ces malades alterner avec l'aménorrhée plus ou moins complète.

C'est encore à un mode pathogénique analogue, à une modification profonde de la santé générale et en particulier de la composition du sang, qu'il faut attribuer la métrorrhagie au cours des intoxications par le plomb, le phosphore, le sulfure de carbone, etc.

Si l'action de toutes ces causes est incontestable, et établie par un grand nombre de faits minutieusement observés, elle était moins frappante, au premier abord, et d'une interprétation moins facile que celle des maladies qui déterminent une stase sanguine au niveau des organes pelviens, et en particulier des affections cardiaques. Et cependant, tout en admettant volontiers que la congestion passive des organes génitaux puisse, dans ces cas, expliquer l'apparition des métrorrhagies chez les femmes atteintes de maladies organiques du cœur, je suis d'avis qu'il faut encore attribuer une certaine influence à l'état général, aux modifications de l'hématose résultant des troubles circulatoires.

Les causes locales auxquelles se rattache l'hémorrhagie utérine sont multiples et comprennent la plupart des affections des organes génitaux. Je ne vous parlerai pas des lésions ou des accidents divers qui relèvent de l'état de grossesse ou de puerpéralité, et qui sont fréquemment l'origine de métrorrhagies non puerpérales.

Je n'aurai pas, d'ailleurs, à insister bien longuement ici sur la métrorrhagie qui se produit dans les diverses affections de l'utérus ou du système génital interne; elle est, en effet, un symptôme propre à ces maladies, et sa description doit logiquement se retrouver dans le cours des chapitres consacrés à chacune d'elles. Je me bornerai donc à vous renvoyer aux Leçons déjà publiées sur les affections de l'utérus, et à celles que je consacrerai bientôt aux lésions des ovaires et des tissus péri-utérins.

La fréquence de la métrorrhagie, symptomatique d'une affection des organes génitaux, peut être mise en relief par une statistique, due à Letellier et portant sur 82 cas soumis à son observation (1).

Il a constaté que l'hémorrhagie était le résultat :

6 fois, d'ulcérations fongueuses du col;

1 fois, de métrite aiguë;

31 fois, de métrite chronique :

4 fois, de l'ovarite;

29 fois, du phlegmon péri-utérin;

4 fois, de l'hématocèle retro-utérine;

2 fois, de la syphilis;

et enfin 5 fois de lésions plus complexes, dans lesquelles le diagnostic précis pouvait rester douteux.

Il ne faudrait pas, du reste, regarder ce tableau comme l'expression véritable de la fréquence relative des diverses causes de la métrorrhagie, puisque le

(1) Letellier, *loc. cit.*

cancer n'y figure pas et que les corps fibreux de
l'utérus n'y sont pas signalés ; or, sans parler du
cancer qui peut être compris sous le titre d'ulcération
fongueuse, vous savez quelle place importante les
fibrômes occupent dans l'étiologie des hémorrhagies
utérines, et, d'autre part, chez combien de femmes on
les rencontre aux diverses périodes de l'existence.
Qu'il me suffise de vous rappeler que sur sept malades
actuellement en traitement dans mes salles, pour des
métrorrhagies plus ou moins abondantes, trois présentent des fibrômes utérins manifestes.

Il semble, au premier abord, que les métrorrhagies
symptomatiques d'une lésion locale de l'utérus ne
doivent offrir aucune périodicité, et n'avoir aucune
relation directe avec les phénomènes menstruels ;
mais, s'il en est ainsi dans quelques cas, plus fréquemment, au contraire, la congestion utérine cataméniale
vient accroître l'hyperhémie entretenue par la lésion
locale, et déterminer la rupture de quelques vaisseaux, plus friables ou plus directement lésés. C'est
ainsi que ces métrorrhagies débutent au moment
des règles, qui prennent plus d'abondance et se prolongent plus longtemps, perdant leur caractère
physiologique, pour constituer un phénomène pathologique, un véritable symptôme morbide.

C'est d'ailleurs cette apparence de régularité, dans
les retours de l'hémorrhagie, qui explique l'illusion,
de courte durée il est vrai, que se font à cet égard les
femmes atteintes de cancer de l'utérus : elles sont
tout d'abord convaincues, ainsi qu'elles le disent
elles-mêmes, que *leurs règles sont revenues.*

Il faut, du reste, reconnaître que le sang peut faire irruption à un moment quelconque de l'espace intercalaire, si la lésion utérine entraîne, par un processus ulcératif, des ruptures vasculaires, ou si un traumatisme, et en particulier le coït, vient à produire quelque dilacération au sein des tissus malades. Les fatigues de tout genre agissent encore dans le même sens, et, en augmentant la congestion pelvienne, deviennent, en dehors même des époques des règles, une cause déterminante de l'hémorrhagie.

Si la métrorrhagie sous ses diverses formes s'observe dans le cancer de l'utérus, les fibrômes, les polypes muqueux ou fibreux, etc., elle est surtout marquée dans la métrite interne, dont elle constitue le symptôme dominant, à tel point qu'elle a valu à la phlegmasie de la muqueuse du corps de l'utérus le nom de *métrite hémorrhagique*. C'est à la métrite interne qu'il faut rapporter — ainsi que je vous l'ai fait observer lorsque je vous ai parlé de cette affection (1) — la majeure partie des descriptions consacrées par les auteurs à la métrorrhagie *essentielle*.

Est-on, d'ailleurs, autorisé à admettre l'existence de cette métrorrhagie, dite essentielle ? Quels sont les faits que l'on peut classer sous ce nom, lorsqu'on a retranché d'une part les altérations dyscrasiques du sang dues aux diathèses, aux intoxications, à la chlorose ou à l'anémie, d'autre part les maladies diverses qui sont caractérisées par une altération anatomique, soit du système circulatoire, soit du tissu utérin, soit des organes qui sont en connexion

(1) Voy. T. Gallard, *Leçons cliniques sur les maladies des femmes*, p. 457.

directe avec lui, comme l'ovaire, les trompes ou les ligaments de l'utérus?

Dans la statistique de Letellier, que je vous ai rapportée plus haut, il ne s'est pas trouvé une seule métrorrhagie, sur quatre-vingt-deux cas observés, à laquelle l'auteur ait pu accorder la dénomination d'*essentielle;* et ce fait n'a pas lieu de nous surprendre, car la métrorrhagie essentielle n'existe pas.

Certains auteurs ont cru devoir considérer comme telles les métrorrhagies que l'on observe si fréquemment chez les filles publiques, surtout pendant les premiers temps de leur vie de débauches. Si l'on considère que ces mêmes femmes sont, plus tard, atteintes d'aménorrhée, on est tenté de voir dans la succession de ces phénomènes morbides l'indice de l'évolution d'une métrite chronique; — et d'ailleurs, si l'on examine l'utérus dans des cas semblables, on se confirme davantage dans l'opinion que les excès de coït, le traumatisme répété du col utérin, et les congestions trop fréquentes de l'appareil tout entier, ont agi comme cause déterminante d'une affection inflammatoire de l'utérus, se révélant à la fois par les signes physiques perçus à l'examen direct, et par la métrorrhagie qui en est le symptôme.

Les excès de coït sont, du reste, suivis d'accidents analogues dans toutes les classes de la société, et d'autant plus sûrement que jusque-là la femme avait été plus réservée dans ses rapports sexuels; mais c'est surtout lorsque ces excès sont commis au moment d'une époque de règles que l'inflammation utérine se trouve facilitée par la congestion cataméniale déjà existante, et que l'on voit survenir d'abondantes métrorrhagies, dont la cause pourrait facilement passer inaperçue, à un examen superficiel.

Chez les prostituées, on peut également rattacher un certain nombre des métrorrhagies, dont elles sont atteintes, à de petits avortements d'un mois, provoqués par l'abus même des excitations sexuelles : un retard de quelques jours dans l'apparition des règles attendues mettra, dans ce cas, sur la voie du diagnostic, que viendra confirmer la présence, au milieu du flux hémorrhagique, d'un œuf humain en voie d'évolution.

Admettrons-nous, parmi les métrorrhagies essentielles, à l'exemple de Marrotte (1), celles qui apparaissent chez des femmes atteintes de névralgie lombo-abdominale, ou sciatique? — Mais dans ces cas encore, l'hémorrhagie est un symptôme; on peut arguer, en effet, qu'elle est le résultat direct de phénomènes vaso-moteurs, engendrés par les troubles névralgiques, au même titre que la rougeur de la face, la congestion et l'hypersécrétion de la conjonctive et de la pituitaire chez les malades atteints de névralgie du trijumeau. Peut-être même est-on autorisé à soupçonner que, dans ces circonstances, la métrorrhagie est, comme la névralgie lombo-abdominale elle-même, l'expression symptomatique d'une lésion utérine ou péri-utérine, dont l'existence a été méconnue?

A cet ordre d'idées pourrait se rattacher le mécanisme invoqué par Le Blond pour expliquer la plupart des hémorrhagies qui se font, au moment des

(1) Marrotte, *De quelques épiphénomènes des névralgies lombo-sacrées pouvant simuler des affections idiopathiques de l'utérus et de ses annexes,* in *Archives de médecine,* 1860.

règles ou à d'autres époques, sous l'influence d'une simple excitation nerveuse, mettant en action le tissu érectile de l'ovaire et des ligaments larges; et, par l'intermédiaire des nerfs vaso-moteurs, déterminant d'abord une congestion de la muqueuse utérine, puis l'exhalation sanguine à la surface de cette muqueuse.

« Dans la menstruation, dit Le Blond (1), le point de départ de l'action réflexe est l'ovule; dans les métror-rhagies, ce point de départ sera différent, ce sera tantôt l'utérus, tantôt le clitoris, tantôt une *émotion morale*, mais le résultat sera toujours le même, c'est-à-dire stase sanguine du côté de l'utérus. » D'ailleurs cette congestion utérine « pourra se produire de deux façons différentes, ou bien par la contraction des liga-ments larges ou par paralysie vaso-motrice, » et revêtir ainsi les caractères d'une congestion active ou passive.

La métrorrhagie, tout en n'étant qu'un symptôme de maladies diverses, est un symptôme souvent alar-mant, dont la persistance affaiblit toujours les malades et dont l'abondance peut être parfois telle qu'elle suffise à causer la mort. Quoique le fait soit rare, en dehors de l'état puerpéral, il peut cependant s'ob-server, et c'est un danger dont nous devons être pré-venus, afin de pouvoir prendre, en temps utile, les mesures propres à le conjurer. Il y a donc lieu d'insti-tuer un traitement spécial de la métrorrhagie, en dehors même de celui qui est dirigé contre la maladie qui la cause, et dont l'action pourrait ne pas être assez rapide pour arrêter l'écoulement sanguin.

(1) Le Blond, *Du rôle des ligaments larges et de l'appareil érectile de l'utérus dans les hémorrhagies utérines*. Thèse de Paris, 1870.

Je ne dois pas revenir sur ce que j'ai dit de ce traitement, que j'ai exposé avec de grands détails à propos de la métrite interne, à laquelle j'ai rattaché le plus grand nombre des faits qui ont été cités comme des exemples de métrorrhagie essentielle (1).

Je vous rappellerai seulement qu'avant de recourir aux moyens thérapeutiques proprement dits, avant d'instituer un traitement énergique, ou réputé tel, vous devez toujours, à moins de danger menaçant, vous adresser à l'efficacité, si souvent suffisante, des simples prescriptions de l'hygiène. C'est ainsi que la femme, placée dans le décubitus dorsal, la tête basse, le bassin légèrement élevé, dans une atmosphère fraîche, et restant condamnée à l'immobilité complète, verra le plus souvent cesser bien rapidement une métrorrhagie entretenue par la marche et le défaut de soins élémentaires.

Au premier rang des agents hémostatiques les plus propres à combattre la métrorrhagie, je fais figurer, vous le savez, l'action du froid et en particulier de l'eau froide. Et c'est parce qu'une longue expérience n'a fait que confirmer ma confiance en cet excellent moyen de traitement, que je tiens à insister ici sur son efficacité, en vous parlant d'une médication, tout opposée, qui est fort en vogue aujourd'hui, mais qui au lieu des avantages qu'on lui attribue me paraît présenter de sérieux inconvénients. Je veux parler de l'action de la chaleur. Qu'elle soit appliquée sur la région lombaire au moyen de sacs de Chapman ou, plus localement, au moyen d'injections ou

(1) T. Gallard, *loc. cit.*, p. 520 et suiv.

de bains d'eau portée à une température élevée
(50° centigrades), jamais elle n'a réussi entre mes
mains à faire arrêter des hémorrhagies, et souvent
je l'ai vue contribuer à les augmenter, — si bien
que, pour combattre son action désastreuse, il a
fallu se hâter de recourir à l'action, contraire et
beaucoup plus efficace, du froid, appliqué de la même
manière, et d'une façon prolongée.

Outre le froid, les révulsifs sont souvent utiles ; la
digitale rend de grands services, et les narcotiques
peuvent être employés avec avantage, surtout dans
les cas où l'influence nerveuse peut être considérée
comme n'étant pas étrangère à la production de la
perte sanguine.

J'ai déjà insisté sur ces divers moyens thérapeutiques, ainsi que sur les indications particulières du
seigle ergoté et de l'ergotine dans le traitement des
accidents de la métrite (1) ; je ne puis traiter à nouveau ce sujet ; je désire seulement vous mettre en
garde contre l'usage irrationnel et intempestif qui est
fait chaque jour de l'ergotine pour arrêter les hémorrhagies de l'utérus. Si c'est un moyen héroïque dans
quelques cas bien déterminés, et en particulier dans
les hémorrhagies puerpérales ou dans les métrorrhagies qui accompagnent l'évolution des corps fibreux,
c'est, par contre, un médicament au moins impuissant contre les autres variétés de pertes sanguines
que nous avons à combattre. Je l'administre de préférence par la bouche, les injections sous-cutanées
d'ergotine, quelle que soit la formule adoptée pour

(1) Voy. *loc. cit.*, p. 520 et suiv., et p. 918.

leur préparation, donnant parfois naissance à de petites nodosités phlegmoneuses qui peuvent s'abcéder.

J'associe volontiers l'action du sulfate de quinine — qui a été très vanté et qui, employé seul, ne m'a jamais réussi — à celle de l'ergotine et de la digitale dans des pilules dont voici la formule :

℞ Ergotine..................... ⎰
  Sous-carbonate de fer........ ⎱ āā 10 gr.
  Sulfate de quinine.............. 2
  Poudre de digitale.............. 1

Divisez en 100 pilules qui ne doivent pas être argentées.

Ces pilules sont prises à la dose de quatre par jour (deux avant chaque repas), et leur usage peut être continué assez longtemps; cependant, quand les hémorrhagies sont bien arrêtées, il convient de supprimer l'ergotine et la digitale que l'on remplace par l'extrait de quinquina et l'extrait d'opium ou de belladone.

Je vous signalerai, seulement pour mémoire, l'emploi de l'infusion de racine de *trillium*, à la dose d'une cuillerée à bouche toutes les dix minutes, préconisée en Amérique contre les métrorrhagies (1), ainsi que l'efficacité, plus récemment invoquée, de la teinture d'*hamamelis virginica*. Je vous ai déjà parlé de la confiance accordée par quelques médecins à la teinture de cannelle à haute dose en vous faisant connaître mon appréciation à l'égard du mode d'action, fort incertain du reste, de cette préparation.

Comme ressource extrême nous avons le tamponnement du vagin, auquel vous ne devez recourir que

_____

(1) In *American medical monthly and New-York Review*, fév. 1861.

dans des cas exceptionnels, mais dont vous ne pouvez pas vous dispenser de faire usage lorsque l'hémorrhagie, par son abondance ou sa durée, met en danger les jours de la malade.

C'est un excellent moyen lorsqu'il est convenablement pratiqué, mais dont l'application maladroite, intempestive ou inutilement prolongée, peut avoir de sérieux inconvénients, aussi je ne saurais trop vous engager à y apporter tous vos soins, si vous voulez en faire profiter vos malades dans les meilleures conditions possibles.

Pour faire ce tamponnement, il faut d'abord vider la vessie et le rectum par les moyens ordinaires, puis placer la femme en travers du lit, dans le décubitus dorsal usité pour l'examen au spéculum. On fait alors une injection vaginale froide, pour laver les parties génitales et les débarrasser des caillots sanguins qui y sont accumulés. On procède ensuite à l'introduction des tampons ; ceux-ci sont composés de bourdonnets de charpie ou de ouate, ayant chacun environ la grosseur d'une noix ; ils sont munis d'un fil assez long pour que son extrémité reste pendante à la vulve. Le mieux est de réunir plusieurs tampons sur un même fil, en les espaçant d'environ 12 à 15 centimètres, de manière à composer une queue de cerf-volant.

Pour les appliquer, il faut se servir du spéculum, — quoique l'on puisse s'en passer en présentant successivement chaque bourdonnet à la vulve et le poussant avec le doigt, vers le fond du vagin ; mais, lorsqu'on procède ainsi, il est indispensable que chaque tampon ait été préalablement enduit de vaseline ou d'un

corps gras quelconque, et c'est un inconvénient, car
le tampon une fois placé ne fait pas un tout aussi
complètement homogène que si les diverses pièces
dont il se compose sont sèches et bien tassées les
unes contre les autres ; puis, entre les boulettes arrondies et graissées, il reste forcément des interstices
entre lesquels le sang peut se glisser.

Les premiers bourdonnets devraient être placés profondément dans les culs-de-sac vaginaux de façon à
entourer le museau de tanche, puis un tampon, légèrement imprégné de perchlorure de fer étendu d'eau,
serait ensuite appliqué dirèctement. sur l'orifice
externe du col où introduit jusque dans sa cavité ;
mais il est plus commode de porter jusque sur le col
ce premier bourdonnet imprégné de liquide astrin-
gent, et de l'assujettir dans. cette situation par ceux
que l'on place autour de lui, en les refoulant autant
que possible dans la profondeur des culs-de-sac
vaginaux ; c'est pour cela que l'emploi du spéculum
est indispensable. Cela fait, on continue à *bourrer* le
vagin avec d'autres tampons complètement secs, en
retirant le spéculum à mesure que le conduit vaginal se remplit. Pour que le tamponnement soit véritablement efficace, il doit remplir exactement, et
même distendre, toute la cavité vaginale ; aussi faut-
il avoir soin de toujours préparer un grand nombre
de bourdonnets, avant de procéder à l'opération, si
l'on ne veut pas être exposé à manquer de matériaux
pour achever convenablement le pansement. Si vous
n'étiez pas prévenus, vous seriez, en effet, surpris
de la quantité énorme de charpie ou d'ouate qu'il
faut employer, surtout chez les femmes atteintes

de métrorrhagies à la suite de l'accouchement.

Lorsque les derniers bourdonnets viennent affleurer à la vulve, on applique sur celle-ci un gâteau de charpie ou quelques larges morceaux d'agaric, et on maintient le tout au moyen d'une compresse longuette et d'un bandage en T.

La plupart du temps, ce pansement est assez bien supporté, et ne cause à la malade qu'une sensation de gêne et de distension abdominale. D'ailleurs, dans aucun cas, on ne doit le laisser en place plus de vingt-quatre heures; sauf à procéder à une nouvelle application si l'hémorrhagie persiste ou se reproduit.

La femme qui vient d'avoir une métrorrhagie doit être soumise à toute une série de précautions et de soins, tant pour permettre à la perte de s'arrêter que pour en empêcher le retour.

Il faut lui imposer surtout un repos assez prolongé : repos physique, repos moral, repos des organes sexuels, dont les excitations ont, comme vous le savez, tant d'influence sur le développement des congestions pelviennes, qui conduisent si facilement aux métrorrhagies. Cette influence s'exerce non seulement par les excitations directes, résultant du coït, mais par celles, plus indirectes, que causent les caresses amoureuses, même quand elles ne sont pas suivies de conclusion, et aussi les simples conversations, les lectures érotiques, le spectacle, la musique, etc.

On combat aussi efficacement la tendance au retour de ces hémorrhagies par la continuation, prolongée même après leur cessation, des moyens qui ont été employés pour les faire disparaître, et en particulier de l'eau froide, en irrigations et en bains de siège.

HUITIÈME LEÇON

DYSMÉNORRHÉE

Définition. — Fréquence. — Classification. — La dysménorrhée
est toujours symptomatique. — Ses diverses variétés. — Leur
fréquence. — Leur origine. — Leur nature. — Caillots fibrineux.
— Produits de conception. — Exfoliation de la muqueuse utérine. — Elle ne comprend que deux formes : Inflammatoire ou
mécanique. — La dysménorrhée membraneuse ne constitue
pas une forme spéciale. — Mécanisme d'après lequel les divers rétrécissements des orifices utérins causent la dysménorrhée. — Influence des phlegmasies utérines, péri-utérines et
ovariennes. — Altération de la ponte ovulaire. — Membranes
expulsées.

MESSIEURS,

Il est un trouble de la menstruation dont vous ne
comprendrez bien l'importance et la gravité que
quand vous serez vous-mêmes aux prises avec les
difficultés et les exigences de la pratique civile : —
non pas qu'il soit plus fréquent et plus sérieux parmi
les femmes des classes aisées de la société que parmi
celles qui peuplent nos hôpitaux ; — mais parce
que les douleurs, extrêmement vives, qu'il provoque
étant habituellement passagères, se trouvent le plus
souvent dissipées avant que les malades aient eu le
temps de recourir à nos soins, ou de réclamer leur
admission dans nos salles. Ce trouble c'est la

dysménorrhée dont le nom, que justifie l'étymologie,
doit être donné à toute menstruation douloureuse.

Si la dysménorrhée ne se voit pas aussi souvent à
l'hôpital qu'à la ville, ce n'est pas, comme on a paru
le croire, parce que les différences de conditions so-
ciales créeraient pour les femmes que nous recevons
ici une sorte d'immunité qui n'existerait pas pour
les autres ; mais, tout simplement, parce qu'on n'y regarde pas d'aussi près, parce que les plaintes sont plus
discrètes et que bien des phénomènes échappent faute
d'avoir été observés avec assez d'attention. Il vous
suffira, pour vous en convaincre, d'interroger, comme
je l'ai fait, les 43 malades qui sont actuellement dans
mes salles, et vous verrez que, sur ce nombre, il s'en
trouve 12, c'est-à-dire plus d'un quart, qui sont dysménorrhéiques, à des degrés divers. Peut-être la proportion serait-elle moins considérable sur l'ensemble
de la population féminine de Paris, car ces chiffres
sont recueillis dans un service évidemment trop spécial pour permettre d'établir la moyenne véritable.
Je dois cependant vous faire remarquer que, sur mes
43 malades, 13 au moins sont atteintes d'affections
absolument étrangères au système génital.

La dysménorrhée est, vous ai-je dit, un trouble
menstruel passager ; il disparaît au bout de quelques heures ou de quelques jours, sans laisser aucune trace apparente ; c'est une des raisons qui ont
le plus contribué à la faire considérer comme une
maladie spéciale, essentielle, comme une véritable
entité morbide. Cependant, malgré la cessation des
accidents pendant la période intercalaire, je considère
la dysménorrhée, non pas comme une affection essen-

tielle, mais comme un symptôme d'affections diverses. Et d'ailleurs, la disparition des accidents dans l'intervalle des époques des règles est beaucoup plus apparente que réelle; c'est une sorte d'accalmie momentanée; et la cause prochaine du trouble menstruel persiste, le plus souvent, à l'état latent, pour se révéler de nouveau, par les mêmes symptômes douloureux, à l'occasion d'une nouvelle congestion cataméniale. La santé des femmes dysménorrhéiques, si parfaite qu'elle paraisse, laisse donc toujours à désirer, même lorsqu'elles semblent le mieux portantes.

J'ai été très frappé de cette allure, toute spéciale, des accidents dysménorrhéiques dans un cas qu'il m'a été donné d'observer dès le début de ma carrière médicale; il s'agissait d'une femme, de 30 ans environ, qui éprouvait chaque mois, à l'époque des règles, des douleurs excessivement vives au niveau du petit bassin, et qui, pendant les périodes intercalaires, ne ressentait aucune souffrance et paraissait jouir d'une santé parfaite. Ces mêmes accidents, qui se reproduisaient périodiquement depuis l'époque de son instauration cataméniale, persistèrent en dépit de mes soins, pendant dix années, durant lesquelles je pus suivre attentivement la malade. J'avais constaté, lors de mes premiers examens, une antéflexion; cette lésion utérine établissait nettement que la pathogénie de la dysménorrhée n'était pas, dans ce cas, aussi simple qu'on aurait pu le croire tout d'abord, et que les organes génitaux n'offraient pas, dans l'intervalle des règles, une intégrité absolue. En outre, je vis se produire, quelques années plus tard, un petit polype muqueux qui vint faire saillie entre les

lèvres du col utérin et dont je dus pratiquer l'ablation.
Les accidents dysménorrhéiques n'en persistèrent
pas moins, quoiqu'il ne fût pas possible de les considérer comme étant absolument indépendants des lésions utérines que j'avais constatées. Et il faut bien
reconnaître que, loin d'être essentielle comme on
aurait été tenté de le croire, la dysménorrhée rebelle,
dont cette femme a si longtemps souffert, était, à
coup sûr, le résultat d'altérations anatomiques siégeant sur la muqueuse utérine, et peut-être de lésions
concomitantes plus profondément situées et, par suite,
plus difficiles à déterminer d'une façon certaine.

Toujours, lorsque vous examinerez les malades
avec soin, vous constaterez que le trouble fonctionnel, constituant la dysménorrhée, est accompagné de
lésions d'organes plus ou moins marquées. Vous
n'aurez garde, en pareil cas, de tomber dans cette
pétition de principe, trop souvent commise, qui
consiste à admettre que l'affection, considérée comme
essentielle, idiopathique, détermine les lésions anatomiques par sa fréquente répétition. La métrite n'est
pas plus une conséquence de la dysménorrhée que
l'emphysème pulmonaire n'est le résultat des accès
d'asthme. Ce sont les altérations organiques du système génital qui engendrent la dysménorrhée, de
même que ce sont les altérations du poumon ou du
cœur qui donnent naissance à l'asthme.

Lorsqu'on pense, avec certains auteurs, que la
dysménorrhée est une affection essentielle, au moins
dans un grand nombre de cas, on se trouve forcément
conduit à décrire des formes multiples de cette perturbation menstruelle. Ces formes, je me hâte de le

dire, sont loin d'être énumérées en nombre égal par tous les auteurs qui se sont occupés de ce sujet, et les classifications offrent une variété regrettable, qui conduit forcément à la confusion.

Je n'ai nullement l'intention de passer toutes ces classifications en revue, mais je veux vous signaler celles que vous rencontrerez le plus fréquemment adoptées dans les ouvrages classiques.

On a décrit, tout d'abord, une première forme de dysménorrhée que Raciborski (1) nomme *constitutionnelle*, et que d'autres appellent *nerveuse*, *sympathique* ou *spasmodique*. Cette forme serait surtout caractérisée par l'absence de lésions matérielles; elle serait très persistante et de cause indéterminée, se montrant chez les femmes le plus normalement constituées, sans qu'on puisse lui assigner une origine bien nette. L'hérédité jouerait un certain rôle dans l'étiologie de cette variété de dysménorrhée, si l'on en juge par certains exemples que Siredey a rapportés d'après des faits empruntés par Brouardel au docteur Duplan (2). Je comprendrais mieux, je l'avoue, l'influence de l'hérédité sur le développement des maladies qui engendrent le symptôme dysménorrhée; mais, même dans ces cas, je ne pense pas que sa puissance pathogénique soit telle qu'il faille y attacher une sérieuse importance.

On a admis encore la dysménorrhée *congestive*, dont quelques auteurs ont distrait la forme *inflammatoire;* puis la dysménorrhée *mécanique*, par.

(1) Raciborski, *Traité de la menstruation.* Paris, 1865.
(2) Siredey, *Nouv. dict. de méd. et chirurg. pratiq.*, art. DYSMÉNORRHÉE, t. XII, p. 32.

atrésie ou rétrécissement des voies génitales, oppo-
sant un obstacle matériel à l'écoulement du sang des
règles, et qui se subdiviserait en deux variétés : la
première comprenant les cas où l'obstacle siège au
niveau du col utérin, quel que soit d'ailleurs l'orifice
rétréci; la seconde, acceptée avec raison par Barnes,
résultant de l'atrésie des trompes de Fallope. Enfin,
on a décrit comme autant de variétés distinctes : la
dysménorrhée *ovarienne*, — dont on n'a peut-être pas
jusqu'ici fait ressortir suffisamment l'importance, —
et la dysménorrhée *membraneuse*, avec sécrétion ou
expulsion de membranes, accompagnant l'écoulement sanguin, et dans laquelle Bernutz a vu deux variétés qu'il appelle : *exfoliatrice* et *exsudative*. Cette
dernière forme de dysménorrhée ne mérite pas d'ailleurs, ainsi que je vous le démontrerai, d'être considérée comme une espèce morbide distincte qu'il faille
décrire à part, car on peut rencontrer dans tous les cas
de dysménorrhée, quelles qu'en soient la nature et la
pathogénie, des membranes expulsées avec le sang
des règles, d'une façon plus ou moins constante.

Je ne puis, en ce qui me concerne, Messieurs, accepter toutes ces divisions, car elles me paraissent
artificielles, et elles conduisent à ce résultat assez
étrange qu'il n'est pas possible de reconnaître, à la
simple lecture, les descriptions qui ont la prétention
de se rapporter à telle espèce plutôt qu'à telle autre.
Il règne dans ces descriptions une confusion telle que
l'on y voit souvent, suivant les besoins de la cause, la
même manifestation locale être expliquée aussi bien
par l'anémie que par la pléthore ou par la congestion sanguine. C'est surtout en ce qui concerne la

dysménorrhée *dite essentielle* que la netteté des descriptions laisse le plus à désirer ; aussi, les auteurs les plus estimés de notre époque se refusent-ils à l'admettre ; ou s'ils s'y résignent ce n'est qu'en protestant, comme le fait Barnes (1), qui dit ne vouloir la considérer que comme un *asylum ignorantiæ*, dans lequel il faut ranger *provisoirement* tous les cas dont on n'a pas encore su trouver l'explication scientifique. Ce qui revient à dire que le progrès de la science doit avoir pour résultat de faire disparaître cet *asile de l'ignorance*, dans lequel nous devons faire tous nos efforts pour éviter de chercher à nous réfugier.

C'est pourquoi je décrirai seulement deux espèces de dysménorrhée : 1° la dysménorrhée *mécanique,* trouvant sa cause dans une difficulté de l'écoulement du sang menstruel à travers les orifices du col utérin ; 2° la *dysménorrhée congestive* ou *inflammatoire,* cette seconde espèce se subdivisant elle-même en deux variétés, suivant que les phénomènes congestifs ont leur point de départ dans l'*utérus* ou dans l'*ovaire.* J'espère vous démontrer que tous les faits observés peuvent aisément rentrer dans l'une ou l'autre de ces deux catégories.

La symptomatologie morbide pourra peut-être, dans les deux variétés de dysménorrhée *congestive* ou *inflammatoire,* — qu'elle dépende de l'utérus ou de l'ovaire — offrir quelques différences ; mais, pour ma part, je n'ai pu jusqu'ici les constater d'une façon appréciable et je suis porté à croire qu'elles n'existent pas en réalité.

(1) Barnes (Robert), *Traité clinique des maladies des femmes*. Traduit par A. Cordes. Paris, 1876, p. 180.

Je ne puis vous fournir une meilleure démonstration de cette similitude — pour ne pas dire de cette identité — des symptômes cliniques des deux variétés, *utérine* et *ovarienne*, de la dysménorrhée congestive, qu'en rapprochant l'une de l'autre les observations de trois malades actuellement en traitement dans mon service, et dont chacune présente un exemple de dysménorrhée symptomatique de cause différente.

Si nous nous arrêtons d'abord à la femme couchée au n° 3 de la salle Sainte-Marie, nous voyons qu'elle offre tous les symptômes caractéristiques de la dysménorrhée ; elle a été atteinte une première fois de troubles menstruels douloureux, en 1871, à la suite d'une variole, et a été traitée, nous dit-elle, à cette époque, par des cautérisations du col ; — renseignement qui nous autorise à admettre l'existence d'une métrite chronique. Guérie, au moins en apparence, pendant près de dix ans, elle a été prise de nouveau des mêmes accidents dysménorrhéiques, depuis quatre mois ; les douleurs ont été très vives à certaines époques de règles, et aujourd'hui, bien qu'atténuées par le repos, elles se montrent encore, périodiquement tous les mois, au moment de la menstruation. Nous constatons, du reste, chez cette malade l'existence non douteuse de la métrite chronique ; le col est gros, ulcéré et présente des follicules saillants, enflammés : ces lésions utérines sont évidemment, dans ce cas, la cause de la dysménorrhée. Je vous signalerai en outre, chez cette femme, le soulagement qu'apporte à ses douleurs l'écoulement des premières gouttes de sang menstruel ; et ce phénomène, que vous retrouverez souvent en semblable circonstance, est d'ordre tout analogue à la détente produite dans le *molimen menstruel* physiologique par l'établissement des règles normales.

Chez une autre malade de la même salle, couchée au n° 35, les symptômes dysménorrhéiques se sont produits de la même manière et n'ont présenté aucune différence appréciable, bien qu'il ne s'agisse plus dans ce cas d'une métrite, mais d'une inflammation des deux ovaires. La dysménorrhée s'est compliquée ici de métrorrhagies, et la malade a vu parfois un flux sanguin abondant se montrer quinze jours environ après la cessation des règles. Au mois de décembre dernier, elle éprouva de vives douleurs au moment de la menstruation, et se décida à entrer à l'hôpital; en janvier, les douleurs revinrent très violentes et les règles s'accompagnèrent de l'expulsion de caillots noirâtres. Nous avons reconnu chez cette femme, avec une ovarite gauche très intense et très manifeste, une inflammation moins caractérisée de l'ovaire droit et une albuminurie *a frigore,* dont l'intervention peut compliquer, jusqu'à un certain point, la pathogénie de la dysménorrhée. Mais nous avons constaté, de plus, que son utérus n'est pas absolument indemne, car nous l'avons trouvé plus lourd et plus volumineux qu'à l'état normal, sans qu'il y ait, à proprement parler, de métrite véritable.

Si cette observation peut laisser quelque place au doute, relativement à l'origine ovarienne de la dysménorrhée, il n'en est pas de même de la suivante. Il s'agit de la malade couchée au n° 32, et qui n'offre aucune trace de métrite, mais des signes incontestables d'ovarite du côté droit. Réglée à l'âge de 12 ans, cette femme, qui a aujourd'hui 32 ans, n'avait jamais ressenti aucune douleur au moment de ses époques menstruelles, lorsqu'elle éprouva, il y a neuf ans environ, c'est-à-dire deux ans après son mariage, les premiers accidents dysménorrhéiques. Ils se sont presque constamment reproduits depuis, mais avec une intensité variable : ils ont, du reste, toujours cessé, au moment de chaque crise mensuelle, lorsque l'hémorrhagie a commencé à s'établir. Nous constatons chez elle, dans le cul-de-sac vaginal droit, une tumeur ovoïde, qui offre tous les caractères d'un ovaire atteint d'inflammation en voie de résolution ; mais ce qui est absolument certain, c'est que l'utérus n'est ni enflammé, ni ulcéré ; seulement il est un peu incliné en arrière, et je ne voudrais pas affirmer que, pendant les crises dysménorrhéiques, il n'est pas augmenté de volume. L'on suit facilement, par l'interrogatoire de la malade, la marche de son ovarite, et l'on voit les accidents dysménorrhéiques avoir une évolution parallèle.

J'ai observé également la dysménorrhée, avec expulsion de membranes très nettes, chez une jeune femme de ma clientèle, chez laquelle un examen minutieux a montré que ces accidents étaient sous la dépendance d'une ovarite du côté droit.

Dans cette forme de dysménorrhée congestive, d'origine ovarienne, les symptômes cliniques sont, vous le voyez, identiquement les mêmes que dans la forme d'origine utérine ; l'expulsion de membranes, elle-même, se retrouve dans les deux cas.

Toutes les femmes qui en sont atteintes éprouvent, pendant les quelques jours qui précèdent les règles, une sorte de malaise général, d'anxiété, d'inquiétude vague, d'agitation ; elles semblent pressentir la crise qu'elles vont traverser. Puis, apparaît une douleur, siégeant généralement dans la profondeur de l'abdomen, au niveau de l'hypogastre, accompagnée d'une sensation de plénitude, d'une tension pénible, irradiée aux cuisses et aux lombes. L'existence même de ces prodrômes peut être, à bon droit, invoquée, relativement à la pathogénie de la dysménorrhée, et permet d'éliminer toute hypothèse qui autoriserait à la rattacher aux affections nerveuses essentielles : hystérie, épilepsie, etc., dont la soudaineté de début est le caractère le plus significatif.

Enfin, la crise elle-même éclate, plus ou moins intense, et les malades emploient, pour la décrire, des comparaisons assez diverses ; celles qui ont été mères insistent sur la grande analogie de leurs douleurs avec celles de la parturition et, surtout, de l'expulsion placentaire. Il n'y a pas de convulsions, mais une grande agitation nerveuse : les nausées sont fréquentes et quelquefois suivies de vomissements ; l'apyrexie est la règle, à moins de complications inflammatoires de quelque importance ; pendant leurs crises douloureuses, dont l'acuité est extrême, les malades se livrent à des contorsions incessantes, dans l'espoir, toujours déçu, de calmer leur souffrance en prenant une position nouvelle.

Il est rare qu'il n'y ait pas quelques intermittences, ou plutôt une rémission très marquée dans les douleurs. Au bout d'une heure ou deux, se produit un peu d'apaisement, bientôt suivi d'une nouvelle crise. Ordinairement, d'ailleurs, l'écoulement de quelques gouttes de sang, qui tout d'abord paraissent sortir avec peine, comme expulsées par les contractions utérines, amène une détente marquée et plus ou moins durable ; lorsque les règles sont enfin établies, le plus souvent la malade éprouve un soulagement complet. Il n'est cependant pas très rare que les mêmes phénomènes douloureux, qui avaient cessé avec l'apparition de l'hémorrhagie menstruelle, se montrent de nouveau quelques jours après ; ils sont déterminés, dans ces cas, par l'expulsion des membranes engagées dans le col utérin, et cessent de nouveau dès que ce bouchon membraneux est parvenu dans le vagin.

L'écoulement du sang menstruel, chez les femmes dysménorrhéiques, est ordinairement mélangé de caillots, tantôt volumineux, mous, noirâtres, tantôt petits, durs, paraissant organisés et présentant d'une façon plus ou moins marquée la forme de la cavité utérine ; nous retrouverons, d'ailleurs, cette disposition lorsque nous étudierons les membranes, dont l'expulsion accompagne parfois celle des caillots. Ceux qui sont volumineux et mous proviennent du vagin, dans lequel le sang des règles a séjourné un certain temps, par suite de la position horizontale gardée par la malade ; ils n'ont aucune signification plus spéciale. Les petits caillots noirâtres et grenus proviennent, au contraire, de l'utérus, et jouent par eux-mêmes un rôle important dans la production des phénomènes cliniques de la dysménorrhée, par suite des contractions utérines qu'ils provoquent.

On observe souvent, pendant les crises, de la dysurie, des envies fréquentes d'uriner et quelques sensations de même ordre du côté du rectum ; assez souvent, immédiatement après la cessation des douleurs vives, on voit se produire un peu de diarrhée, qui contraste avec la constipation habituelle des malades. Elle n'a du reste aucune importance séméiologique.

Tous ces symptômes trouvent une facile interprétation dans les cas de dysménorrhée mécanique par rétrécissement ou occlusion partielle du canal cervical. Vous savez que, chez les femmes qui présentent une atrésie du col utérin, on observe la rétention complète du flux menstruel, accompagnée de phénomènes très douloureux et d'accidents souvent fort graves. Chez celles qui n'offrent qu'un rétrécissement plus ou moins considérable de ces orifices, le syndrôme morbide, tout en étant le même, affecte cependant une moindre intensité ; les douleurs sont moins vives et de moindre durée, une partie du sang retenu dans la cavité utérine s'écoulant, non sans difficulté, à travers le faible pertuis demeuré perméable.

Ces rétrécissements, dont le siège de prédilection est au niveau de l'un des orifices du canal cervico-utérin, offrent un degré de coarctation très variable ; ils peuvent, d'ailleurs, être congénitaux ou acquis. J'ai cité autrefois, dans une leçon faite à la Pitié, l'exemple d'une femme qui souffrait, depuis douze ou quatorze ans, de crises dysménorrhéiques dont on pouvait trouver la cause dans la forme de son col utérin conoïde et dans l'étroitesse congénitale de l'orifice du museau de tanche, qui admettait à peine un fin stylet. Les cas de ce genre sont loin d'être rares ; j'en ai vu d'assez nombreux depuis cette époque. On trouve assez souvent aussi des rétrécissements semblables au niveau de l'orifice interne du col, en ce point que l'on désigne sous le nom d'isthme de l'utérus.

Les rétrécissements pathologiques acquis dépendent de causes variables : tout d'abord, ils peuvent être le résultat de cicatrices vicieuses consécutives à des manœuvres obstétricales, à des cautérisations multipliées, à une opération chirurgicale. C'est ainsi que j'ai donné mes soins à une femme qui, normalement conformée, avait été atteinte, à la suite d'un accouchement, de métrite chronique avec ulcération du col, et chez laquelle des cautérisations intra-cervicales, au fer rouge, avaient amené un rétrécissement considérable du canal, accompagné d'accidents dysménorrhéiques extrêmement pénibles.

J'ai relaté (1), d'autre part, l'observation d'une malade à laquelle Huguier avait, dans mon service de l'hôpital de la Pitié, pratiqué l'évidement conoïde du col, pour une hypertrophie de la portion susvaginale, et qui présenta, après quelques accès dysménorrhéiques prémonitoires, une crise atroce de douleurs, au moment d'une époque de règles, avec arrêt complet du flux sanguin. Le cathétérisme, rendu très difficile par une occlusion presque complète de l'orifice utérin, permit l'écoulement des menstrues et procura un soulagement immédiat.

Dans d'autres cas, l'arrêt ou la difficulté de l'écoulement du sang peut résulter de la présence, dans la cavité utérine, d'une production morbide, ordinairement de nature polypeuse, faisant office de bouchon au niveau de l'orifice interne du col. Vous

---

(1) T. Gallard, *Leçons cliniques sur les maladies des femmes,* 2ᵉ édit., p. 816.

pouvez constater cette disposition sur deux pièces anatomiques que j'ai conservées ; l'une d'elles montre l'obturation du canal cervical, à son origine, par une petite végétation blanchâtre de la muqueuse utérine, assez profondément altérée en plusieurs points ; l'autre est un exemple d'occlusion de l'orifice interne par un polype fibrineux.

Le canal cervical peut être encore rétréci par un mécanisme tout différent, résultant de son aplatissement par une tumeur située dans ses parois, ou par la flexion du col à angle plus ou moins aigu, comme cela a lieu dans certaines déviations de l'utérus.

Les tumeurs utérines, que vous observerez le plus souvent chez les femmes présentant cette variété de dysménorrhée mécanique, sont à coup sûr les corps fibreux ; les accidents dysménorrhéiques viennent alors s'ajouter aux métrorrhagies dont elles sont si fréquemment atteintes. C'est ce qui a lieu pour deux malades que nous avons actuellement dans notre service et qui sont couchées l'une au n° 38, l'autre au n° 2 de la salle Sainte-Marie. Cette dernière décrit avec beaucoup de précision les violentes douleurs qui accompagnent constamment ses règles.

Lorsque l'utérus est simplement incurvé, en avant ou en arrière, le diamètre du canal cervical est peu modifié ; mais s'il existe une véritable flexion, à angle aigu, on voit, au point même où s'infléchit l'axe de l'organe, la lumière de son canal être presque entièrement supprimée par une sorte d'aplatissement. Cette disposition paraît d'ailleurs plus fréquente et plus marquée dans l'antéflexion que dans la rétroflexion, qui s'accompagne, en effet, moins souvent de

troubles dysménorrhéiques. Siredey a noté, sur cinq
cas de dysménorrhée simple, quatre fois l'antéflexion
et une fois seulement la rétroflexion ; il ne pense pas,
d'ailleurs, que la déviation soit suffisante par elle-
même pour expliquer les accidents morbides, car il
a constaté que, dans dix-sept cas de ce genre avec
dysménorrhée, il existait toujours un certain degré
d'inflammation utérine ou péri-utérine. Ces faits
démontrent seulement, à mon avis, que les accidents
dysménorrhéiques se produisent d'autant plus facilement qu'il existe, vers les organes génitaux, une
double lésion capable d'engendrer le syndrôme
morbide : la flexion de l'utérus et la phlegmasie
chronique.

Il n'y a pas, du reste, au point de vue clinique,
une différence bien tranchée entre la dysménorrhée
mécanique et la dysménorrhée congestive ou inflammatoire, et la transition de l'une à l'autre, en tant que
manifestation symptomatologique ou clinique, s'o-
père d'une façon en quelque sorte insensible. En
effet, dans la dysménorrhée congestive; nous trouvons, au niveau de la muqueuse utérine, des modifications qui rendent bien compte de la similitude
des symptômes, sans qu'il y ait lieu d'invoquer
« une plasticité trop grande du sang, qui ne pourrait s'écouler facilement à travers les capillaires
de la muqueuse utérine. » L'épaississement, l'indu-
ration, dont cette muqueuse est alors le siège, constituent une cause plus évidente et plus certaine des
difficultés qu'éprouvent à se rompre les capillaires
turgescents, et des douleurs dont s'accompagne cette
rupture. C'est encore dans les lésions inflammatoires

de la muqueuse utérine que nous trouvons l'explication rationnelle de l'obstacle plus ou moins considérable qui vient, au même moment, entraver l'issue
du sang menstruel à travers les orifices du col, et
augmenter, dans de notables proportions, les accidents de dysménorrhée : je veux parler du rétrécissement du canal cervico-utérin.

Ce rétrécissement, de nature congestive ou inflammatoire, tient à deux causes d'ordre analogue : l'é-
paississement du parenchyme de l'utérus, des parois
du col en particulier, déterminé par la congestion
manifeste de l'organe; et la tuméfaction, le boursouflement de la muqueuse, qui engorge pour ainsi dire
et fait disparaître plus ou moins complètement la
lumière du conduit cervical.

A cet obstacle apporté à l'écoulement du flux
menstruel, vient s'en joindre un autre, inhérent à
l'état physique de ce flux lui-même, et c'est ici
qu'entre en jeu l'excès de plasticité du sang. En
effet, il a pour résultat de déterminer la prompte
coagulation du liquide qui remplit la cavité utérine
et demeure stagnant un certain temps en ce point,
par suite du faible débit que lui offre le canal cervical, en partie obturé à ce moment, par le boursouflement de sa muqueuse. Les caillots qui se forment ainsi dans l'utérus trouvent, à coup sûr, encore
plus difficilement issue que le sang liquide, et les
douleurs provoquées par leur expulsion sont d'autant
plus vives qu'ils sont plus volumineux et en plus
grand nombre; ils font, en quelque sorte, office de
bouchon dans le col, amenant la rétention du flux
menstruel exhalé au-dessus de ce point, et provo-

quant de violentes contractions de tout le muscle
utérin, contractions qui se révèlent par les coliques
douloureuses, par les tranchées dont sont tourmentées les malades dysménorrhéiques.

Nous trouvons dans le boursouflement congestif
de la muqueuse cervicale et dans l'obturation -mo-
mentanée, plus ou moins complète, du col par les
caillots ou les membranes venant de la cavité utérine,
une explication rationnelle et bien suffisante, il me
semble, de la rétention du sang menstruel, sans qu'il
soit nécessaire de recourir à l'hypothèse de la contraction spasmodique du sphincter musculaire, admise
par Bennet au niveau de l'orifice interne du col :
l'existence de ce sphincter étant elle-même au moins
douteuse.

Je vous rappellerai que la même symptomatologie,
résultant de causes prochaines identiques, se rencontre dans la dysménorrhée qui accompagne les inflammations utérines et celles de l'ovaire. En effet,
— soit par suite de la propagation de l'inflammation,
soit sous l'influence d'un simple retentissement sympathique, — on rencontre dans les deux cas le même
boursoufflement de la muqueuse utérine, la même plasticité du sang, la même formation de caillots. Vous
retrouverez également, vous ai-je dit, dans les deux
formes *utérine* et *ovarienne* de la dysménorrhée congestive, cette expulsion de membranes qui, pour la plupart des auteurs, caractériserait une variété spéciale,
décrite sous le nom de *dysménorrhée membraneuse*.

Je sais bien que les auteurs ne sont pas unanimes
pour admettre la dysménorrhée d'origine ovarienne,
et que Siredey, en particulier, émet bien des doutes

sur son existence et sur sa pathogénie (1). Je suis,
pour ma part, convaincu de la réalité de cette forme
de dysménorrhée dont j'ai pu recueillir plusieurs
observations probantes, et je suis d'avis qu'entre les
affections ovariques et le syndrôme dysménorrhée,
la relation de cause à effet est assez facile à établir.

On pourrait peut-être invoquer tout d'abord, comme
résultat d'une lésion de tissus de l'ovaire, l'exagération morbide de cette sorte de lutte qui s'établit au
moment de la crise cataméniale entre le bulbe ovarique et la vésicule de de Graaf parvenue à maturité,
et qui a été si bien décrite par Sappey, de la façon
suivante : « que la déhiscence de la vésicule soit
spontanée ou provoquée, son mécanisme ne dif-
fère pas sensiblement ; elle reconnaît toujours pour
cause première la turgescence du bulbe, dans lequel
le sang afflue avec d'autant plus d'abondance que la
vésicule est plus volumineuse. Au début de son évolution il se laisse déprimer. A mesure qu'elle s'accroît, l'afflux sanguin devenant plus considérable, et
les faisceaux musculaires, d'une autre part, se con-
tractant, il réagit avec plus d'énergie, refoule au
dehors la vésicule qui, de son côté, tend à le refouler
en sens contraire pour satisfaire à son mouvement
d'expansion. De cette sorte de lutte établie entre deux
organes qui se repoussent mutuellement, résultent
la déchirure de celle-ci et l'expulsion de l'ovule, qui
emporte avec lui son disque granuleux (2). » Si peu
que cette lutte se prolonge, sous une influence mor-

(1) Siredey, *loc. cit.*, p. 32.
(2) Sappey, *loc. cit.*, t. IV, p. 699.

bide quelconque on pourra voir se produire les symptômes de la dysménorrhée.

Il est d'ailleurs facile de comprendre qu'un retard
apporté à la rupture du follicule, par une résistance
plus grande de ses parois, pourra dans quelques cas,
en exagérant cette lutte, prolonger la congestion pelvienne cataméniale et déterminer du côté de l'ovaire
des douleurs vives s'irradiant à tout le petit bassin.
Mais il me semble plus simple, et plus conforme à la
réalité des faits, d'invoquer le retentissement sur
l'utérus des affections inflammatoires de l'ovaire. En
effet, ainsi que je vous l'ai fait remarquer à propos
des observations dont je vous ai donné le résumé, dans
presque toutes les affections ovariques on constate
ce retentissement plus ou moins manifeste, et, quelle
que soit la façon dont il se produise, la congestion
de la muqueuse utérine, qui en est la conséquence,
suffit à expliquer les troubles dysménorrhéiques.
Ainsi, la dysménorrhée congestive, d'origine ovarienne, reconnaît probablement pour cause prochaine, non la lésion elle-même de l'ovaire, mais la
lésion secondaire de la muqueuse utérine, développée
sous l'influence de l'affection ovarique.

Un des points les plus intéressants de l'étude de la
dysménorrhée, et celui peut-être qui a le plus frappé
les observateurs, c'est l'expulsion, au moment de la
crise cataméniale, de lambeaux membraneux plus ou
moins considérables, et dont je vous ai parlé à différentes reprises. Je vous ai dit, à ce sujet, que je ne
puis me ranger à l'opinion des auteurs qui considèrent
cette variété de dysménorrhée comme une forme

spéciale distincte, méritant le nom si universellement
accepté de *dysménorrhée membraneuse*. Les membranes, quelle que soit leur origine, quelles que
soient leur apparence et leur structure, ne caractérisent pas un processus dysménorrhéique spécial, mais
se produisent, ainsi que je vous l'ai fait voir, dans
toutes les variétés du syndrôme dysménorrhée, que
celui-ci soit symptomatique d'une affection utérine
ou ovarienne et même, bien que le cas soit plus rare,
d'un rétrécissement des orifices du col.

Ces membranes sont assez communes, et si vous
les recherchez avec soin, Messieurs, dans le flux
menstruel des femmes atteintes de dysménorrhée,
vous les rencontrerez fréquemment sous forme de
lambeaux de dimensions très variables. Je suis surpris de voir deux observateurs aussi compétents que
Siredey et Bernutz ne pouvoir citer, le premier, que
4 et, le second, 6 cas d'expulsion de membranes.
Aussi Bernutz rapprochant du chiffre si restreint de
ses observations personnelles celui de 104 cas, publié
par un médecin américain, se montre-t-il disposé à
penser que la dysménorrhée membraneuse est plus
fréquente chez les femmes américaines ou anglaises
que chez les Françaises. C'est là, j'en suis convaincu,
une erreur d'interprétation, car, pour ma part, je ne
compte plus les faits d'expulsion de membranes que
j'ai observés, tant chez des Françaises que chez des
femmes appartenant à d'autres nationalités. J'ai pu,
d'ailleurs, constater que la scrofule et le lymphatisme, fréquemment invoqués comme causes prédisposantes de la dysménorrhée membraneuse, n'ont
pas l'influence pathogénique qu'on leur attribue, le

malades dont j'ai recueilli les observations ayant présenté les tempéraments les plus divers.

Si l'expulsion de membranes, au moment de la crise menstruelle, chez un certain nombre de femmes dysménorrhéiques, est un fait indéniable, accepté par tous, l'accord est loin d'être aussi parfait relativement à leur nature et à leur origine. Les discussions théoriques, les plus vives et les plus acharnées, se sont produites sur ce point particulier et ne sont pas encore aujourd'hui terminées.

Le désaccord, je pourrais presque dire la confusion, qui règne sur ce point spécial, provient de ce que certains observateurs s'étant trouvés en présence d'un cas particulièrement net, bien déterminé, d'une facile interprétation, ont voulu généraliser et étendre à tous les autres faits la théorie pathogénique dont l'évidence les avait frappés.

C'est ainsi que les uns ont refusé d'admettre l'existence même des membranes, qui ne seraient, d'après eux, que des caillots fibrineux décolorés par le lavage; d'autres, acceptant la nature membraneuse du produit expulsé, se sont efforcés d'établir qu'il s'agit constamment d'une caduque utérine, accompagnée de quelques débris d'un œuf fécondé, en un mot, qu'on a affaire à une série de petits avortements de dix ou quinze jours; d'autres enfin, ayant rencontré des lambeaux de membrane présentant des caractères très nets d'organisation, n'y ont vu rien autre chose que l'exfoliation de la muqueuse utérine. Quelques-uns cependant ont regardé cette membrane comme étant de nature diphthéritique; mais, si la couenne de la cavité utérine existe parfois d'une façon incontestable, elle est du moins fort rare et ne se montre qu'au cours d'une diphthérie généralisée, dont les symptômes sont trop graves pour que la complication utérine ne passe pas forcément inaperçue.

Toutes ces théories sont vraies et chacune d'elles tient quelques-uns des faits observés sous sa dépendance, mais, ainsi que l'a dit Siredey (1), « bien que chaque théorie s'appüie sur un certain nombre de cas, aucune ne suffit à les expliquer tous ». Aussi, a-t-on le droit d'être surpris de voir le même auteur, pour définir la dysménorrhée membraneuse, préjuger la question en ces termes : « Elle est caractérisée par l'expulsion d'une partie ou de la totalité de la muqueuse du corps de l'utérus (2). »

Il est, du reste, des caractères physiques dont la constatation permet de reconnaître quelle est la véritable nature de la membrane, expulsée dans les différents cas, et vous pourrez toujours, par un examen minutieux, établir la variété de dysménorrhée membraneuse à laquelle vous aurez affaire. En effet, les caillots sanguins, fibrineux, qui pourraient, au premier abord, être confondus avec une membrane véritable, surtout lorsqu'ils se sont moulés sur la cavité utérine et affectent une forme triangulaire, avec une apparence lamelleuse plus ou moins manifeste, pourront néanmoins être assez facilement reconnus grâce à leur structure. Ils sont composés de fibrine amorphe, renfermant un certain nombre de globules blancs et quelques globules rouges ; parfois ils sont feuilletés

(1) Siredey, *loc. cit.*, p. 32.
(2) Id., *loc. cit.*, p. 25.

et se présentent, au microscope, avec l'aspect d'un réticulum fibrineux, emprisonnant dans ses mailles de nombreux globules blancs et quelques rares hématies. Telle était la structure d'une prétendue membrane, expulsée par une malade soumise à mon observation, ainsi qu'il résulte de la note suivante de Richardière, qui a pratiqué l'examen histologique.

M^{mo} M... (*Examen par la dissociation et coloration par le picro-carminate d'ammoniaque.*) La fausse membrane est formée, en majeure partie, de fibrine amorphe mélangée à une certaine quantité de globules blancs. Par places, la fibrine est rétractée et forme plusieurs couches successives. En d'autres points, elle forme un réticulum, dans les mailles duquel sont emprisonnés de nombreux globules blancs, les uns intacts, les autres plus ou moins altérés. Très peu de globules sanguins, ou du moins, ils sont difficiles à voir. « En résumé, fausse membrane fibrineuse formée, très vraisemblablement, par un caillot sanguin de date ancienne. Par endroits, il existe des amas d'assez nombreuses cellules d'épithélium déformées. » C'est une structure analogue qui a été reconnue dans un autre cas examiné à la même époque par le même micrographe : « Mme de K... ; fausse membrane constituée par un caillot beaucoup plus récent. Ici, le sang domine exclusivement, avec ses éléments en proportion ordinaire. Très peu de fibrine coagulée et, au contraire, une quantité extrêmement abondante de globules sanguins. Peu de globules blancs, et absence complète de cellules épithéliales. »

Il me semble qu'il n'est pas impossible de voir,

dans la présence des cellules épithéliales déformées et surtout des globules blancs en grand nombre, une ébauche d'organisation, une tendance vers la transformation néo-membraneuse du caillot, qui pourrait, dès lors, contracter des adhérences à la muqueuse et constituer un de ces polypes fibrineux dont la pathogénie n'a pu être jusqu'ici fixée d'une façon certaine. Je ne veux pas m'étendre, aujourd'hui, plus longuement sur cette question spéciale que j'ai déjà effleurée dans le premier volume de ces Leçons (1), car je compte y revenir un jour plus complètement, et traiter à fond ce sujet particulièrement intéressant.

Quant à l'interprétation qui fait de la membrane, expulsée au moment de la crise dysménorrhéique, une caduque renfermant un produit de conception de quelques semaines, elle est aussi parfaitement exacte, dans un certain nombre de cas.

On a prétendu que, chez une même femme, la persistance de la cause qui a déterminé un premier avortement peut expliquer la répétition d'accidents semblables pendant un certain nombre de mois consécutifs, et que, dès lors, les symptômes dysménorrhéiques périodiquement observés sont le résultat d'une série de petites fausses couches, de moins d'un mois de date. Mais cette explication me paraît peu satisfaisante, et, — sans parler de ce qu'il y a d'extraordinaire dans cette répétition mensuelle d'avortements successifs, — on ne peut admettre, avec une semblable hypothèse, la périodicité régulière des accidents : la conception, suivie de l'expulsion de

(1) T. Gallard, *loc. cit.*, p. 856 et suiv.

l'œuf, occasionnant presque toujours un retard plus ou moins considérable dans l'apparition du flux sanguin qui entraîne les membranes.

La confusion ne me paraît pas cependant aussi facile à commettre qu'on l'a prétendu, entre une caduque et une membrane dysménorrhéique véritable. La caduque présente, il est vrai, une surface interne lisse et une surface externe rugueuse, villeuse : caractères que l'on retrouve, ainsi que je vous le dirai bientôt, dans la membrane dysménorrhéique en dehors de tout état de conception ; mais, ainsi que l'a fort bien fait remarquer Bernutz (1), dans l'avortement, le sac expulsé est toujours arrondi, et jamais triangulaire comme celui qui est le produit de l'exfoliation de la muqueuse dans la dysménorrhée membraneuse. De plus, Beigel (2) signale comme caractères distinctifs de la caduque les saillies qu'elle offre à sa face interne, et l'existence, généralement près d'un orifice tubaire, d'une loge pour l'œuf humain, qui, à ce moment, n'a pas encore contracté d'adhérences ; cette loge est aisément mise en évidence sur une coupe de la caduque (3).

Ces signes distinctifs de la caduque, faciles à constater lorsque le sac membraneux est expulsé en entier, passeraient, à coup sûr, bien souvent inaperçus lorsque la membrane se présente sous forme de lambeaux plus ou moins considérables ; mais on peut recourir alors au mode d'examen préconisé par de

---

(1) Bernutz, *Journal des sages-femmes*, février 1848. Leçon recueillie par Ch. Bertrand.
(2) Beigel, *Die krankheiten der weiblichen Geschlechtes*, t. I.
(3) Farre, *Cyclopedia de Todd*, London, vol. VI, p. 653.

Sinéty (1) et qui permet, après macération dans l'a-
cide picrique et lavage dans l'eau, de distinguer nettement les villosités choriales, offrant un aspect ra-
meux caractéristique.

Enfin, le produit de la conception lui-même n'é-
chappe pas aussi facilement aux recherches qu'on l'a
parfois avancé; il est, en effet, vers le quinzième ou
vingtième jour, déjà du volume d'une petite noisette
et peut, sans grand'peine, être retrouvé au milieu
des caillots sanguins ou des membranes.

Je suis convaincu, d'ailleurs, que la fréquence relative des faits de ce genre a été sensiblement exagérée;
ainsi, dans une communication à la Société de biologie, de Sinéty (2) dit avoir rencontré, sur douze
examens de membranes dysménorrhéiques, une fois
seulement un caillot fibrineux, et onze fois un produit
de conception, et il semble tout disposé à rejeter les
autres variétés de membranes; il est vrai que, dans son
Traité de gynécologie, il se montre plus éclectique,
et décrit une forme de dysménorrhée membraneuse
caractérisée par l'exfoliation de la muqueuse utérine.

Cette forme, qui lui paraît être l'exception, est au
contraire la règle, suivant moi.

Il est, du reste, en dehors des caractères physiques
et micrographiques des membranes expulsées, un
certain nombre de particularités relatives aux conditions dans lesquelles se produisent parfois les accidents dysménorrhéiques, assez significatives pour démontrer, à n'en pouvoir douter, qu'il ne s'agit point,
dans ces cas, d'un produit de conception.

(1) De Sinéty, *Comptes rendus de la Soc. de biologie*, 1876, t. XXVIII.
(2) *Id., loc. cit.*, 1876.

C'est, tout d'abord, l'existence de la dysménorrhée membraneuse chez des filles vierges, vue deux fois par Williams sur un relevé de quatorze cas (1). Le même fait est expressément signalé par Beigel qui rapporte succinctement l'observation d'une jeune fille de vingt et un ans, présentant encore la membrane hymen intacte, et chez laquelle Solowieff a constaté tous les signes de la dysménorrhée membraneuse (2). Enfin, Courty a publié quatre observations analogues (3). D'ailleurs, on voit la dysménorrhée, avec expulsion de membranes, se produire également chez certaines femmes, alors que la suspension momentanée de tout rapport sexuel ne peut laisser place au doute et permet d'exclure l'hypothèse d'un avortement. Ce fait est noté d'une façon très explicite, dans une observation de Morgagni, qui peut être, à bon droit, considérée comme renfermant la première description probante de cette curieuse perturbation menstruelle (4).

Il s'agit d'une femme mariée, mère de plusieurs enfants, qui était affectée de leucorrhée et de métrorrhagies intermenstruelles peu abondantes, mais douloureuses, revenant surtout à l'occasion du coït. Elle présenta, vers l'âge de trente-quatre ans, « un « nouveau genre de maladie qui revint fort souvent, « dans l'espace de deux ans, toujours à une certaine

(1) Williams, *Archives de tocologie*, 1878, t. V, p. 353.
(2) Alexander Solowief, *Decidua menstrualis*. In *Arch. fur Gynækologie*, Bd. II, p. 66.
(3) Courty, *Traité pratique des maladies de l'utérus*. 2ᵉ édition, p. 455 et suiv.
(4) Morgagni, *Recherches anatomiques sur le siége et les causes des maladies*. Lettre 48ᵉ.

« époque, à savoir, à celle des menstrues. » Elle
éprouvait des douleurs analogues à celles de l'accouchement, et, au milieu d'un flux sanguin plus abondant qu'à l'ordinaire, « elle rendait par l'utérus un
« corps qui paraissait membraneux, et qui était d'une
« forme et d'une grosseur qui répondaient assez bien
« à la cavité triangulaire de l'utérus ; il était un peu
« convexe extérieurement, et cette face externe était
« inégale et non sans un grand nombre de filaments
« qui paraissaient avoir été arrachés des endroits où
« ils étaient adhérents ; mais il était creux en dedans,
« où il se trouvait lisse et humecté, comme par une
« humeur aqueuse qu'il aurait contenue auparavant,
« et qu'il aurait répandue, en sortant, par un grand
« trou qui existait à l'un des angles, et qui s'était sans
« doute ouvert par l'effet du tiraillement. »

Morgagni ajoute, et ce fait a une grande importance, ainsi que nous le verrons par la suite, que
« quelquefois ce corps sortait, non pas en entier, mais
« divisé en petits morceaux qui étaient rendus les
« uns après les autres » et qu'alors « les douleurs re-
« commençaient aussi alternativement. »

Les caractères, si nettement décrits, de la membrane expulsée pourraient à la rigueur nous autoriser
à écarter l'hypothèse d'un produit de conception,
mais d'ailleurs il serait difficile de conserver à cet
égard le moindre doute, puisque l'auteur nous apprend
que « quatre de ces sortes d'avortements très péni-
« bles se sont reproduits dans les quatre mois pen-
« dant lesquels la malade s'était abstenue de commu-
« niquer avec son mari. » Du reste, découragée par
l'insuccès des divers traitements mis en œuvre, et

peut-être aussi trouvant peu de son goût une conti-
nence aussi prolongée, la malade « ne voulut plus
coucher à part » et devint enceinte. Elle fit une fausse
couche de quatre mois, à la suite de laquelle elle eut
deux époques de règles exemptes de tout accident.
Puis, les troubles dysménorrhéiques reparurent, pour
s'éloigner progressivement vers l'époque de la ménopause, et cesser définitivement lorsqu'elle fut établie.

J'ai, de même, observé, chez une des malades dont
je vous ai parlé déjà, l'expulsion d'une membrane
dysménorrhéique après une période intercalaire pendant laquelle tout rapport sexuel avait été suspendu.
Il ne pouvait donc être question d'une caduque en
semblable occurrence, et l'examen histologique a montré qu'il s'agissait d'un simple caillot fibrineux.

NEUVIÈME LEÇON

DYSMÉNORRHÉE (SUITE).

La dysménorrhée membraneuse n'est que l'exagération de la mue épithéliale physiologique. — Exfoliation de la muqueuse par lambeaux ou en totalité. — Caractères macroscopiques de la membrane expulsée. — Sac triangulaire; ses deux faces; ses orifices. — Examens histologiques.
Traitement de la dysménorrhée. — Calmants et antispasmodiques. — Applications chaudes. — Électricité. — Émissions sanguines. — Dilatation du canal cervical. — Redressement de l'utérus fléchi. — Cathétérisme. — Incision des orifices du col. — Hystérotomes. — Cautérisations intra-utérines. — Opération de Battey.

MESSIEURS,

Sans vouloir revenir sur les phénomènes qui accompagnent la menstruation du côté de la muqueuse utérine, phénomènes dont je vous ai longuement entretenus dans une autre partie de ces Leçons, je puis vous rappeler que, à chaque époque de règles, il se produit normalement une exfoliation de la muqueuse. Elle se fait, en général, par petits lambeaux de faible étendue, passant inaperçus au milieu du flux sanguin cataménial, faute de recherches minutieuses qui ne présenteraient, d'ailleurs, aucune utilité pratique, en l'absence de tout phénomène pathologique. Mais si l'exfoliation de la muqueuse uté-

rine est rendue plus difficile, par suite de sa tuméfaction excessive, si elle se fait en masse au lieu de
s'opérer, comme à l'état sain, par fragments ou par
lambeaux minimes, elle devient alors la véritable ou
du moins la principale cause des accidents de la
dysménorrhée membraneuse.

Cette relation intime entre la mue épithéliale phy-

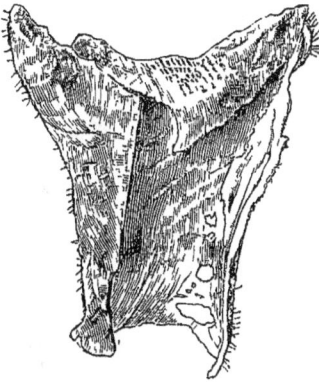

Fig. 23. — Muqueuse utérine expulsée entière, ouverte et montrant la cavité inté-
rieure lisse. — A la partie supérieure se
voient des points nombreux qui sont les
ouvertures des glandes ; la surface externe
présente des villosités.

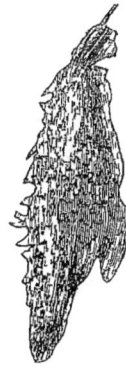

Fig. 24. — Portion de la
muqueuse utérine ex-
pulsée dans la dysmé-
norrhée (d'après Old-
ham).

siologique de la période cataméniale et l'exfoliation
totale de la dysménorrhée membraneuse, qui n'est
que l'exagération du phénomène normal, a été nettement indiquée par Beigel (1). Pour lui, la chute de
l'épithélium sans douleurs véritables, l'exfoliation
douloureuse par petits lambeaux, et l'expulsion du
revêtement entier de la cavité utérine ne sont que les

(1) Beigel, loc. cit.

trois degrés d'un même processus, auxquels on a donné les noms de *molimen menstruel, dysménorrhée nerveuse,* et *dysménorrhée membraneuse.*

Lorsque cette membrane est intacte et qu'elle n'a subi aucune déchirure, elle présente, comme dans le cas de Morgagni, la forme d'un petit sac triangulaire, reproduisant le moule parfait de la cavité utérine (fig. 23 et 24), et ayant, comme elle, trois orifices, un à chacun de ses angles ; le plus considérable correspond au canal cervical, et les deux autres, plus petits, aux *ostia uterina.*

Dans quelques cas assez rares, Gautier (de Genève) a observé que, « aux portions plus ou moins considérables de la membrane muqueuse de l'utérus s'ajoutent, sous forme d'appendices,

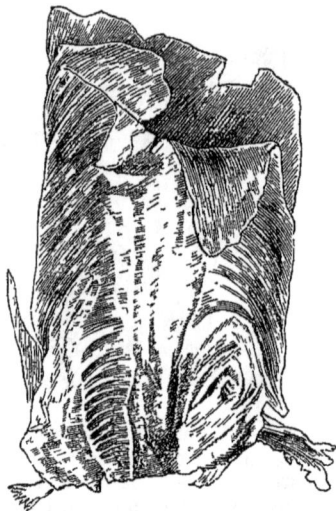

Fig. 25. — Muqueuse vaginale exfoliée.

des fragments de la muqueuse vaginale (fig. 25) ou de celle de la portion vaginale du col (1). »

La surface externe de la petite poche, celle qui correspond aux couches profondes de la muqueuse utérine, est tomenteuse, inégale, présente des saillies plus ou moins considérables, suivant que la muqueuse

(1) V. Gautier, *De la pathogénie de la dysménorrhée membraneuse* (Congrès international des sciences médicales, 5e session, p. 460. Genève, 1877).

a été plus ou moins complètement intéressée dans l'exfoliation dont elle a été le siège; la surface interne au contraire est unie, lisse et correspond à l'épithélium utérin. Il faut cependant avoir présente à l'esprit la possibilité d'une disposition précisément inverse, observée dans quelques cas, et qui provient de ce que la muqueuse utérine, restée sans doute en partie adhérente au pourtour du col, alors qu'elle était déjà détachée dans le reste de son étendue, a été retournée, comme un doigt de gant, sous les efforts d'expulsion résultant des contractions de la matrice.

Ces contractions, provoquées par la présence de la membrane dans la cavité utérine, et dont le but est l'issue finale de la portion exfoliée de la muqueuse jouant le rôle d'un véritable corps étranger, déterminent les vives douleurs qui caractérisent la crise de dysménorrhée membraneuse et qui se produisent, ainsi que je vous l'ai dit précédemment, en deux périodes, séparées par un intervalle de calme relatif. J'ai déjà insisté sur la pathogénie du second accès douloureux, résultant de l'obturation plus ou moins complète du canal cervical par la membrane, engagée à l'orifice interne, et de la rétention, au-dessus de l'obstacle, du sang menstruel; cette interprétation, si rationnelle, est admise par tous les auteurs, et Gautier (1) prétend même que « l'exfoliation peut exister sans dysménorrhée si les orifices utérins sont larges et dilatés. » Je vous parlerai dans un instant d'un cas de ce genre.

Beigel est également fort explicite à cet égard et

_____

(1) Gautier (de Genève), *loc. cit.*, p. 464.

dit (1) : « Les symptômes douloureux, qui accompagnent la menstruation membraneuse, n'ont pas grande signification : d'une part, parce qu'ils ne sont pas constants, d'autre part, parce qu'ils sont suffisamment expliqués par la rétention menstruelle qui les occasionne. Dans le cas où un lambeau assez considérable de la muqueuse se détache sans être expulsé immédiatement, il peut bien arriver qu'il oblitère l'orifice interne de la cavité cervicale, en sorte qu'il est totalement impossible au sang de s'écouler au dehors ; il s'accumule dans la cavité utérine, et cela en telle quantité, qu'il développe une hématométrie complète et considérable. »

Cette hématométrie peut, d'ailleurs, être la cause prochaine d'une dilatation des trompes et, par un mécanisme sur lequel a insisté Bernutz (2), du reflux du sang dans la cavité péritonéale, c'est-à-dire de la formation d'une hématocèle péri-utérine.

Les preuves anatomiques les moins contestables permettent aujourd'hui d'établir d'une façon péremptoire l'origine muqueuse des membranes dysménorrhéiques dans un grand nombre de cas ; les examens histologiques pratiqués avec tant de compétence par de Sinéty lui-même ne laissent aucun doute à cet égard, et des observations fort probantes ont été publiées par Tilt (3), par Courty (4), par Laboul-

(1) Beigel, *loc. cit.*
(2) Bernutz et Goupil, *Leçons cliniques sur les maladies des femmes.* Paris, 1860.
(3) Tilt, *Arch. of med.*, t. III, p. 96, 1861, et *On uterine and ovarian inflammation (exfoliative internal metritis)*, p. 267. London, 1862.
(4) Courty, *Traité pratique des maladies de l'utérus*, 2e édit., p. 451.

bène (1), etc. Je puis d'ailleurs vous rapporter quelques observations analogues recueillies dans mon service et qui ont été, de la part de mon ancien interne, P. Richer, l'objet de recherches microscopiques très complètes.

L'une d'entre elles est relative à une sage-femme qui expulsa, à diverses reprises, des lambeaux membraneux au moment de ses époques de règles. Les premiers qui nous ont été remis consistaient en trois lambeaux de forme très irrégulière, à bords déchiquetés, dont le plus grand mesurait de 4 à 5 centimètres de longueur ; l'une des faces était villeuse, hérissée de touffes disposées irrégulièrement et de villosités très fines, faciles à distinguer sous l'eau ; l'autre surface était lisse, mamelonnée et criblée de petits orifices. Ces débris membraneux, d'une coloration grisâtre, offraient une épaisseur maxima de 1 millimètre et, en d'autres points, étaient tellement minces, qu'ils devenaient transparents. L'examen histologique pratiqué sur des coupes minces, après durcissement dans la gomme et l'alcool, et coloration par le picrocarmin (fig. 26), a permis de constater l'existence d'un stroma formé par l'accumulation d'un grand nombre d'éléments cellulaires, de formes variées, ronds, ovales ou fusiformes, et de dimensions assez diverses. Les plus petits, ronds pour la plupart, mesurent 4 μ, tandis que les plus grands, ovales, ont en moyenne 10 μ dans leur plus grand diamètre. En quelques points de ce stroma on rencontre des débris d'épithélium cylindrique glandulaire, et l'on voit un .

(1) Laboulbène, *Comptes rendus de la Société de biologie*, t. II, 1850, et *Traité d'anatomie pathologique*, p. 837, 1879.

certain nombre de vaisseaux sanguins de petit calibre, variant de 12 à 16 μ.

Un nouvel examen pratiqué plus tard sur des membranes d'aspect tout analogue, expulsées avec les règles par la même malade, a fourni des résultats

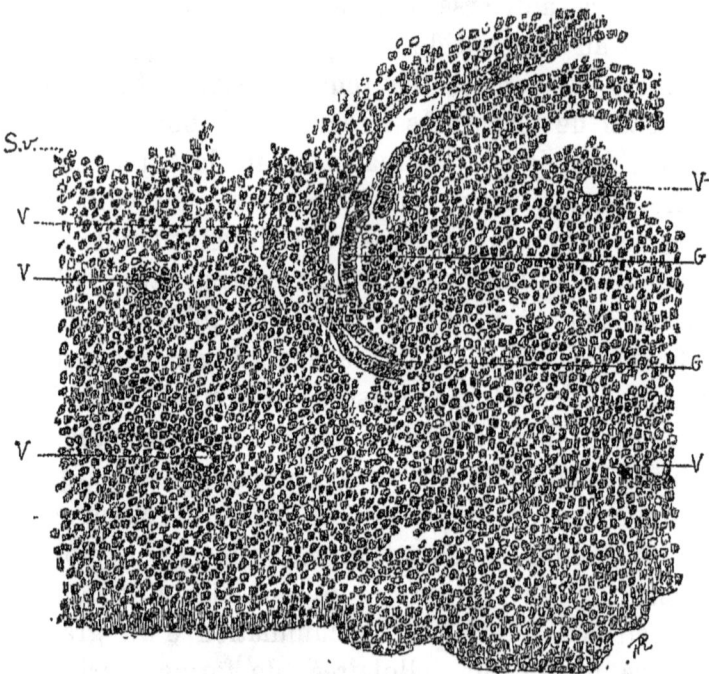

Fig. 26. — Muqueuse utérine exfoliée (*).

identiques : stroma entièrement semblable au précédent, surmonté, du côté de la surface lisse, d'un revêtement épithélial cubique très incomplet; vaisseaux nombreux, volumineux, tortueux, dont quelques-uns sont obstrués par un coagulum fibrineux;

(*) SV, surface villeuse. — VVVV, vaisseaux sanguins. — G, débris d'épithélium cylindrique glandulaire.

autour de certains vaisseaux, et dans la trame même
du tissu, petites hémorrhagies interstitielles; enfin,
débris de glandes en tube, dilatées, tapissées d'épithélium cubique et présentant un contenu composé
de cellules polygonales.

Chez une autre malade de ma clientèle privée, qui

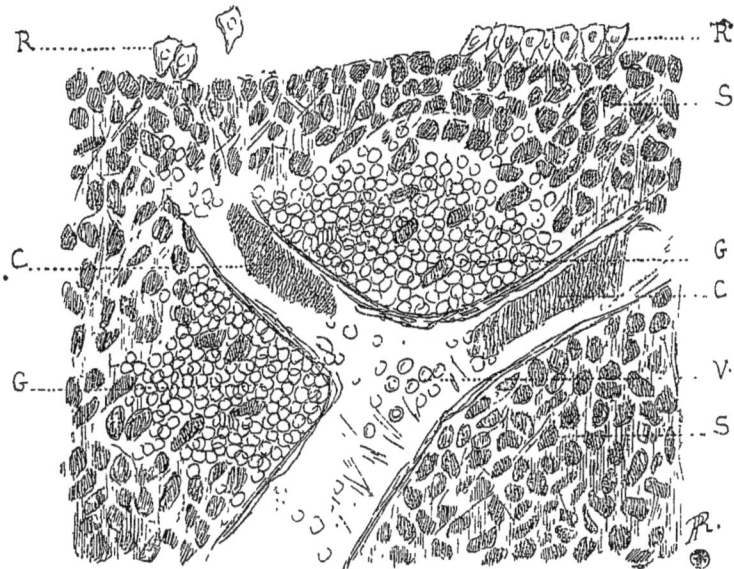

Fig. 27. — Muqueuse utérine exfoliée (*).

habitait une grande ville du Nord, les membranes
étaient constituées par des fragments très irréguliers,
de coloration jaunâtre, fort minces et présentant des
villosités sur une de leurs faces, tandis que l'autre
était mamelonnée et criblée de petits pertuis. Sur
des coupes pratiquées par P. Richer, on a pu voir

(*) R, revêtement épithélial cubique, très incomplet. — SS, stroma. —
V, vaisseau sanguin obstrué par de petits caillots fibrineux, CC. —
GG, hémorrhagies interstitielles.

(fig. 24) que le stroma, analogue à celui des prépa-
rations dont je viens de vous donner la description
détaillée, renfermait des débris de glandes en tube,
avec épithélium cubique et contenu de cellules polygonales ; on y rencontrait également des vaisseaux
sanguins contournés, de petit calibre.

Est-il besoin, Messieurs, de multiplier les observations et d'accumuler de plus
nombreux examens histologiques ? la répétition en serait
fastidieuse et n'offrirait même
pas l'intérêt de servir à rendre
la démonstration plus complète. Aucun doute, en effet,
ne peut subsister, il me semble, sur la nature des membranes dysménorrhéiques expulsées par ces deux malades;
il s'agit évidemment des lambeaux exfoliés de lamuqueuse

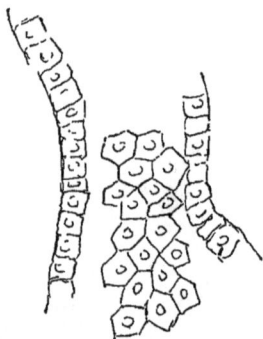

Fig. 28. — Débris de glande
en tube dilatée; avec épithélium cubique et conte-
nu de cellules polygonales.

utérine, suffisamment caractérisée par son épithélium,
par les débris glandulaires et la présence des vaisseaux sanguins.

Ce sont là les produits pathologiques que j'ai le
plus fréquemment rencontrés dans les cas fort nombreux qui ont été soumis à mon observation, et je suis
certain que ces débris se retrouveraient plus souvent,
au milieu du sang menstruel des femmes affectées de
dysménorrhée, si l'on avait la précaution de les y rechercher avec autant de soin que je le fais chez toutes
mes malades. Peut-être même y verrait-on plus souvent qu'on ne le pense, au lieu de simples lambeaux,

des muqueuses entières, comme cela avait eu lieu pour le cas de Morgagni, et comme cela s'est reproduit chez une de mes clientes, qui en a expulsé une semblable le 1er mai 1882, au moment d'une époque de règles non douloureuses. C'est une femme qui avait alors trente et un ans : elle était atteinte de métrite avec antécourbure et légère ulcération du col ; et, chose assez étrange, c'est qu'elle affirme que ses règles n'ont jamais été douloureuses, quoiqu'elles se soient toujours accompagnées, depuis l'instauration cataméniale, de l'issue d'une membrane analogue à celle que j'ai recueillie.

Voici quel a été le résultat de l'examen de cette pièce, pratiqué au laboratoire d'histologie de l'amphithéâtre d'anatomie des hôpitaux. A l'examen macroscopique, la membrane présente la forme de la cavité utérine ; son épaisseur est d'environ 3 millimètres ; sa face externe est lisse, sa face interne est tomenteuse avec de nombreuses saillies. Au microscope, sur des coupes durcies dans l'alcool absolu et colorées par le picro-carminate d'ammoniaque, on distingue nettement les éléments de la muqueuse utérine. Les glandes en tubes présentent un développement assez considérable ; elles sont sinueuses, flexueuses. Leur paroi subsiste, mais infiltrée de nombreux éléments embryonnaires. Dans leur cavité, on voit des cellules troubles. Le tissu conjonctif interglandulaire renferme de nombreuses cellules embryonnaires, de nombreux globules blancs ; il a les caractères du tissu conjonctif jeune. Les capillaires sont dilatés ; par places, on rencontre des amas de globules sanguins. En résumé, le produit expulsé est constitué par la muqueuse utérine, dont les éléments sont hypertrophiés.

De tout ce que je viens de vous dire il résulte donc clairement, Messieurs, qu'il ne faut pas être exclusif et rapporter à un seul produit morbide les membranes expulsées par les femmes atteintes de dysménorrhée, ces produits pouvant être : tantôt le résultat d'un avortement au début de la gestation, ce qui est le fait certainement le plus rare ; tantôt de simples caillots fibrineux, moulés sur la cavité utérine dans laquelle ils ont séjourné ; tantôt enfin, et c'est ce qui constitue la règle de beaucoup la plus générale, des débris de la membrane muqueuse exfoliée. Je dois ajouter que cette exfoliation, qui se produit toujours avec plus ou moins d'abondance et d'une façon physiologique à chaque époque menstruelle, ne s'accompagne pas forcément des phénomènes douloureux de la dysménorrhée, lorsque, dépassant les limites ordinaires, elle détermine l'expulsion, non plus seulement de simples lambeaux, mais de la totalité de la muqueuse, comme cela s'est produit chez la femme dont je viens de vous parler en dernier lieu.

Le traitement de la dysménorrhée comprendra un certain nombre d'indications basées sur les notions pathogéniques que je viens d'exposer, et aussi sur les manifestations symptomatiques diverses qui constituent la crise douloureuse cataméniale. Il sera le même, qu'il y ait ou non expulsion de membranes ; mais il différera, dans chaque cas, suivant l'époque de son application. S'il s'adresse à la crise elle-même, il sera palliatif et destiné à combattre les phénomènes douloureux qui la caractérisent. S'il est institué pendant l'intervalle des crises — traitement dont le but est de s'opposer au retour des accidents — il pourra être curatif, mais alors il sera essentiellement variable, car, pour être efficace, il devra s'adresser à la maladie ou, pour mieux dire, à la lésion dont la dysménorrhée est le symptôme. Je pourrais, comme je l'ai déjà fait, à propos de l'aménorrhée, de la leucorrhée et de la métrorrhagie, renvoyer à l'étude de chacune de ces maladies ce que j'ai à dire de ce traitement ; mais l'habitude est si bien prise de réunir dans un même chapitre tout ce qui se rapporte au syndrôme dont nous nous occupons, que les efforts thérapeutiques dirigés contre les affections dont il dépend paraissent s'adresser bien plutôt à lui qu'à ces maladies elles-mêmes. Je me conformerai donc à cet usage, en disant comment on peut faire disparaître la dysménorrhée, par la guérison des maladies qui la produisent.

Mais avant d'entrer dans les détails de ce traitement *curatif* et *radical*, si peu uniforme, puisqu'il s'adresse aux cas les plus divers, je dois parler du traitement palliatif applicable à l'attaque de dysménorrhée proprement dite, et qui peut être le même dans toutes les circonstances où elle se manifeste.

La première indication à laquelle nous ayons à pourvoir est de faire disparaître la douleur. C'est le phénomène dominant dans l'appareil symptomatique de la crise dysménorrhéique. Pour la calmer, nous disposons de moyens puissants et variés, au premier

rang desquels figurent les narcotiques, sous toutes les
formes. La plus simple, la plus rapide, celle que par
conséquent on est le plus sollicité à employer, surtout pour les malades qui, en ayant déjà usé, con-
naissent son efficacité, c'est celle des injections sous-
cutanées de morphine ou d'atropine. Cette dernière
substance est plus dangereuse à manier, il est vrai,
mais elle semble préférable, en ce qu'elle supprime
assez rapidement les contractions, ou les contractures
spasmodiques, qui jouent un rôle incontestable dans
la production des douleurs de la dysménorrhée. On
peut se servir d'une solution ainsi formulée :

℞ Sulfate neutre d'atropine......... 30 centigr.
  Eau distillée de laurier-cerise..... 30 grammes.
  Mêlez.

et en injecter quatre à cinq gouttes, une ou deux
fois par jour. On prolonge l'action calmante de ces
injections sous-cutanées, en ayant simultanément recours aux diverses applications humides et narcotiques, du côté de l'hypogastre ou de la muqueuse
vaginale ; c'est ainsi qu'il convient de prescrire les
bains, les injections tièdes, avec des décoctions émollientes ; les cataplasmes laudanisés, ou encore les
quarts de lavement, additionnés de douze gouttes de
laudanum de Sydenham ; ou même les suppositoires
belladonés, renfermant 3 centigrammes d'extrait de
belladone pour 4 grammes de beurre de cacao. Je fais
placer un de ces suppositoires calmants dans le rectum
tous les soirs, pendant les trois ou quatre jours qui précèdent l'apparition du flux menstruel, et même j'en
fais continuer parfois l'usage pendant l'écoulement

des règles. Mais, afin d'éviter des accidents d'in-
toxication qui pourraient être pénibles, sans cependant devenir dangereux, j'ai soin de ne pas les
prescrire en même temps que les injections d'atropine. J'emploie alors de préférence les quarts
de lavement laudanisés, réservant les suppositoires belladonés pour les cas dans lesquels les
injections sous-cutanées ont été faites avec la morphine.

On peut, à ces calmants, ajouter l'action sédative
des bromures administrés à l'intérieur, soit le bromure de potassium, le bromure de camphre, ou les
bromures associés d'après la formule d'Yvon :

℞ Bromure de potassium...........⎫
   Bromure de sodium.............⎬ ãã 10 gram.
   Bromure d'ammonium..........⎭
   Eau distillée...................   300   —
(Une cuillerée à bouche contient 1^{gr},50 de bromure.)

de façon que la malade prenne de 2 à 3 grammes de
bromure par jour. Enfin, il est avantageux de prescrire aussi une potion calmante contenant de 2 à
4 grammes de chloral, que l'on fait prendre par cuil-
lerées à bouche. Toutefois, ces divers moyens ne
doivent pas être employés simultanément, mais successivement et en insistant sur celui qui procurera le
plus de soulagement.

Il est bon de recommander, en même temps, les
tisanes chaudes légèrement diaphorétiques ou stimu-
lantes, telles que le tilleul, la feuille d'oranger, la
sauge, l'armoise ou même le thé. Dans quelques cas,
d'ailleurs, on retire de grands avantages de l'emploi
de la chaleur, sous forme d'applications chaudes sur

l'abdomen ou sur les lombes ; c'est surtout chez les jeunes filles dysménorrhéiques, dont les douleurs utérines s'accompagnent d'irradiations pénibles à la région lombaire, que l'action sédative et emménagogue des fomentations chaudes donne d'excellents résultats. Ce mode de traitement est d'ailleurs bien connu de la plupart des mères de famille, qui calment les douleurs menstruelles, chez leurs filles, au moyen de l'application de serviettes chaudes sur l'hypogastre ou sur la région lombaire. C'est dans ces cas que les sacs de Chapman peuvent être avantageusement employés.

Onimus dit avoir retiré de très bons effets de l'électricité par l'application, quotidienne ou même répétée deux fois par jour, pendant huit ou dix minutes, d'un courant continu de 30 à 40 éléments, dont le pôle positif est placé sur la région lombaire et le pôle négatif à la région ovarique ; il en résulterait une accalmie marquée des souffrances, avec cessation des contractions de l'utérus et, par suite, un écoulement sanguin plus facile et plus régulier. Je dois avouer qu'entre mes mains ces applications d'électricité n'ont pas donné d'aussi remarquables résultats ; elles m'ont bien paru, dans quelques cas, procurer un léger soulagement dans l'intensité des douleurs, mais je ne suis pas absolument convaincu que la crise dysménorrhéique n'aurait pas suivi la même marche, en l'absence de cette intervention.

Au nombre des moyens qu'il nous reste à passer en revue, il en est quelques-uns qui s'adressent, à la fois, à la crise douloureuse et à l'affection dont elle est le symptôme le plus apparent. De ce nombre sont les antiphlogistiques, et en particulier les émissions sanguines, qui trouvent assez fréquemment leur indication dans un état congestif manifeste de l'appareil utéro-ovarien. Ces émissions sanguines doivent être pratiquées pendant la crise elle-même, si celle-ci s'accompagne de congestion pelvienne intense et d'un léger mouvement fébrile ; elles peuvent être obtenues au moyen de sangsues ou de ventouses scarifiées appliquées au niveau de l'hypogastre ; mais le soulagement est beaucoup plus marqué si les sangsues sont placées directement sur le col utérin, ou si l'on pratique sur cet organe un certain nombre de scarifications.

J'emploie également les émissions sanguines comme traitement préventif de la crise, dans les jours qui précèdent la date probable de l'éclosion des accidents dysménorrhéiques ; c'est donc, dans ce cas, un traitement à la fois palliatif et curatif, puisqu'il s'adresse à la congestion pelvienne, déterminée elle-même par l'inflammation ovarique ou utérine, dont la dysménorrhée n'est que le symptôme apparent. J'ai vu fréquemment l'application de sangsues sur le col être suivie, dans ces conditions, d'une amélioration considérable, et, parfois, les accidents douloureux se trouver presque entièrement conjurés. Il va sans dire que je corrobore, dans ces cas, la saignée locale par les mêmes moyens calmants et antiphlogistiques dont je vous ai déjà entretenus, et auxquels j'ajoute les lavements laxatifs, ou même les purgations, dans le but de vider le rectum et d'exercer un certain degré de révulsion sur le tube intestinal.

Dans une période plus tardive, il est indiqué de

recourir aux révulsifs pour combattre la métrite chronique ou la phlegmasie péri-utérine qui est la cause prochaine des accidents dysménorrhéiques ; on y joindra même, en l'absence de contre-indication particulière, les stimulants, l'hydrothérapie, les douches sulfureuses et les révulsifs cutanés, tels que les vésicatoires, les badigeonnages de teinture d'iode, etc. Mais cela nous éloigne bien de la dysménorrhée, pour nous faire entrer un peu trop avant dans la thérapeutique spéciale de certaines maladies. Aussi je m'arrête, pour en venir à ce qu'on a appelé, bien à tort, le traitement *chirurgical de la dysménorrhée* et qu'il conviendrait mieux d'appeler les opérations applicables au traitement des diverses maladies qui causent la dysménorrhée.

Lorsque la dysménorrhée est due à un rétrécissement du canal cervico-utérin, ou de l'un de ses orifices, la dilatation s'impose immédiatement à l'esprit. Rien n'est d'ailleurs plus facile que d'y recourir, en pratiquant le cathétérisme de l'utérus, au moyen duquel il est possible de dilater les orifices rétrécis et de redresser l'organe, s'il se trouve en état de flexion. On comprend, d'ailleurs, qu'en pareille circonstance le résultat immédiat du traitement soit de faciliter l'issue au dehors du sang, des caillots et des membranes retenus au-dessus de l'obstacle.

Le soulagement est immédiat et l'amélioration qui est la conséquence de cette manœuvre peut, dans certains cas, être assez persistante pour constituer une véritable guérison.

C'est ainsi que, chez une malade atteinte d'antéflexion, avec rétrécissement des orifices du col, j'ai pu obtenir la guérison définitive et complète des accidents dysménorrhéiques, au moyen de quatre séances de cathétérisme, pratiquées à divers intervalles, dans l'espace de trois mois.

Cette manœuvre, qui rend aux orifices utérins assez de perméabilité pour permettre une issue plus facile à l'écoulement sanguin, jusque-là pénible et douloureux, peut contribuer par le même mécanisme à rendre possible l'imprégnation et guérir la stérilité.

J'ai vu le fait se produire plusieurs fois, et plus particulièrement dans des cas où le rétrécissement du canal cervico-utérin était dû à un aplatissement, résultant d'une flexion de l'organe.

Dans un cas d'antéflexion avec dysménorrhée et stérilité, le cathétérisme répété de l'utérus amena le redressement partiel de l'organe, et permit à la fécondation de se produire. La grossesse se termina par un accouchement à terme.

J'ai obtenu le même résultat chez une femme atteinte de dysménorrhée, avec expulsion de membranes constituées par l'exfoliation de la muqueuse, et qui avait une rétroflexion. Après plusieurs séances de cathétérisme, j'appliquai un anneau de Hodge pour maintenir l'utérus. Cette femme, stérile jusqu'à cette époque, devint enceinte, tandis qu'elle portait encore son anneau, qui fut retiré dès les premiers mois ; mais, peu de temps après, elle fit une fausse couche. Les accidents dysménorrhéiques s'étant reproduits, en même temps que la rétroflexion, je dus instituer de nouveau le même traitement et replacer le pessaire. Une nouvelle grossesse ne tarda pas à se produire, et

cette fois on n'enleva l'anneau de Hodge que vers
le sixième mois : l'accouchement fut heureux et
à terme. Cette femme a eu, depuis lors, deux autres
enfants.

Les succès ainsi obtenus me paraissent établir
d'une façon indiscutable les avantages qu'il est permis d'attendre de la dilatation du col et du redressement de l'utérus par le cathétérisme.

Il est bien certain que dans les cas dont il vient
d'être question, le redressement de l'utérus fléchi a
agi aussi efficacement, sinon plus, que la simple dilatation du canal rétréci. Et c'est à ce redressement
que nous avons dû·de voir cesser d'abord la dysménorrhée, puis la stérilité.

Mais il n'en est pas toujours ainsi, et lorsque le rétrécissement existe seul, lorsqu'il ne s'accompagne
pas de la moindre flexion, c'est à la dilatation seule
qu'il faut avoir recours, et nous avons maintenant à
nous occuper des moyens à employer pour la produire.

Comme procédé général de dilatation, j'accorde la
préférence à la dilatation lente et progressive, telle
qu'on l'emploie dans le traitement des rétrécissements
de l'urèthre, à l'aide de bougies d'un diamètre graduellement croissant. J'ai obtenu, par ce moyen, des
résultats satisfaisants dans un assez grand nombre de
cas, alors même que la sténose du col était de nature
cicatricielle. Il me suffira de vous rappeler à cet égard
l'observation, déjà publiée, de la malade opérée par
Huguier, dans mon service de la Pitié, d'un allonge-
ment hypertrophique de la portion sus-vaginale du
col, et chez laquelle l'oblitération consécutive de l'o-

rifice utérin avait déterminé des accidents sérieux de dysménorrhée (1).

Vous me voyez tous les jours arriver, de cette façon, à une dilatation suffisante d'orifices utérins

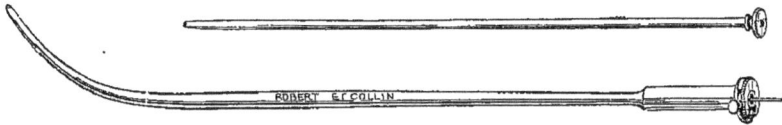

Fig. 29. — Dilatateur de Perrève.

rétrécis, soit par un travail cicatriciel, comme dans le cas que je viens de vous rappeler — et le fait se présente encore assez souvent à la suite de cautérisations énergiques avec le fer rouge ou avec le caustique potentiel — soit par malformation congénitale. Le tout, pour réussir, est d'avoir assez de patience et de faire des séances assez multipliées pour pouvoir arriver graduellement, après avoir débuté par une bougie ayant un diamètre presque filiforme, à faire passer une sonde d'un calibre suffisant (12 ou 13 millimètres au moins). Cette patience manque souvent aux praticiens, en même temps qu'aux malades, et

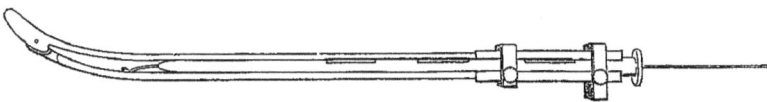

Fig. 30. — Le même; un mandrin glisse sur le conducteur entre les tiges pour en opérer l'écartement.

c'est alors qu'on songe à la dilatation brusque et forcée. Elle peut être effectuée de deux manières, soit

(1) Voir *Leçons cliniques sur les maladies des femmes*, 2e édition, p. 816.

avec un dilatateur en métal, analogue au dilatateur de
Perrève (fig. 29 et 30), soit avec des tentes d'éponge préparée ou de *laminaria digitata* qui, en se gonflant,
procurent l'effet désiré. Je me méfie également de ces
deux procédés lorsqu'il ne s'agit que de donner passage
au sang menstruel ; et si j'ai recours aux tentes dila-
tatrices, c'est seulement quand j'ai besoin de donner
aux orifices du col un élargissement plus considérable, afin de pouvoir explorer la cavité utérine par
le toucher digital, si je soupçonne la présence de
lésions de la muqueuse qui nécessiteront ensuite un
traitement spécial (1).

En ce qui concerne la dysménorrhée simple, due à
l'étroitesse des orifices du col, je préfère de beaucoup l'incision avec l'instrument tranchant, mais à la
condition de la faire avec une réserve et des précautions sur lesquelles je dois insister.

Très souvent, l'orifice externe étant seul rétréci,

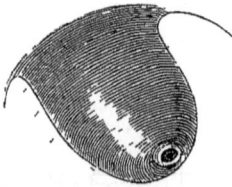

Fig. 31. — Une forme de conicité   Fig. 32. — Une autre forme.
de la portion vaginale du col.

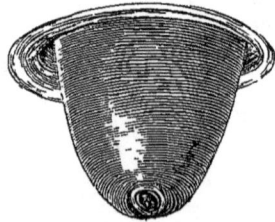

il suffit d'un coup de bistouri donné à droite et
à gauche, dans l'étendue d'un centimètre au plus,
suivi de l'introduction d'une sonde et de l'application

(1) Voir *Leçons cliniques*, p. 320 et 905.

d'une mèche ou d'un morceau d'agaric, pour obtenir
le débridement dont on a besoin. Rien de plus simple
que cette petite opération ; mais'il n'en est pas de
même de celle qui consiste à faire porter l'incision
jusque sur l'orifice interne, lorsque ce dernier participe à la coarctation, comme cela a lieu habituellement sur les cols utérins présentant congénitalement
la conformation qui les a fait désigner sous le nom de
cols coniques (fig. 31, 32).

Dans ces cas, où la dysménorrhée est la règle et
s'accompagne si souvent de stérilité, il faut, pour remédier à l'une et à l'autre, ouvrir l'orifice interne en

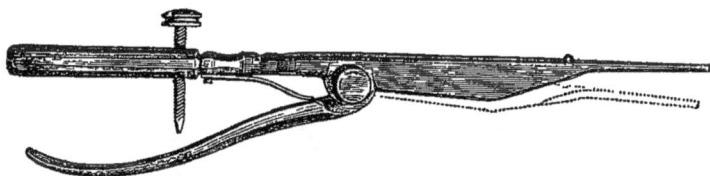

Fig. 33. — Hystérotome simple.

même temps que l'externe. Pour cela divers instruments, plus ou moins compliqués, ont été inventés.
Les plus ingénieux sont ceux de Sims et de Simpson,

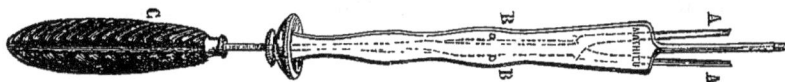

Fig. 34. — Hystérotome double (*).

consistant en véritables lithotomes à lames cachées,
ayant les uns une seule lame, les autres deux lames,

(*) AA, lames coupantes rendues divergentes. — BB, boutons d'arrêt.
— CC, manche mobile au moyen duquel on fait manœuvrer les lames
coupantes.

qui sortent de leur gaîne au moyen d'un mouvement de bascule se passant dans le manche
(fig. 33 et 34). Une vis d'arrêt permet de limiter
d'avance l'écartement de la lame tranchante qui
agit au moment où l'on retire l'instrument. Mais,
malgré cette précaution, on va souvent plus loin
qu'il ne faudrait, surtout lors-
qu'on se sert de l'instrument à
deux lames. Or, comme le col
est entouré d'un réseau vasculaire
veineux très serré, l'on s'expose
soit à des hémorrhagies, soit à
des phlébites suivies d'abcès ou
même d'infection purulente ;
comme j'en ai vu d'assez nombreux exemples, sur des malades
ayant passé par les mains des plus
habiles d'entre ceux qui ont le plus
préconisé cette pratique. C'est

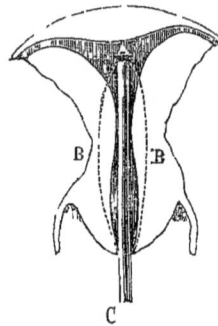

Fig. 35. — Action d'un
hystérotome double sur
l'orifice interne (*).

pourquoi je préfère, à ces instruments, d'un mécanisme tant soit peu compliqué, un simple bistouri
à lame étroite, droite ou légèrement courbée, sans
qu'il soit même nécessaire de l'articuler ou de lui
donner la forme de rasoir, comme l'a fait Sims (fig. 36).
Les incisions que je pratique alors sur l'orifice interne du col, au niveau de l'isthme, sont très superficielles, dépassant à peine l'épaisseur de la muqueuse,
et sont suivies d'un cathétérisme, pratiqué avec

(*) A, BB, C, lignes ponctuées s'écartant l'une de l'autre depuis A jusqu'en B, point de leur divergence extrême, et se rapprochant jusqu'en C.
Suivant l'épaisseur du col, B et B seront plus ou moins voisins de la surface cervicale externe.

une sonde d'un calibre tel qu'une dilatation convenable puisse être assurée et main-
tenue, même après la cicatrisation,
durant le cours de laquelle de
nouveaux et fréquents cathétérismes
doivent être pratiqués.

Seulement, cette incision de l'orifice interne ne peut être opérée qu'a-
près que celle de l'orifice externe a
donné une ouverture assez large
pour permettre le passage des instruments. Pour la pratiquer, on a le
choix entre les ciseaux et le bistouri,
et quel que soit celui de ces instruments auquel on ait recours, on
doit, au préalable, découvrir le col
avec un spéculum quelconque, et le
fixer en l'attirant à soi avec une éri-
gne, un crochet, ou une pince à
griffes. Kuchenmeister a inventé des
ciseaux (fig. 37) dont une des lames
est munie d'un petit crochet, qui fixe
l'utérus et l'empêche de filer au devant de l'instrument tranchant, au
moment de la section. Ce perfection-
nement n'offre, suivant moi, qu'un
très médiocre intérêt, car, lorsqu'on
a pratiqué la section, même avec les
ciseaux de Kuchenmeister, il faut

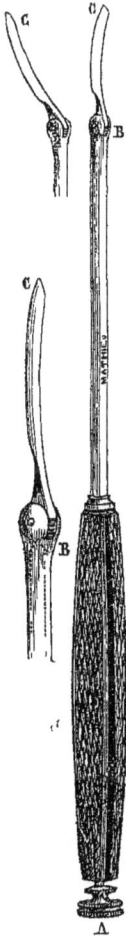

Fig. 36. — Bistouri
articulé en forme
de lame de rasoir,
de Sims (*).

(*) A, écrou destiné à faire mouvoir la lame. — B, axe sur lequel la lame
peut se mouvoir. — CC, lames en forme de rasoir. — C, lame inclinée sur
le manche.

toujours la prolonger, avec le bistouri, du côté de la paroi interne du col, et c'est ce qui se fait au moment où l'on porte ce dernier instrument sur l'orifice interne ou supérieur.

Ces incisions, quand elles sont pratiquées avec tout le soin que je viens d'indiquer, n'exposent à aucun danger, pas même à un simple inconvénient. Les malades se rétablissent vite, et la seule chose que l'on ait à craindre c'est que, pendant le travail de cicatrisation, le rétrécissement ne vienne à se reproduire ou même à s'exagérer. On évite cet inconvénient par

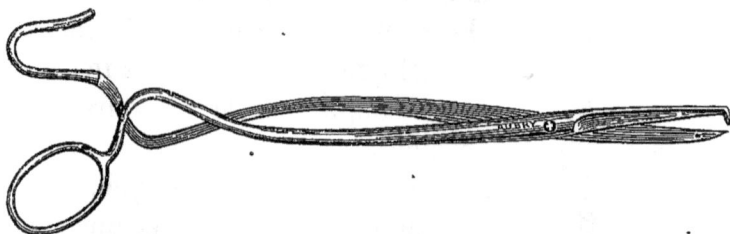

Fig. 37. — Ciseaux de Kuchenmeister.

un pansement approprié, qui maintienne les surfaces saignantes éloignées l'une de l'autre, et par les cathétérismes répétés dont j'ai déjà parlé.

On se sert beaucoup, en Angleterre et en Amérique, de petites baguettes de verre que l'on laisse à demeure dans le canal cervical, après l'avoir débridé. J'ai, jusqu'à présent, hésité à y avoir recours, les pansements ordinaires m'ayant toujours suffi.

Mais ces rétrécissements, en quelque sorte organiques, du canal cervico-utérin, ne sont pas les seuls qui donnent lieu à la dysménorrhée.

Les fibrômes et toutes les autres tumeurs de l'utérus, auxquelles on a donné le nom de polypes, peuvent aussi la déterminer, en obturant dans une certaine mesure le canal par lequel le sang menstruel doit être excrété. Ici encore, le cathétérisme peut faciliter l'écoulement sanguin et contribuer à soulager la malade; mais on comprend que le véritable traitement de cette dysménorrhée mécanique soit celui qui peut parvenir à faire disparaître ou diminuer la tumeur. A ce point de vue, un traitement chirurgical sera donc plus efficace qu'un traitement purement médical.

C'est aussi en guérissant la maladie qui donne lieu à la dysménorrhée, que les cautérisations intra-utérines, que le raclage de la muqueuse utérine, en vue de faire disparaître les fongosités ou les ulcérations dont elle est le siège, peuvent trouver leurs indications, et on comprend que je ne m'occupe pas ici de ces manœuvres, sur l'importance et les indications desquelles je me suis prononcé ailleurs (1).

Il ne faut pas vous dissimuler, Messieurs, qu'en dépit des diverses ressources thérapeutiques, médicales et même chirurgicales, que je viens de vous indiquer, en dépit de vos efforts et de vos soins, la dysménorrhée se montrera parfois rebelle au traitement le plus judicieusement institué et plongera les malheureuses femmes qui en sont atteintes dans un état de découragement profond. Les violentes douleurs qu'elles éprouvent, la ténacité des accidents qui se

---

(1) T. Gallard, loc. cit., p. 537 et suiv.

répètent chaque mois, avec une régularité désespérante — dans certains cas où la cause organique de la dysménorrhée échappe à nos recherches les plus attentives et les mieux dirigées, — leur rendent l'existence tellement pénible qu'on a vu quelques-unes de ces malades songer·au suicide.

C'est comme ressource extrême dans ces cas, heureusement assez rares, que Battey a proposé l'opération d'ovariotomie double qui porte son nom. Pratiquée d'abord par le vagin, l'ablation des ovaires a été ensuite tentée par la paroi abdominale, et c'est aujourd'hui à ce dernier procédé que les chirurgiens ont accordé la préférence. Les résultats de cette opération ont été complètement satisfaisants dans un certain nombre de cas, et les statistiques fournissent une proportion de succès suffisante pour qu'il soit permis, dans les formes de dysménorrhée graves et rebelles à toute thérapeutique, de songer à l'ovariotomie.

Les succès ainsi obtenus pourraient faire croire que, dans les cas où il y a eu guérison, la dysménorrhée avait sa cause dans l'ovaire ; mais ils s'expliquent bien mieux par la disparition du travail même de la menstruation, qui ne donne plus aux phénomènes douloureux l'occasion de se produire. Ils viennent, en tout cas, confirmer, d'une façon péremptoire, le rôle pathogénique des troubles morbides ovariens, et en particulier de la congestion de l'ovaire, dans la production de la dysménorrhée. Si l'ovariotomie double de Battey fait disparaître les crises douloureuses, c'est qu'elle supprime la ponte ovulaire et, par suite, la menstruation qui en est la

conséquence directe ; mais il ne faut pas oublier que,
dans les cas les plus heureux, les femmes ont acheté
leur guérison au prix d'une stérilité qui sera désormais absolue et définitive, et il en est beaucoup qui
reculent devant un tel sacrifice.

TABLE DES MATIÈRES

TROISIÈME LEÇON

MENSTRUATION

SIXIÈME LEÇON

AMÉNORRHÉE (*suite*), LEUCORRHÉE

SEPTIÈME LEÇON

RÈGLES SUPPLÉMENTAIRES OU DÉVIÉES, MÉTRORRHAGIE

HUITIÈME LEÇON

DYSMÉNORRHÉE

NEUVIÈME LEÇON

DYSMÉNORRHÉE (suite)

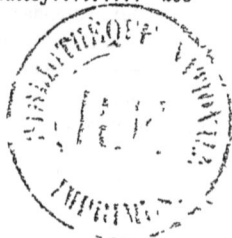

FIN DE LA TABLE DES MATIÈRES.

www.ingramcontent.com/pod-product-compliance
Lightning Source LLC
Chambersburg PA
CBHW060354200326
41518CB00009B/1145